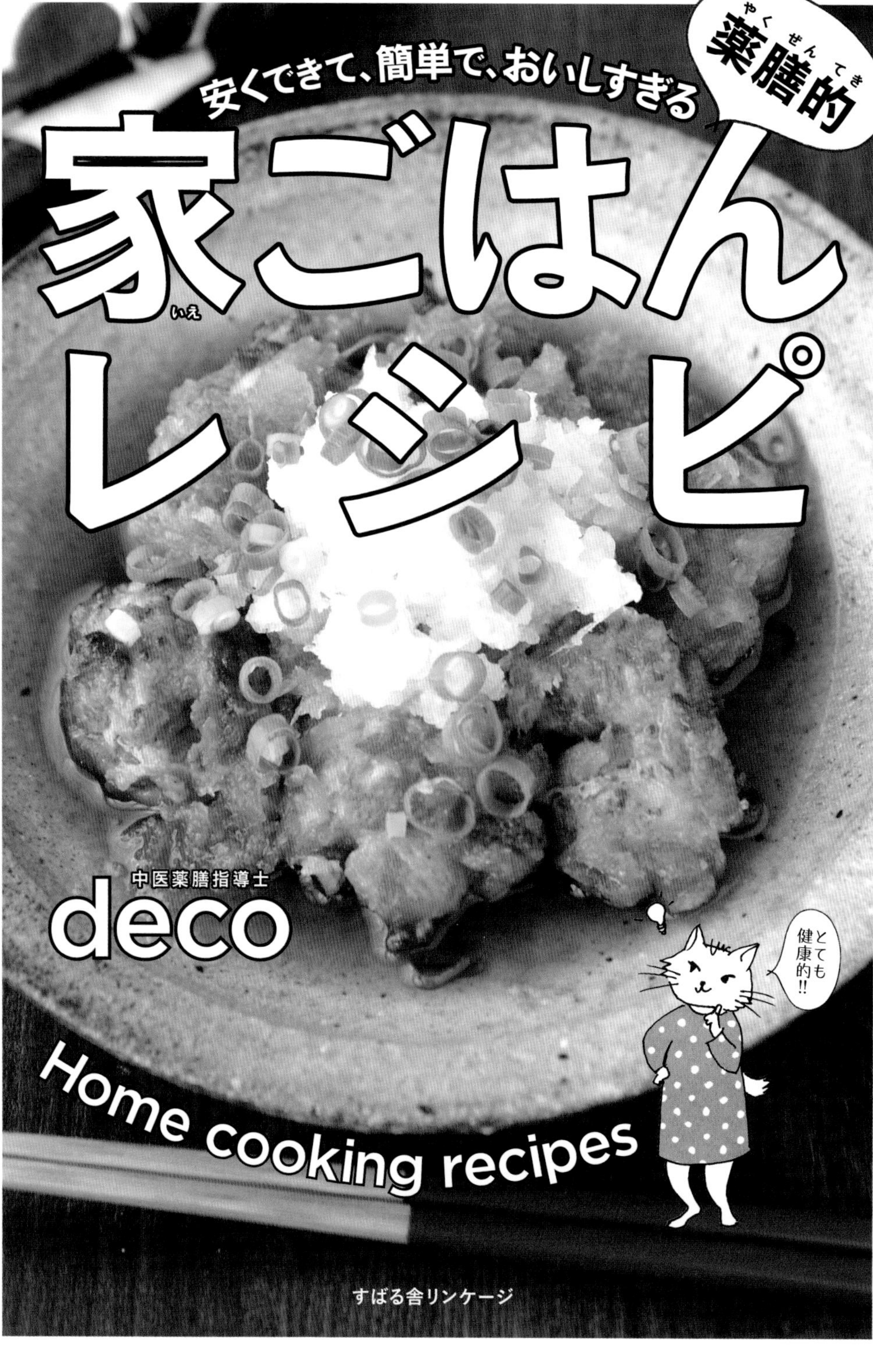

薬膳的《やくぜんてき》

安くできて、簡単で、おいしすぎる

家《いえ》ごはんレシピ

中医薬膳指導士

deco

Home cooking recipes

すばる舎リンケージ

家でちゃちゃっとつくる ごはんがおいしいのが一番、体によければ、言うことなし

家でちゃちゃっとつくるごはんがおいしいと、
なんとも嬉しい気持ちになります。
これで健康を保つことができて
毎日楽しくすごせたら、言うことはありません。

私たちの身体は
私たちが毎日食べているものでできています。
今日の体は昨日食べたものの影響を受けていますし、
ずっと何年も前からの食生活の影響も受けています。

ときどき不摂生をしても、

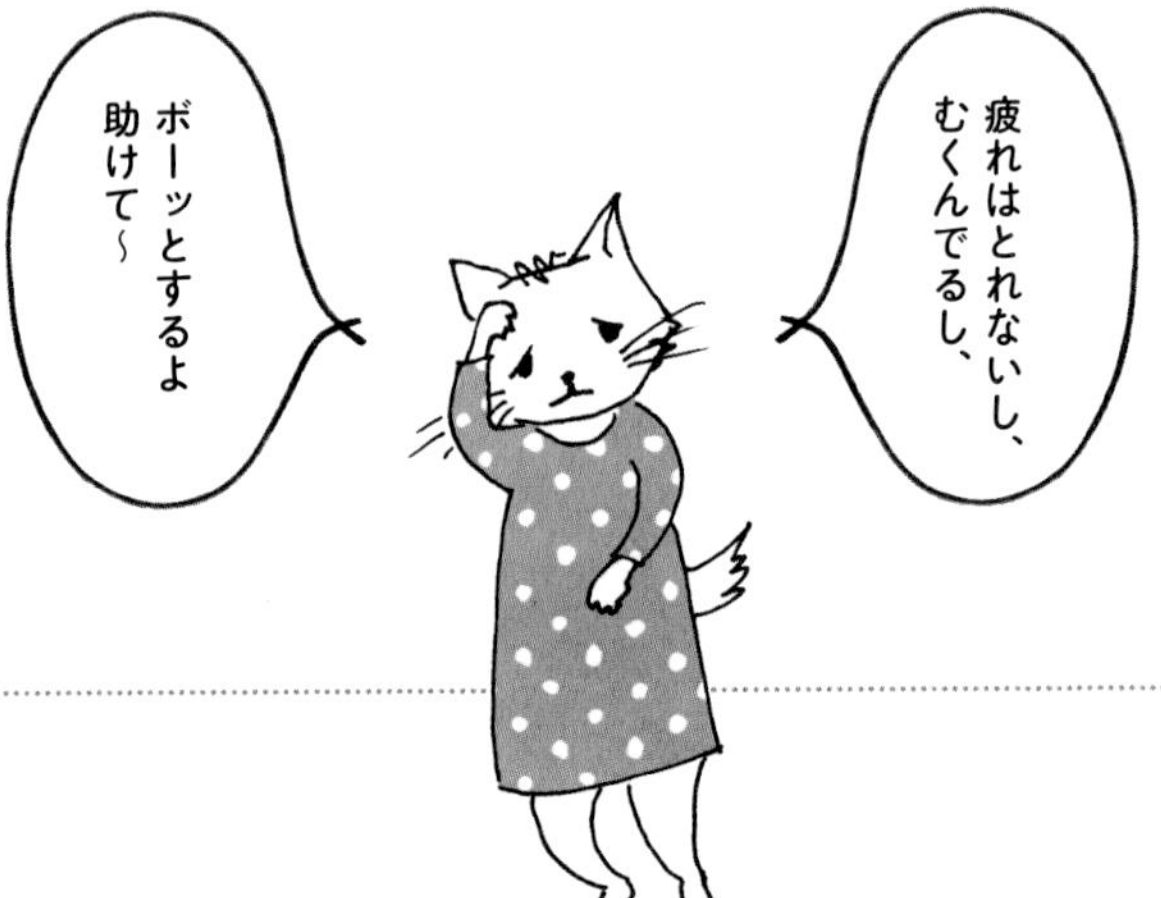
疲れはとれないし、
むくんでるし、
ボーッとするよ
助けて〜

普通は1～2週間のあいだで
偏った食生活にならないようにバランスをとれば
健康ですごすことができますが、
ストレスがたまったり、気候の変化にやられたり、
お休みが足りなかったりして、
調子が悪くなってくることもよくあります。

そんなときには、体調にあったごはんをサッとつくって
こまめに心身をメンテナンスするのがおすすめです。

私たちが普段から食べている
お肉とかお魚、お米や野菜は、
ただお腹を満たすだけじゃなくて
それぞれに体の弱ったところを
回復してくれる効能があります。

その効能を上手に取り入れて、
いつも元気でいられる、おいしいごはんにすればいいのです。

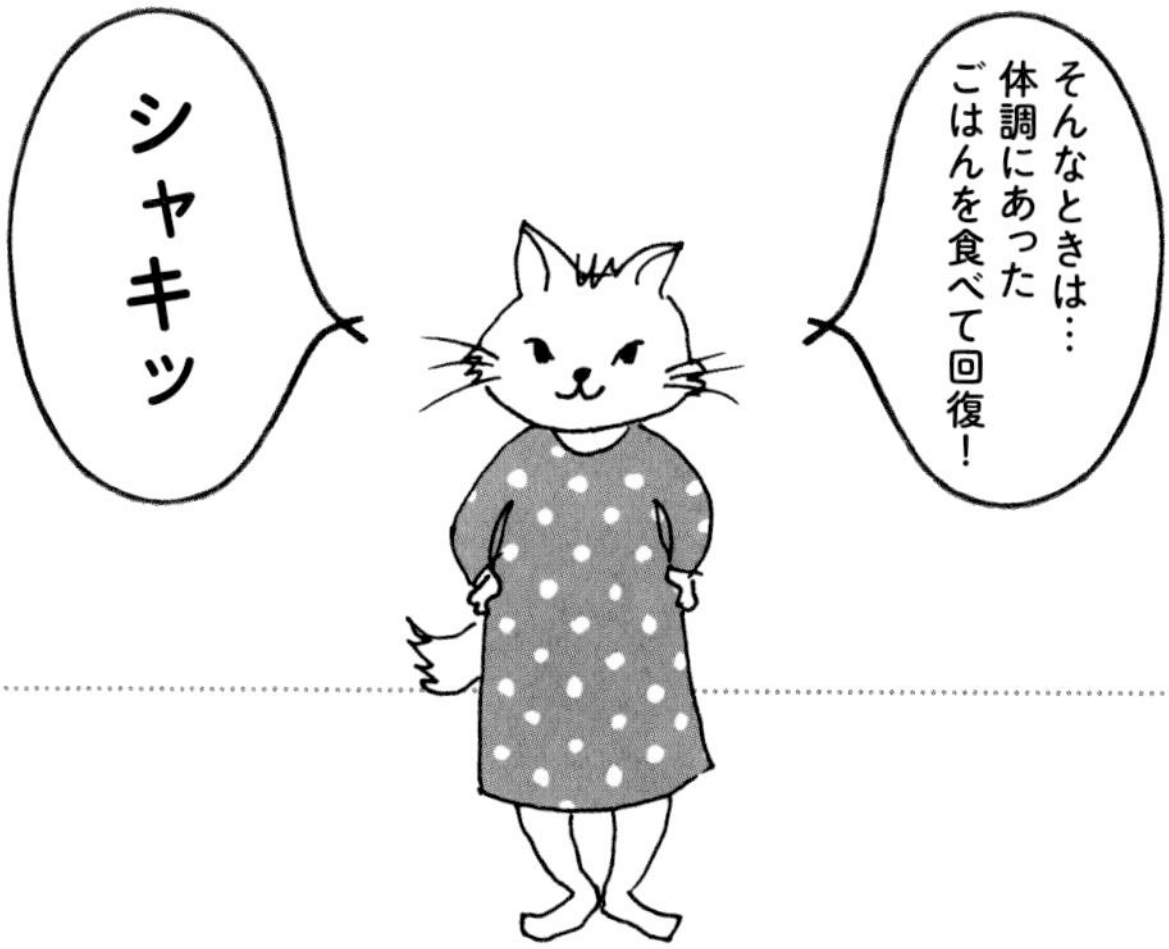
そんなときは…体調にあったごはんを食べて回復！
シャキッ

いわゆる薬膳の「考え方」を取り入れました

この本の内容は、
薬膳（中国伝統の「中医学」をもとに、
健康な心身をつくる食事のこと）の考え方を
一部取り入れています。

薬膳というと
「おいしくなさそう」「謎の食材」
「お金がかかる」「意味がわからない」
などのイメージをもたれがちですが、
この本では「私たちがいつも食べている食材」の
効能にしぼってお伝えしています。
だから、毎日のごはんにすぐに活用していただけます。

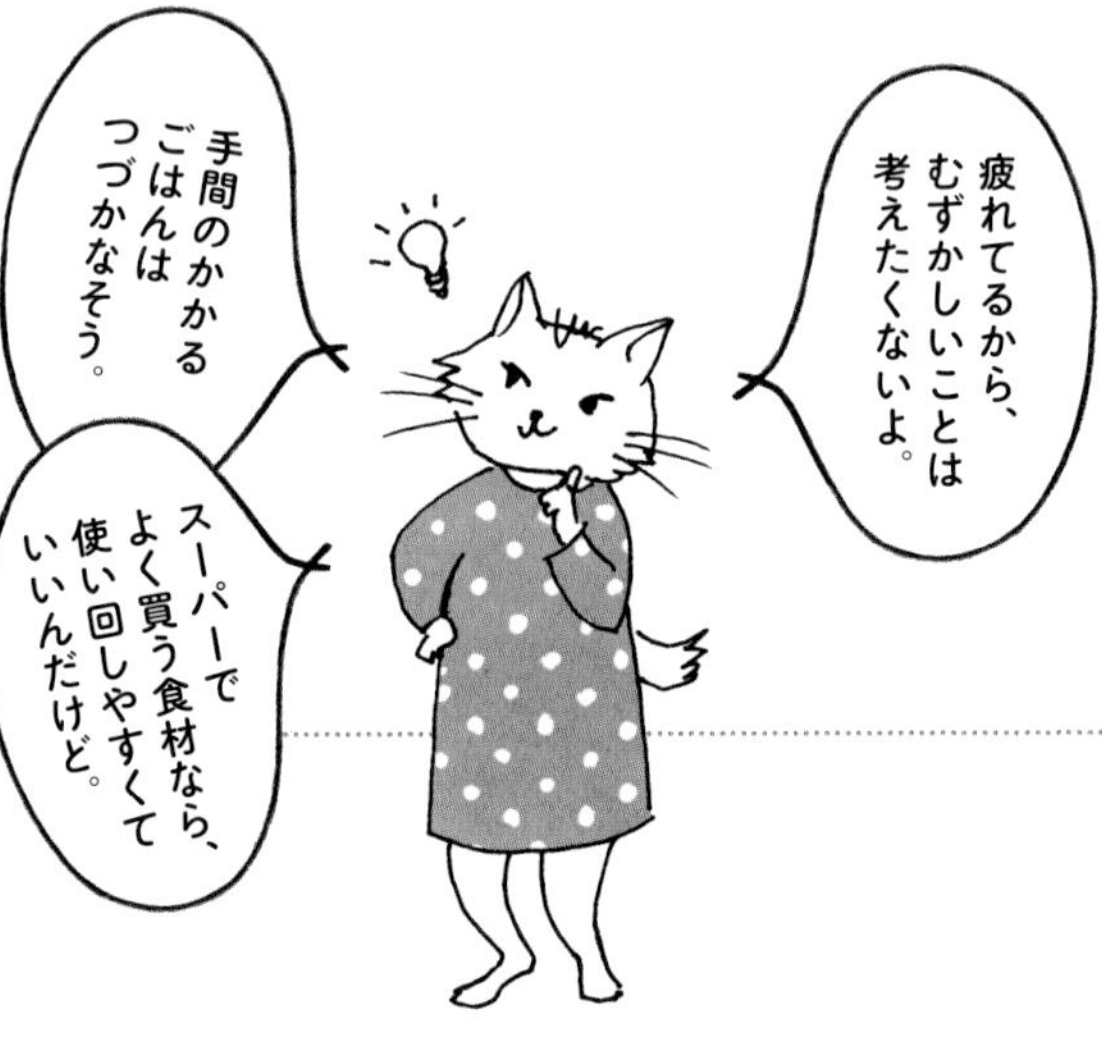
疲れてるから、むずかしいことは考えたくないよ。
手間のかかるごはんはつづかなそう。
スーパーでよく買う食材なら、使い回しやすくていいんだけど。

レシピも、私が十年ほど前から続けている料理ブログを通じて
「おいしい」「簡単」「安上がり」と
とくに評判の良かったものを中心にしています。
やはり人気なのは、パパッとつくれて、ごはんがすすむもの。
気軽につくって、自分をいたわっていただければと思います。

また、食材ごとに、レシピと効能を紹介していますから、
冷蔵庫の中身と相談しながら、
メニューを決めていただく助けになるはずです。

「こんな効能があるのか～」
「今日の体調にぴったりの食材かも！」
「この使い方やってみよう～」などなど、
少しでも参考にしていただけたらとてもうれしいです。

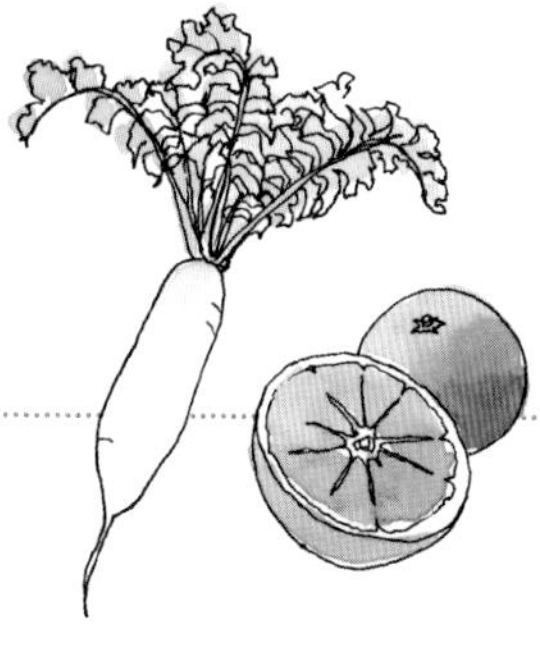

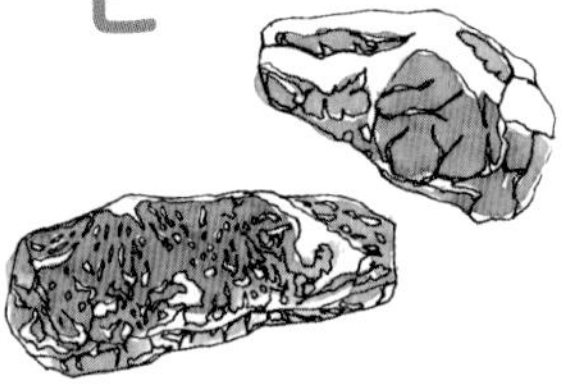

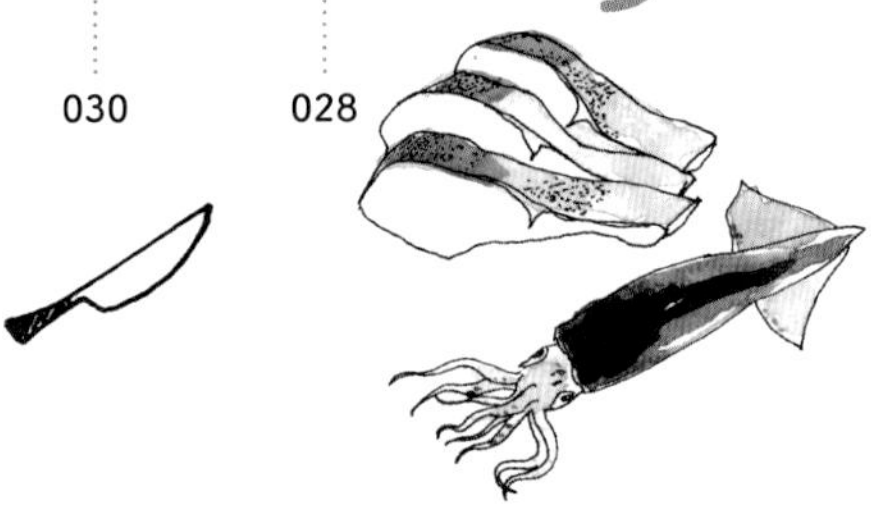

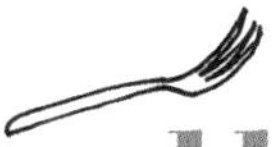

Chapter 3 基本の食材、米・大豆・卵のレシピ

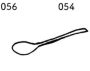

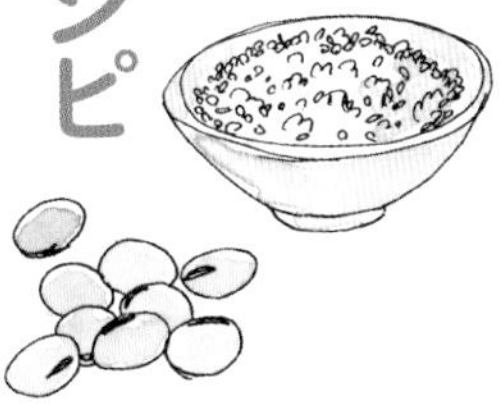

Chapter 4 心身をこまめに整える野菜レシピ

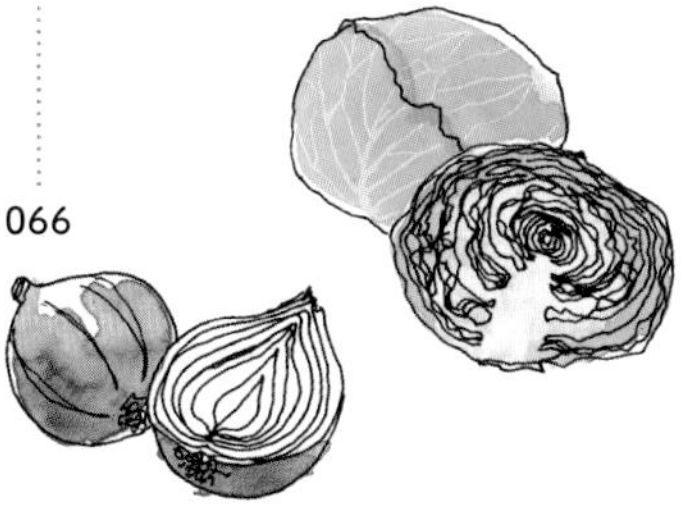

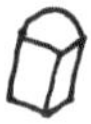
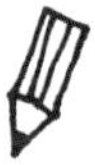
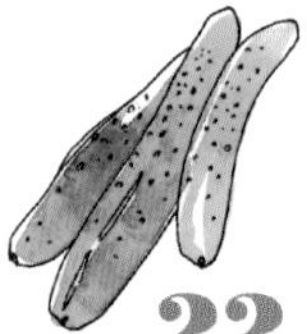

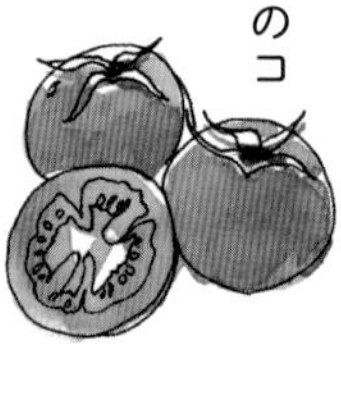
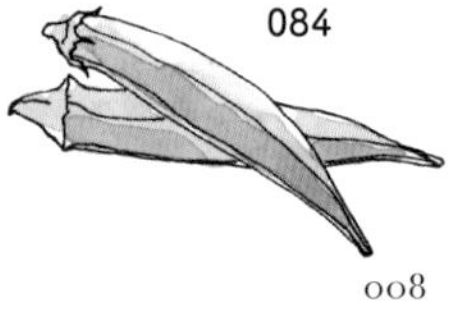

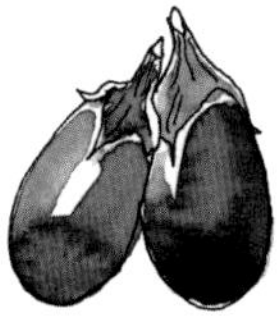

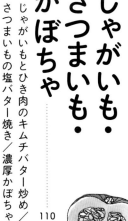

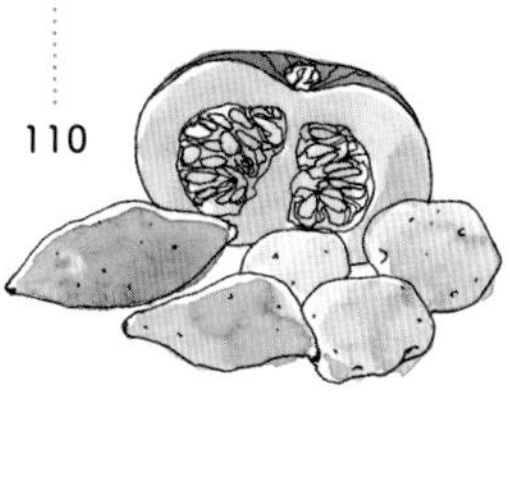

Chapter 5 自分をゆるめるフルーツレシピ

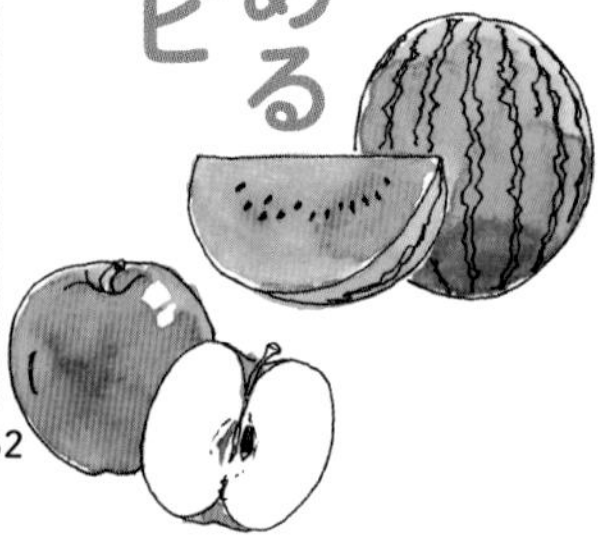

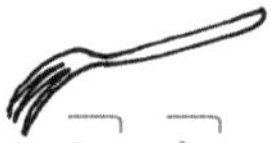

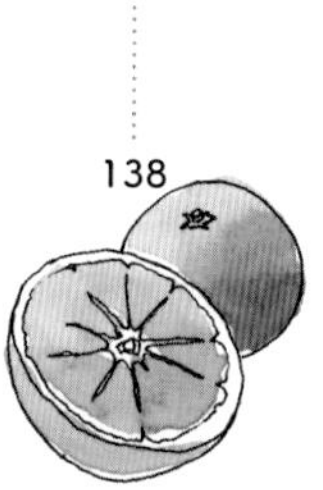

【この本の約束ごと】

◎電子レンジの加熱時間は、500Wを基準にしています。600Wの場合は0・8倍、700Wの場合は0・7倍を目安に様子をみながら調整してください。（ご使用の機種によって多少の差が生じることがあります）

◎各レシピの「〇人分」というのは、缶詰などを使い切ることを前提とした人数です。お一人分だったり、もっと多い人数のときは、必要に応じて調整してください。

◎保存容器は清潔なものを使用してください。

◎レシピのなかで、1カップは200cc、大さじ1は15cc、小さじ1は5ccです。

◎レシピのなかで、「少々」は親指と人差し指の2本でつまんだ量、「ひとつまみ」は親指・人差し指・中指の3本でつまんだ量のことです。

◎だし汁は、市販のだしパックやだしの素を使う場合は、その表示に従って作ってください。

◎醤油は濃口、砂糖は上白糖、味噌は合わせ味噌、バターは有塩、鶏がらスープのもとは顆粒タイプを使用しています。違うものを使う場合はレシピに表示しています。

◎生姜、にんにくは、手軽なチューブを使用していますが、生をすりおろしたものを使うと、風味も効果もアップします。お好みで使い分けてください。

（◎油は米油を主に使用していますが、サラダ油でも代用可能です。米油は酸化しづらく、揚げ物はカラッと軽く仕上がり、炒め物や和え物などもあっさりさっぱりと仕上がります）

Chapter

1

疲れた体も大満足の肉レシピ

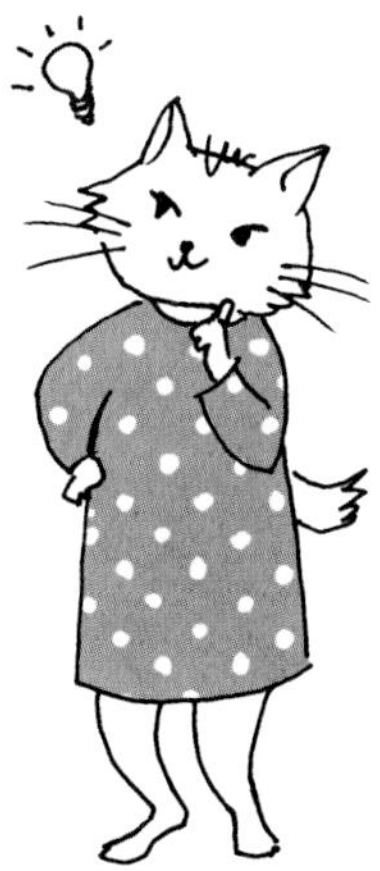

Yakuzen Recipe
薬膳的
らくらくレシピ

01

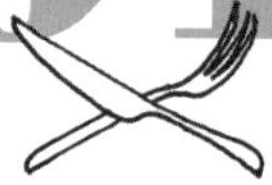

豚肉

乾燥による体のトラブルを改善。老化防止も期待できる

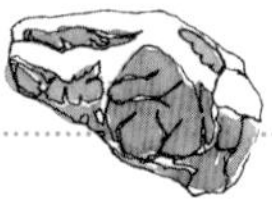

Explanation

豚肉は、腎（生命力の源、老化にも深く関係する）を補い、気・血ともに補う効能、体をうるおす効能がある食材。疲労を回復したり、体を丈夫にしたり、乾燥による体のトラブル（お肌の乾燥や空咳、乾燥からくる便秘など）を緩和してくれます。

腎が弱ったり体が乾燥すると老化が進みやすいので、腎を補い体をうるおす豚肉は老化防止にも効果的です。

体を温めも冷ましもしない平性の食材なので、さまざまな料理に使いやすいですが、体をしっかりうるおしたいときは、煮たり蒸したり、うるおい食材を組み合わせると効果を高められますよ。

料理にごちそう感や満足感がほしいときは「かたまり肉」がいいですが、普段使いには手ごろな価格で扱いやすい「薄切り肉」「こま切れ肉」「ひき肉」がやはり便利です。

薄切りのばら肉は、下ごしらえなしでそのまま使ってもやわらかくうまみたっぷりに仕上がりますが、冷めると脂がかたまるので、お弁当や作り置きメニューの場合は「豚こま切れ肉」や「豚肩ロース肉」がおすすめ。

下味をもみこみ、片栗粉でコーティングしてから使えば、やわらかくおいしく仕上がり、味の絡みもよくなります。

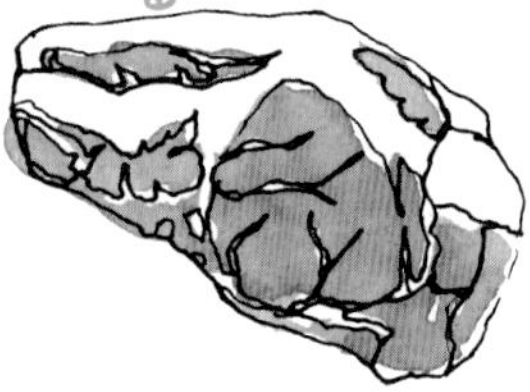

食材メモ

かたまり肉の代わりに、きゅっと一口サイズにまとめた「こま切れ肉」を使うのもおすすめ。ふんわりわらかで、かみ切りやすいです。

［ Pork ］

冷やしてもおいしく、暑い時季にもピッタリ。作り置きにも◎。

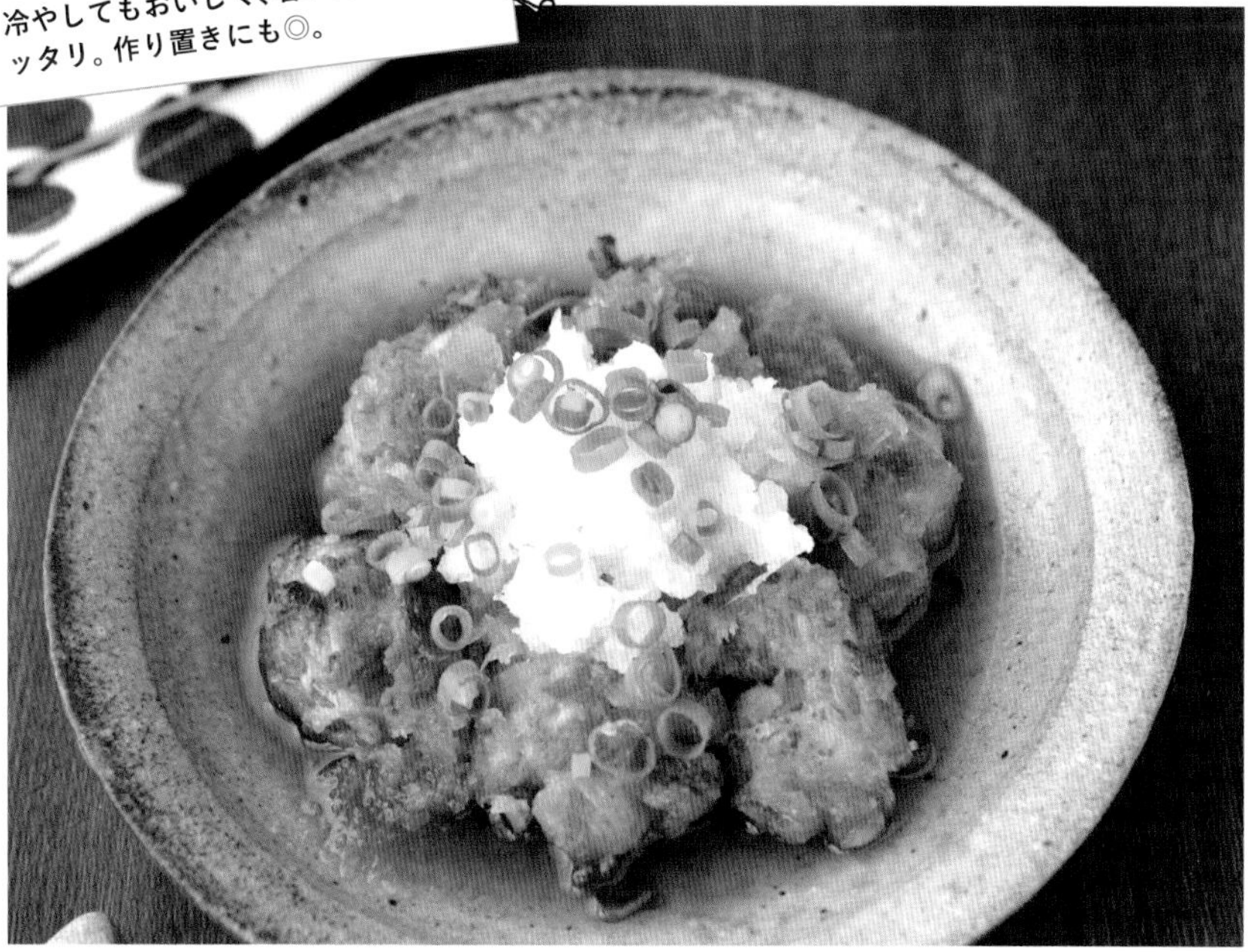

“大根おろしが胃腸にやさしい”

豚こま団子のぽん酢みぞれ煮

材料 （3～4人分）Cooking ingredients

- 豚こま切れ肉…300g
- 塩…小さじ 1/4
- 酒…大さじ1
- 片栗粉…大さじ1
- 米油（or サラダ油）…適量
- 大根おろし…大根10cm分
- 刻みねぎ…適量

Ⓐ

- だし汁…150cc
- ぽん酢…大さじ3と1/2
- みりん…大さじ3と1/2

作り方 How to cook!

1. 豚こまに塩・酒をもみこんで、片栗粉をまぶし、食べやすい大きさに分けていく（17個くらい）。
2. フライパンに高さ1cmほどの油を中火で熱し、❶を一つずつ軽く握って入れていく。揚げ焼きにして（5分程度）、カリッと揚がったら取り出して油を切る。
3. Ⓐを鍋で煮立てたら、❷と大根おろしを入れてさっと煮る。器に盛りつけ、刻みねぎをのせる（大根おろしの一部を取り分けておき、刻みねぎと一緒にトッピングするときれいです）。

“うるおい補給＆老化防止に◎”

豚肉の塩麹チャーシュー

材料 （4人分）
Cooking ingredients

・豚かたまり肉…400g
・米油（or サラダ油）…大さじ 1
・水…100cc
・酒…大さじ3

Ⓐ

・塩麹…大さじ3
・砂糖…小さじ2
・おろし生姜…チューブで 2cm
・おろしにんにく…チューブで1cm

作り方 How to cook!

1. タコ糸（1ｍくらい）でグルグル縛った肉を、Ⓐを入れた保存袋に入れてよくもみ、密封して冷蔵庫で一晩寝かせる。翌日、室温に戻して、手やゴムベラなどでタレをぬぐい取る（ぬぐい取ったタレはすべて取っておく）。
2. フライパンに油を熱し、中火で肉の表面に焼き色をつけたら、水、酒を加える。沸騰したら弱火にし、ふたをして20分煮込む（途中で一度ひっくり返す）。火を止め、そのまま20分余熱でさらに火を通す。
3. 肉を取り出し、煮汁に❶のタレを入れてとろんとするまで煮詰める。新しい保存袋に肉とタレを入れ、冷蔵庫で保存し、食べるときにスライスする。

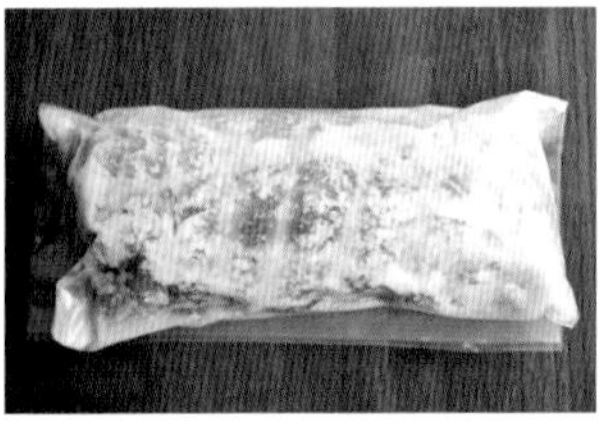

写真は、肩ロース肉。お好きな部位の肉でOKです。

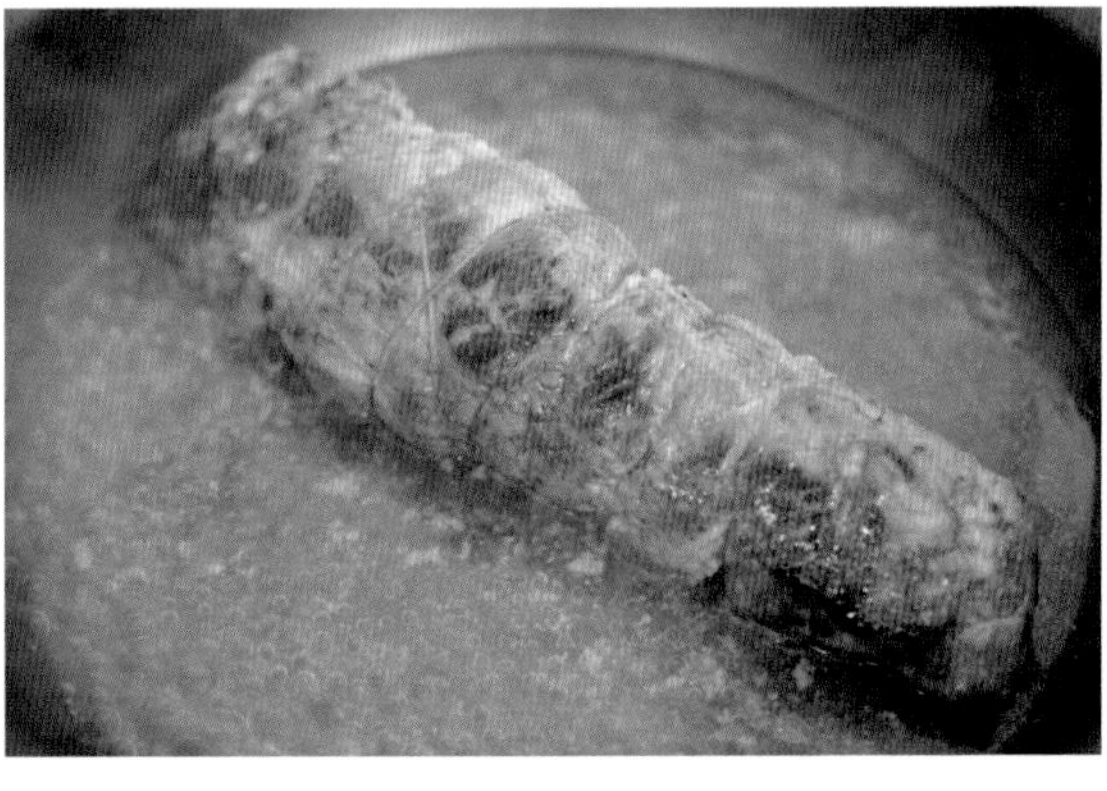

タレをぬぐったお肉は、水で洗わないで、そのまま焼きます。焦げに注意してください。

塩麹効果で、お肉がやわらかくなり、
うまみもUP！

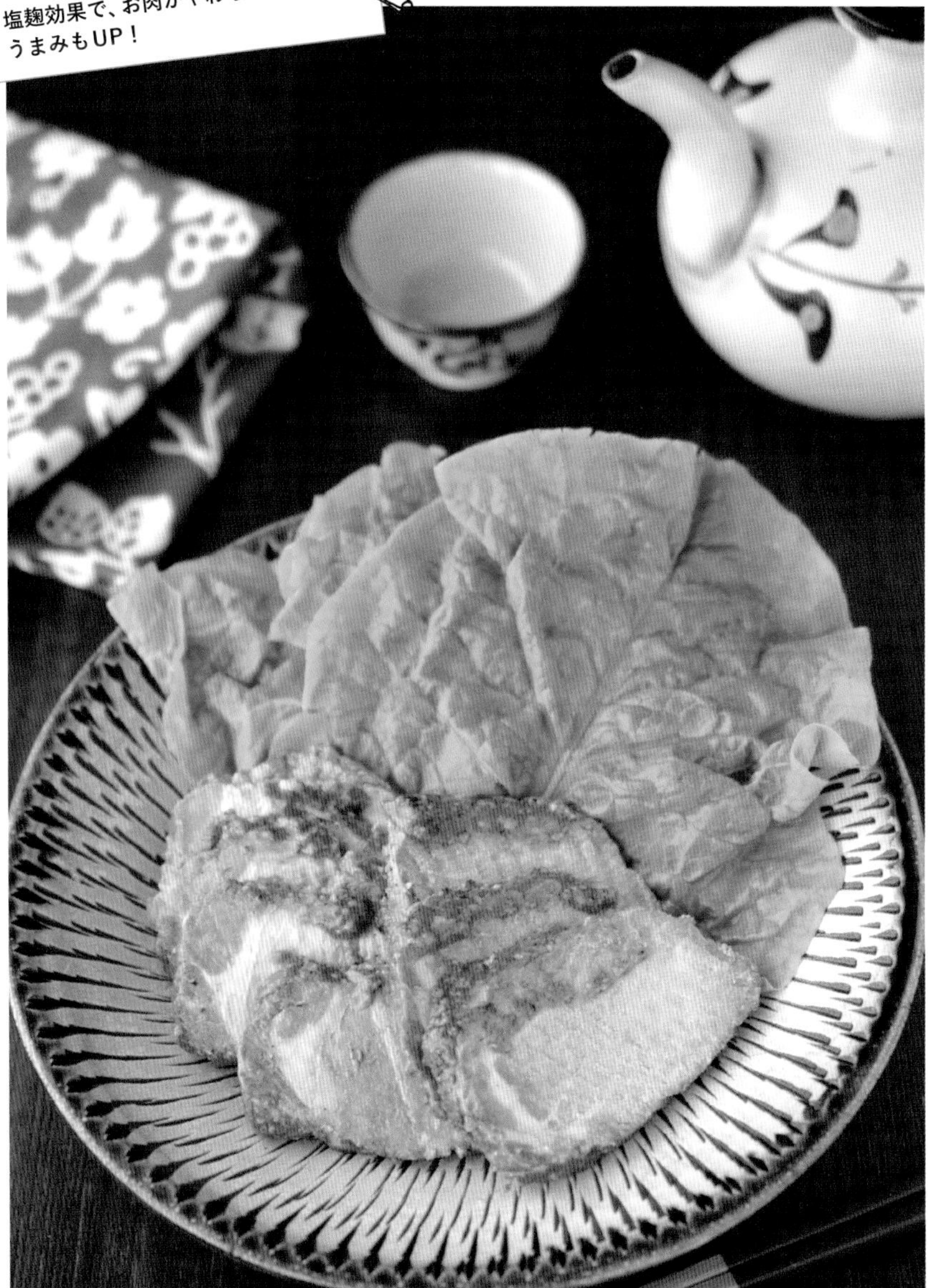

Yakuzen Recipe
薬膳的
らくらくレシピ

02

鶏肉

毎日でも食べたい！胃腸の働きを高めて体力UPに◎

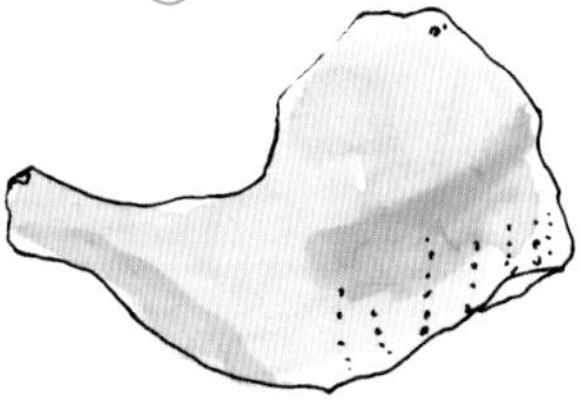

［ Chicken ］

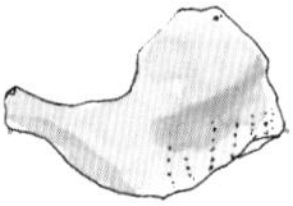

Explanation

鶏肉には、気を補い、お腹を温めて胃腸の働きを高める効能があります。

体力の低下や疲れやすさを感じるとき、食欲低下やお腹の冷えを感じるときなどにおすすめの食材です。

鶏もも肉はやわらかくてジューシーで満足度の高い味わいが魅力。

鶏むね肉やささみは、しっかりうまみはあるのに脂っこさがないあっさり感が魅力。むね肉は、お財布にやさしいのもうれしいポイントです。

メニューによって使い分けるといいのですが、風邪気味のときや熱があるとき、胃腸が疲れているときなどは、もも肉よりむね肉やささみがおすすめです。

ただ、もも肉よりパサついたりかたくなったりしやすいので、ひと手間かけて、薄くそぎ切りにしたり、下味をもみこんで片栗粉でコーティングしたり、オイルに漬けてから使うと、しっとりやわらかな食感でおいしく仕上がります。

また、加熱をし過ぎないのもやわらかく仕上げるポイント。短時間で料理が仕上がるので時短にもなります。

食材メモ

カロリーの高い鶏皮は敬遠されがちですが、捨てるのはもったいない！スープにくわえればうまみたっぷりに仕上がるし、カリカリに焼けばビールに合うおつまみにも。

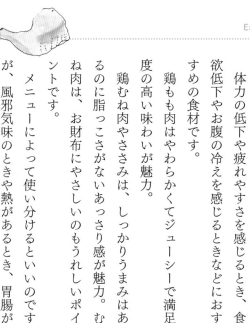

にんにく、ねぎ、生姜で、食欲もUP！
体も温まります。

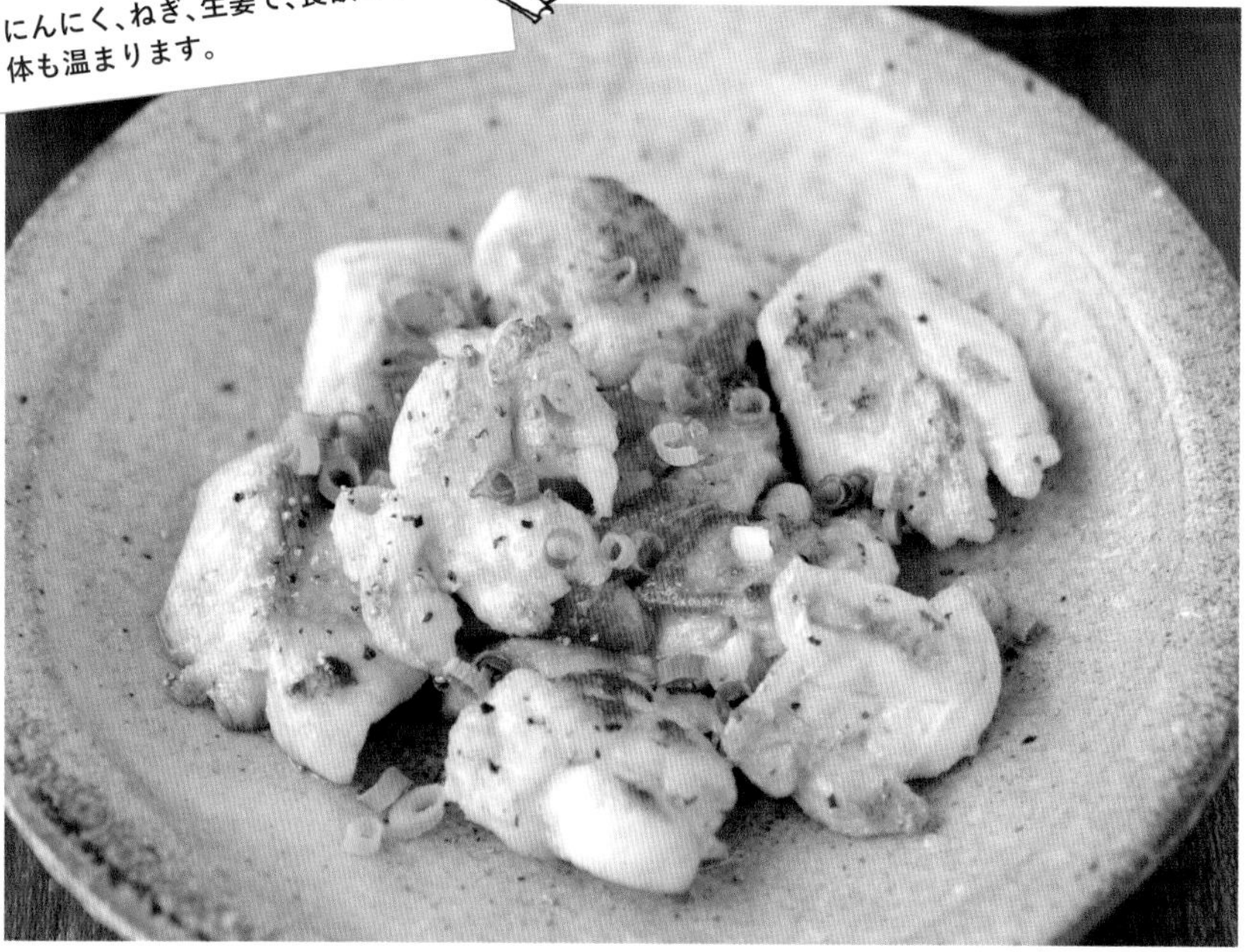

“もんで焼くだけ！ 手軽にパワーUP！”

塩だれチキン

材料 （2人分） Cooking ingredients

・鶏もも肉…1枚（約300ｇ）
・刻みねぎ…適量
・ブラックペッパー…適量

Ⓐ

・塩…小さじ1/4
・鶏がらスープのもと…小さじ1
・おろし生姜…チューブで1cm
・おろしにんにく…チューブで1cm
・米油（or サラダ油）…大さじ2

作り方 How to cook!

1. 鶏肉を食べやすい大きさにカットし、ポリ袋に入れる。Ⓐも加えてよーくもみ込む。

2. 肉を袋からフライパンにどさっと移し、皮目を下にして並べ、中火にかけて焼いていく。

3. 片面が焼けたらひっくり返し、弱めの中火でふたをして中に火が通るまで焼く（5～6分）。器に盛り付け、刻みねぎ・ブラックペッパーを散らす。

ガラムマサラに含まれるスパイスで、
体も温まります。

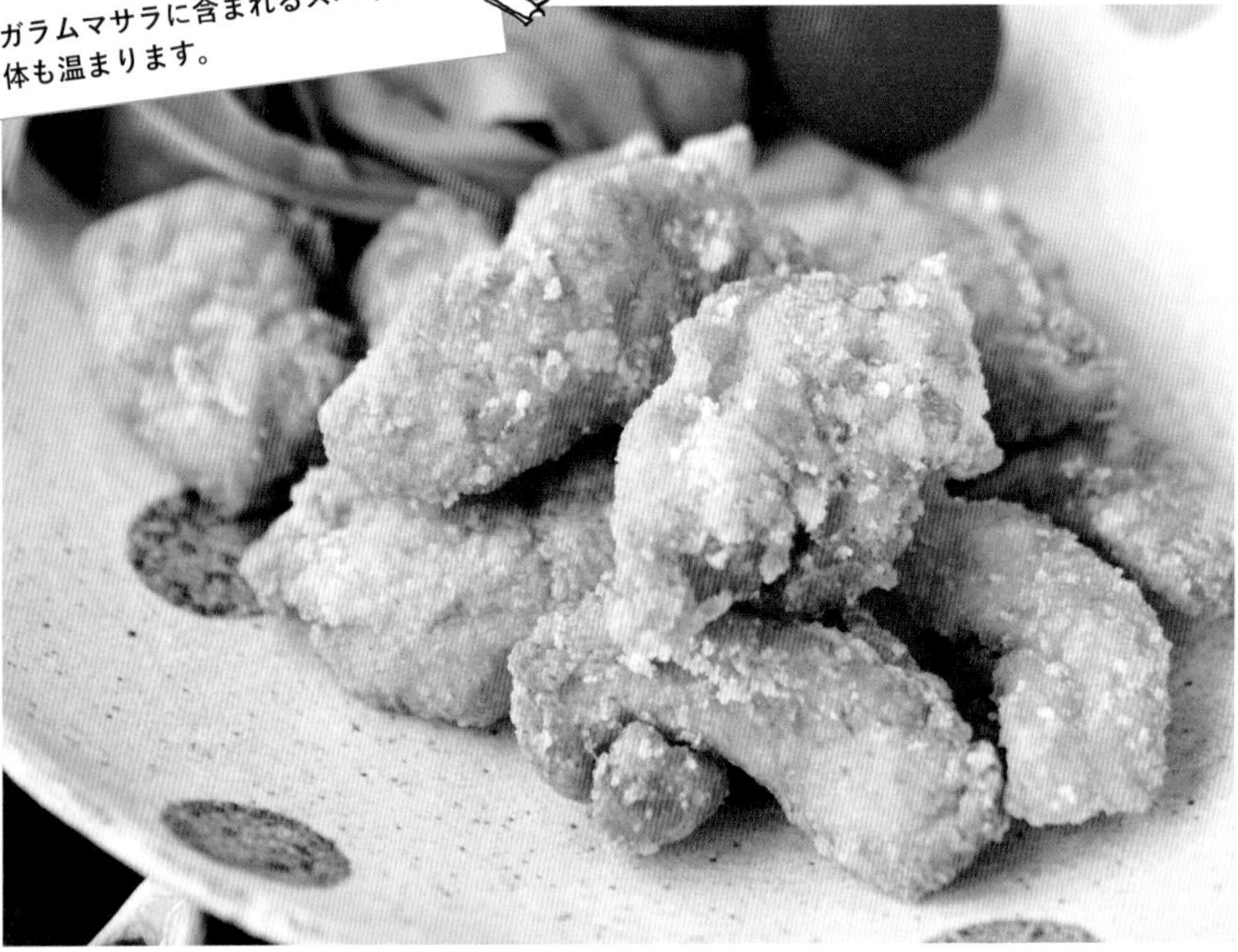

“スパイスの香りが食欲を刺激！”

鶏むね肉のスパイシー唐揚げ

材料 （2人分）
Cooking ingredients

・鶏むね肉…1枚（約300ｇ）
・片栗粉…大さじ4～5
・米油（or サラダ油）…適量

Ⓐ

・ガラムマサラ…小さじ1と1/2
・塩…小さじ1/2
・醤油…小さじ1/2
・砂糖…ひとつまみ
・おろしにんにく…チューブで2cm
・米油（or サラダ油）…大さじ2

※ガラムマサラを顆粒コンソメに変えて、醤油を省くと、コンソメ味の唐揚げになります。こちらもおすすめ。

作り方 How to cook!

① むね肉を観音開きにして、食べやすい大きさのそぎ切りにする。

② ポリ袋にⒶを入れて混ぜ、①を加えてよくもみこみ、30分ほど置いて片栗粉をまぶす。

③ フライパンに油を1cmほど入れて中火で熱し、②を揚げ焼きにする。両面がカリッと色よくあがったら油を切る。

辛いの大好きな方は、あらかじめソースに豆板醤を混ぜてつくっても◎。

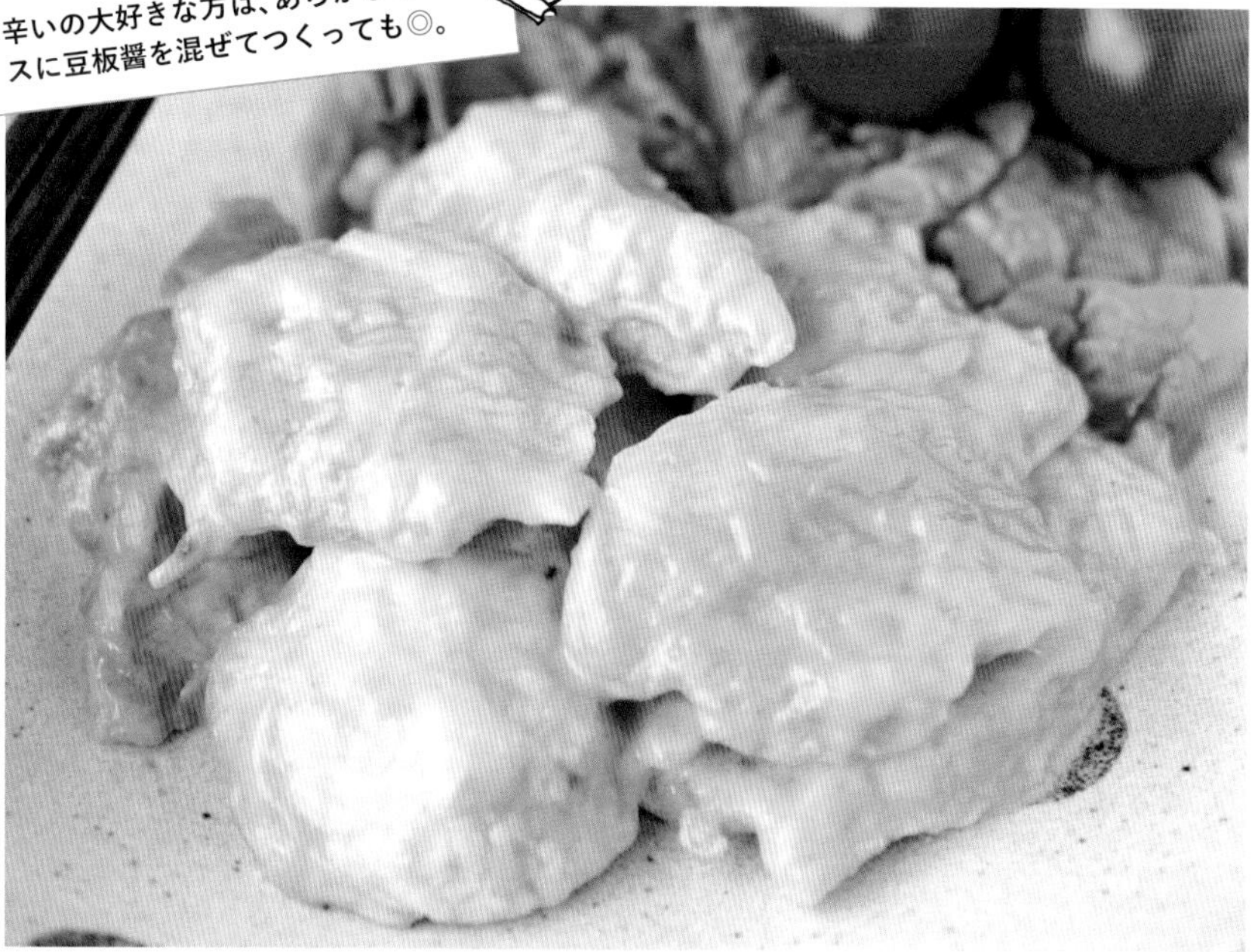

“しっとりやわらか、やさしい味わい”

レンジで鶏マヨ

材料 （2人分）
Cooking ingredients

・鶏むね肉…1枚（約300ｇ）
・塩…小さじ1/4
・酒…大さじ1
・片栗粉…大さじ1

Ⓐ

・マヨネーズ…大さじ2
・ケチャップ…大さじ1/2
・練乳…大さじ1/2
・レモン汁…小さじ1/2

※練乳がない場合は、
「はちみつ小さじ1＋牛乳小さじ1/2」で
代用可能です。

作り方 How to cook!

1. 鶏肉の皮を取り除き、身を一口サイズのそぎ切りにしてポリ袋に入れる。塩、酒を加えてよくもみこみ、さらに片栗粉をもみこむ。
2. 耐熱容器に1を並べ入れ、ふわりとラップをかけて、電子レンジで3分加熱する。肉の上下を返し、またラップをかけて1分加熱する。
3. Ⓐを加え、全体を混ぜて平らにし、ラップをかけて1分加熱。3分蒸らして全体を混ぜる。

Yakuzen Recipe
薬膳的
らくらくレシピ

03

牛肉

子どもから高齢者まで、筋力や足腰の強さをつくる

［ Beef ］

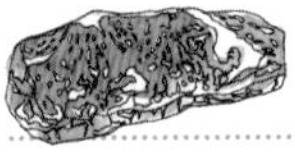

Explanation

牛肉には、気を補う効能があり、疲労回復や体力増強、貧血の改善にも効果があります。また、胃腸の調子を整えて消化不良を改善し、食欲を増進。「疲れがたまってるなぁ～」とか「胃腸が疲れてるなぁ～」と感じるときにもってこいの食材です。

　筋力をつけて足腰を丈夫にする働きもあるので、働き盛りの方はもちろん、成長期のお子さんやお年を召した方などにもおすすめです。

　牛肉は他のお肉に比べるとちょっと値が張りますが、その分特別感があって、食卓に並ぶと気分も上がりますね。

　ヘルシーでおすすめなのは、赤身のお肉ですが、赤身の多いお肉や切り落としなどのお財布にやさしいお肉は、調理でかたくなりがちなのが気になるところ。

　お肉に下味をもみこむ、漬けだれに漬け込んでおく、いきなり強火にかけない、火を通しすぎない、スープやシチューなどの煮込み料理の場合は弱火でじっくり煮込む、といったことを心がけると、やわらかくおいしく仕上がりますよ。

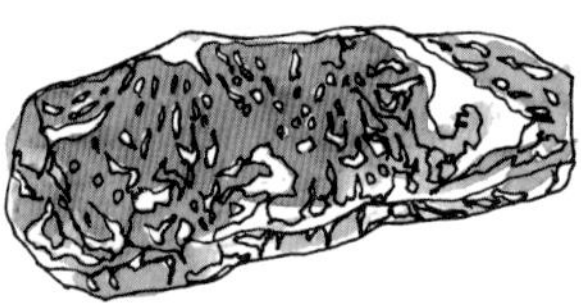

食材メモ

牛肉は胃腸の働きを整える効能がありますが、脂肪分の多いお肉の場合は食べ過ぎると消化不良になることもあります。注意してくださいね。

とろろでうるおいもチャージ！

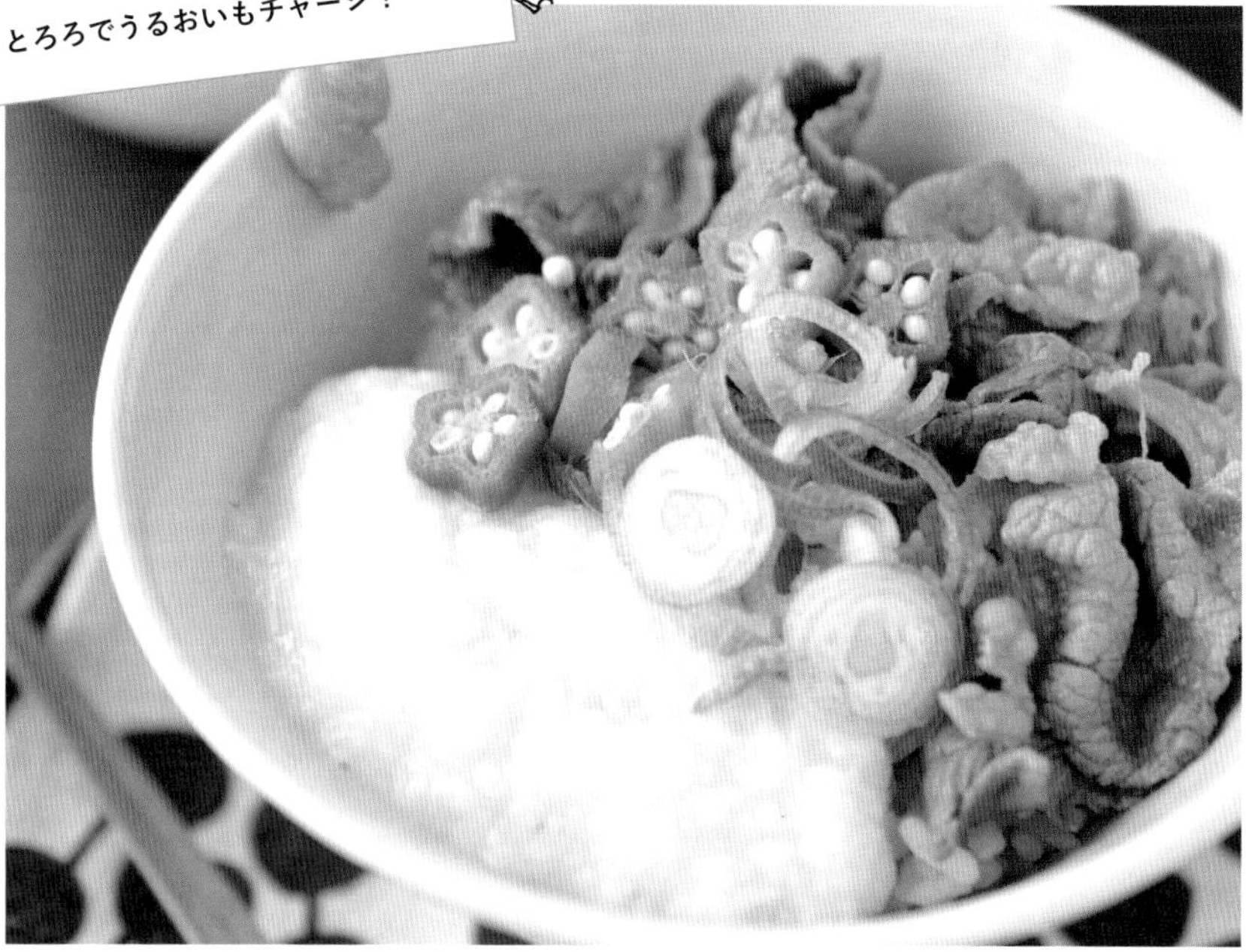

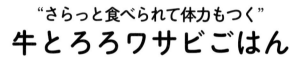

“さらっと食べられて体力もつく”

牛とろろワサビごはん

材料（3人分） Cooking ingredients

・温かいごはん…茶碗3杯分
・牛切り落とし肉…300g
・すりおろした長芋…200g
・わさび…適量
・オクラ、みょうがなど…お好みで

Ⓐ

・だし汁…500cc
・酒…大さじ1
・みりん…大さじ1
・醤油…大さじ2
・砂糖…小さじ1/2

作り方 How to cook!

1. 鍋にⒶを煮立て、牛肉を加えてほぐしながら、3〜4分ほど煮る。
2. 器に盛ったごはんに1の牛肉とすりおろした長芋をのせて、煮汁をかける。
3. わさびを添え、お好みでオクラやみょうがなどをトッピングする。

“若々しく丈夫な体を目指して”

牛肉とトマトと新玉ねぎの炒め物

材料 (4人分) Cooking ingredients

・牛切り落とし肉…200g
・新玉ねぎ…1個
・トマト…1個
・米油（or サラダ油）…大さじ1

〈下味〉

・酒…小さじ2
・片栗粉…小さじ2
・塩…ひとつまみ

Ⓐ

・焼き肉のたれ…大さじ2
・味噌…大さじ1/2
・砂糖…小さじ1/2

作り方 How to cook!

❶ 新玉ねぎを3〜5mm幅に切り、トマトはくし形に切ってさらに半分に切る。牛肉に〈下味〉をもみこむ。Ⓐを混ぜ合わせておく。

❷ フライパンに油大さじ1/2を熱し、中火で新玉ねぎを炒める。しんなりしてきたら片側に寄せ、空いたところに油大さじ1/2を足し、牛肉を加えてほぐしながら炒める。

❸ 牛肉の色が8割変わったら、トマトを加えて炒める。トマトの角が取れてとろっとしてきたら、Ⓐを加えてざっと混ぜ炒め、全体に味を絡ませる。

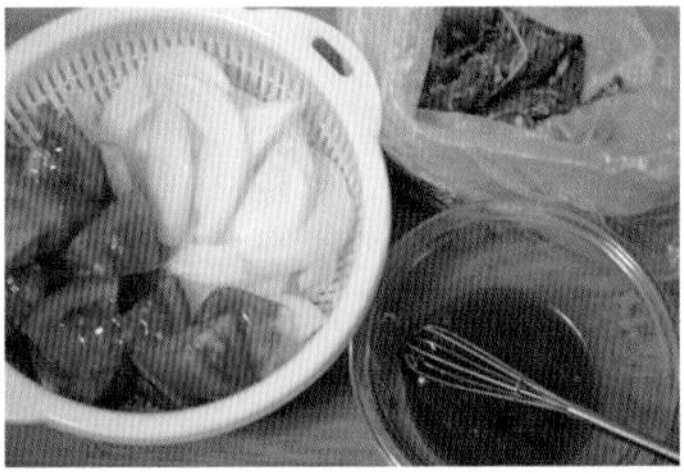

❶下ごしらえセット。

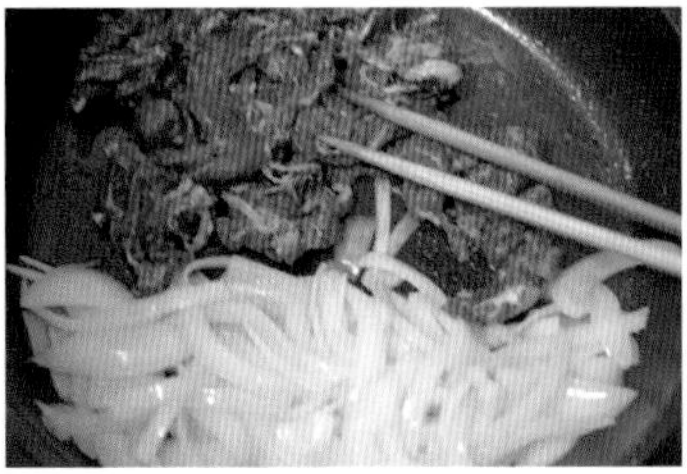

❷先に玉ねぎを炒めて、牛肉を炒めます。

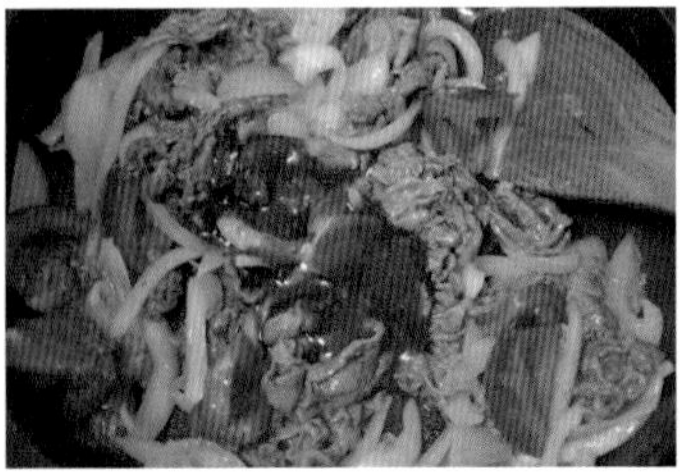

❸トマトとⒶを投入。

※ 新玉ねぎを普通の玉ねぎで代用する場合は、薄く切って、炒め時間を長くし、お好みで砂糖を増やしてください。

加熱したトマトは酸味がやわらぎ、うまみもUPします。

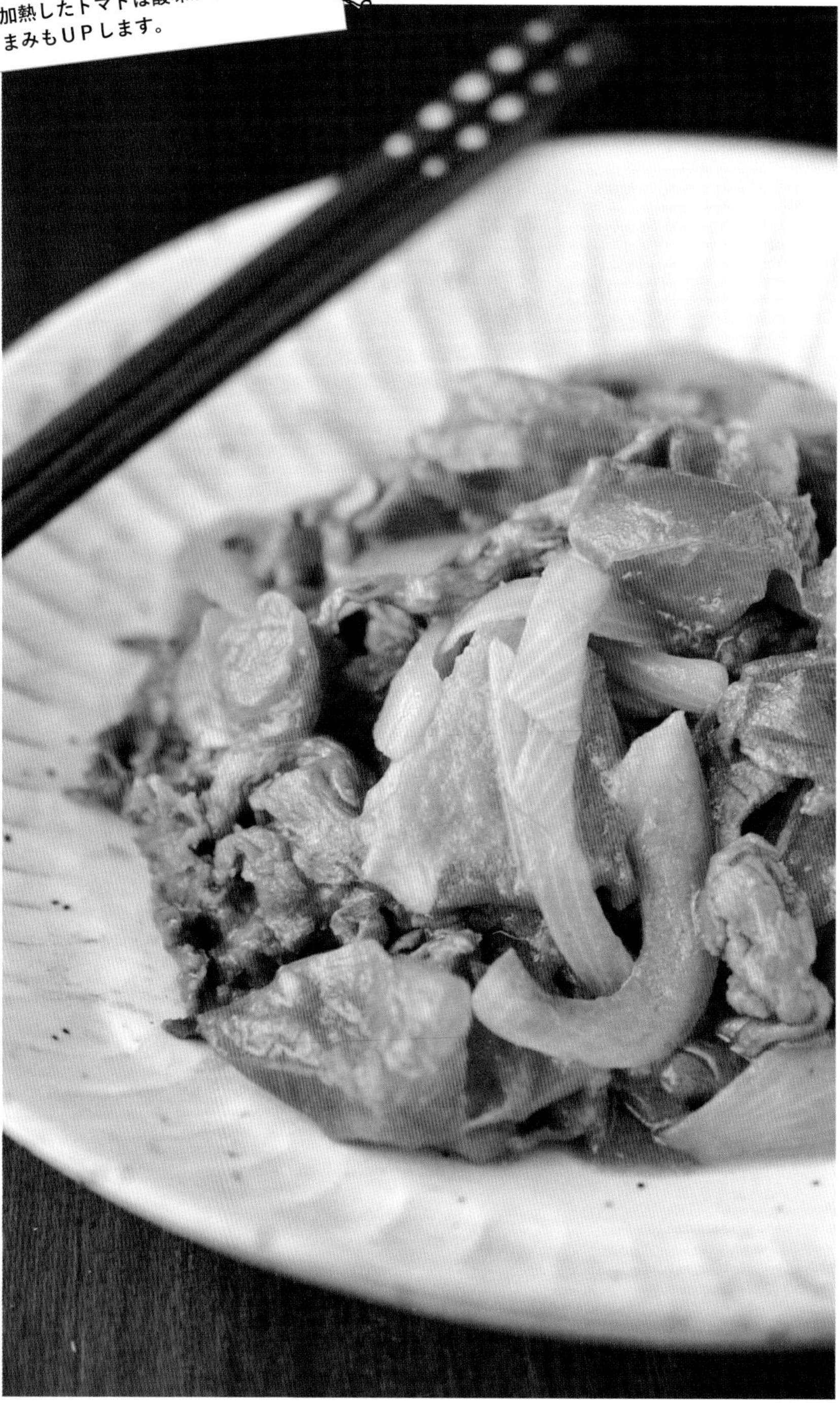

“牛肉で気血を補い、玉ねぎでめぐらせる！”

新玉ねぎたっぷり肉豆腐

材料 （4人分）
Cooking ingredients

- 牛肉…280g
- 新玉ねぎ…中2個
- えのき…1袋（200g）
- 焼き豆腐…1丁（300g）
- 刻みねぎ…お好みで

🅐

- 水…200cc
- 焼き肉のたれ…大さじ3
- 味噌…大さじ1
- 酒…大さじ1
- 砂糖…小さじ1

※ 新玉ねぎを普通の玉ねぎで代用する場合は、薄く切って、煮込み時間を長くし、必要に応じて、水や砂糖を増やしてください。

作り方 How to cook!

❶ 新玉ねぎを1cm幅に切り、えのきは根元を切り落としてほぐす。焼き豆腐を食べやすく切ってキッチンペーパーで包み、表面の水分を取る。

❷ フライパンに🅐を入れて中火にかけ、煮立ったら牛肉を入れて色が変わる程度にさっと煮て取り出す。

❸ ❷の煮汁に❶を入れて中火にかけ、煮立ったら落としぶたとふたをして、13～15分煮る。玉ねぎがやわらかくなったら牛肉を戻し入れ、2分したら火を止める。器に盛ってお好みで刻みねぎを散らす。

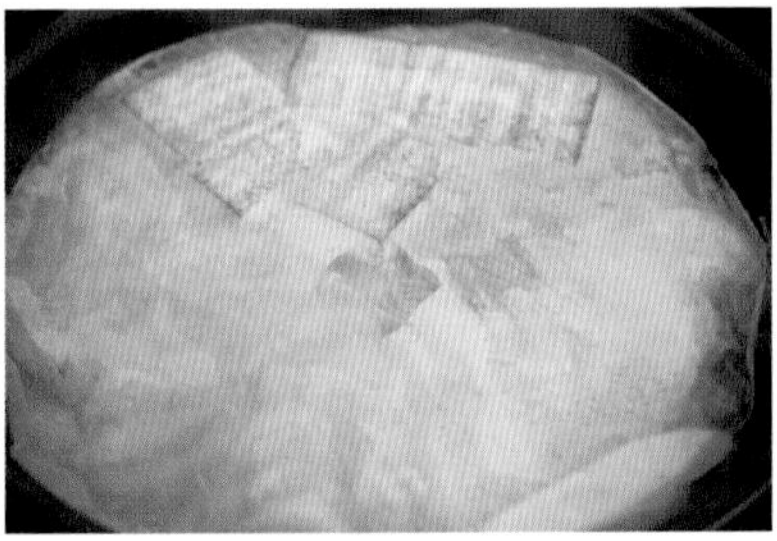

【落としぶた】
鍋より一回り小さくて、素材に直に触れるふた。少ない煮汁でムラなく味を素材にしみこませ、素材同士の衝突による煮崩れを防ぎます。
※写真はクッキングシートを使用。中央に隙間をつくっています。アルミホイルを使ってもOK。

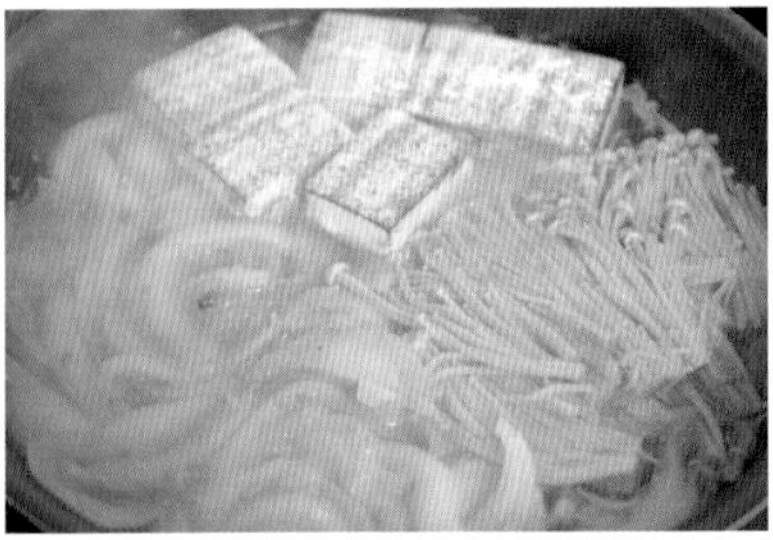

玉ねぎが煮えたところ。端のほうから牛肉を戻し入れます。

豆腐とえのきで、うるおいも補えますよ。

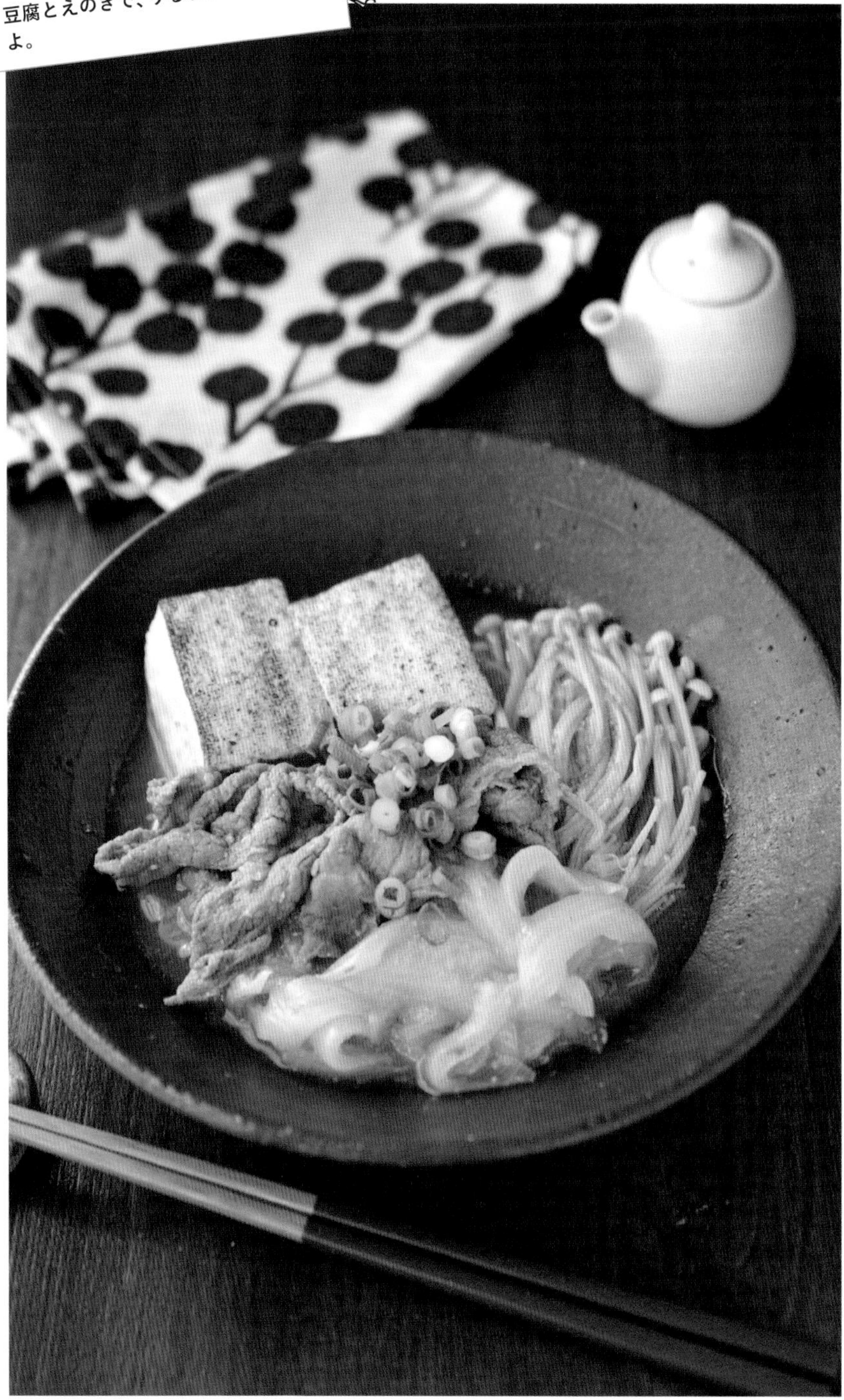

ご興味がある方へ

「煮切りみりん」のすすめ

Explanation

毎日のお料理に欠かせないみりん（本みりん）はお酒の仲間。

炒め物や煮物など火を通す料理にはそのまま使いますが、お浸しや和え物などに使う場合、煮切ってアルコールを飛ばしたみりん（煮切りみりん）を使います。アルコール臭が消えて甘みが増し、料理がぐっとおいしく仕上がります。

料理のたびに煮切ってもいいのですが、ある程度の量を一度に煮切りみりんにし、冷蔵庫に常備しておくと便利です。

電子レンジの場合は、耐熱容器にみりん100ccを入れてラップなしで3分加熱。お鍋の場合は、同量のみりんを鍋に入れて火にかけ、沸いてから1分ほど煮ればOK。

冷蔵庫で一週間ほど保存可能ですし、このくらいあれば何品かはつくれるので、週末に準備しておくと平日がとてもラクですよ。

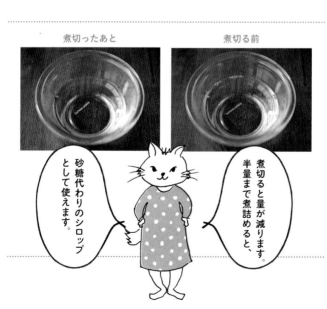

煮切る前

煮切ったあと

煮切ると量が減ります。半量まで煮詰めると、
砂糖代わりのシロップとして使えます。

Chapter

2

体内から
若さを保つ
魚介レシピ

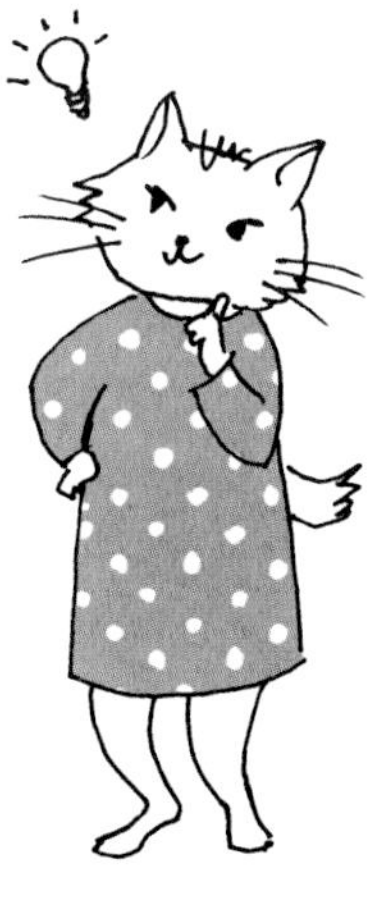

04 ブリ

貧血や動脈硬化、血栓を予防。老化防止にも◎

Yellowtail

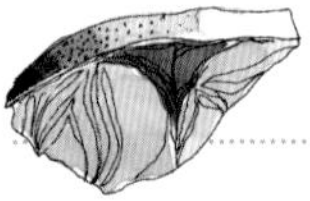

Explanation

出世魚として知られ、冬に脂がのっておいしくなるブリ。

薬膳では、温性で体を温め、腎（生命力の源、老化にも深く関わる）を補い、気・血ともに補う効能、体をうるおす効能がある食材。

滋養強壮、老化防止、貧血の改善、動脈硬化や血栓の予防に効果があるとされています。

ブリの切り身は、身にツヤがあり、血合いの部分が濃くて色鮮やかなものを選ぶのが◎。血合いが褐色になっているものは鮮度が落ちています。

またブリの切り身には、背側と腹側があります。背側は皮が濃く青っぽく脂が少なめで、腹側は皮が白く脂がのっています。

食感も味わいもかなり違ってくるので、お好みにあった部位、あるいは調理法にあった部位を選んでください。

もしもブリの切り身の隣にブリかまが並んでいたら、これはぜひとも買うべし！ 塩焼きにしたり、塩麹に漬けて焼くだけで、絶品のお味が楽しめますよ。

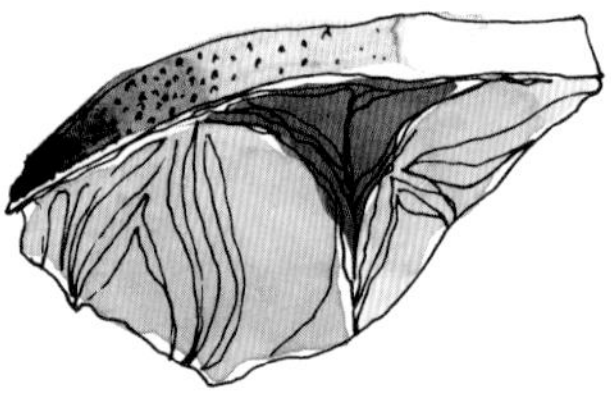

食材メモ

栄養とうまみがたっぷり溶け出す、あら汁もおすすめです。

黒ごまには老化防止効果、白ごまには
体をうるおす効果があります。

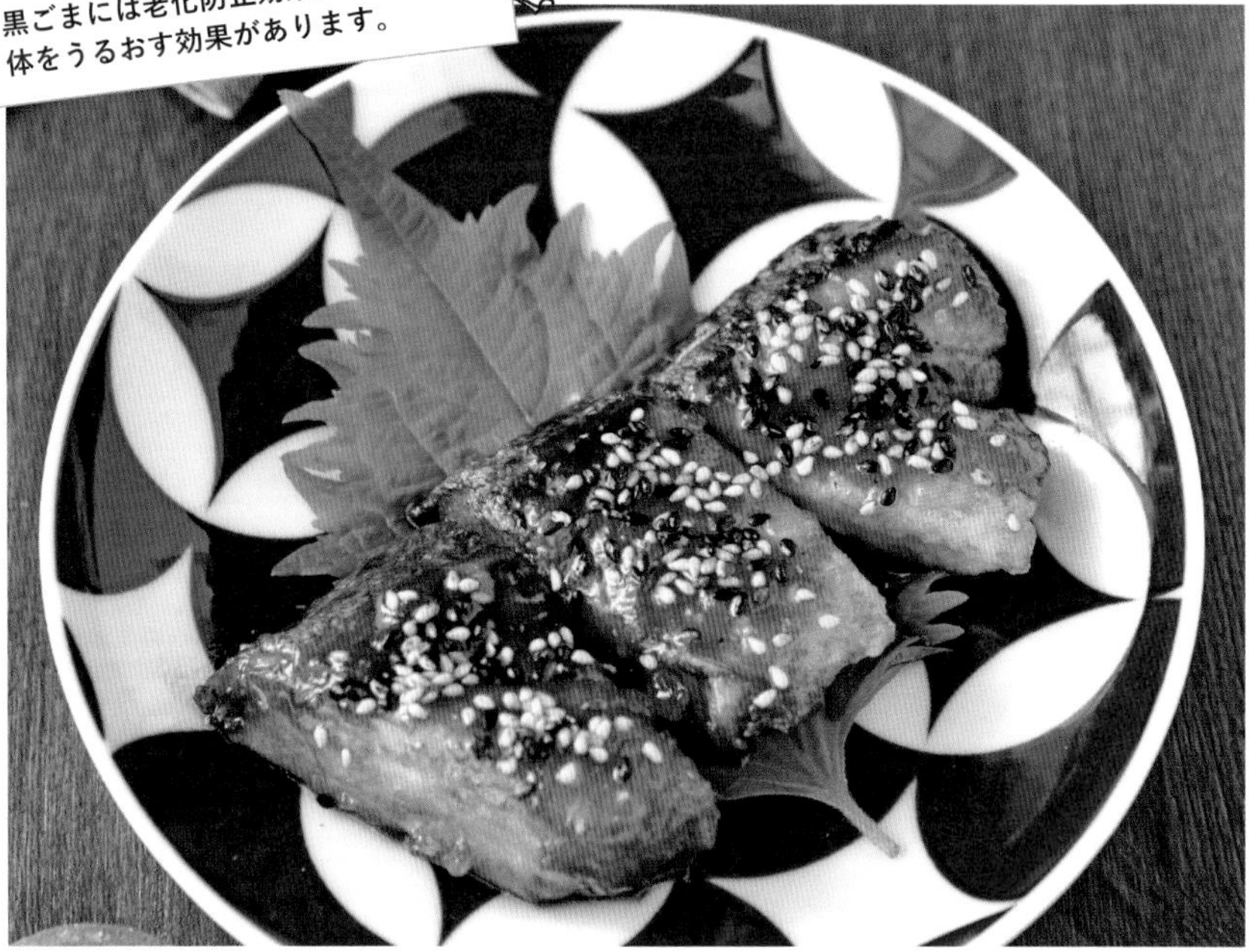

“ごまのW使いで風味・効能ともにUP ！”

ブリのごま照り焼き

材料 （2人分）
Cooking ingredients

・ブリの切り身…2切れ
・塩…少々
・片栗粉…適量
・米油（or サラダ油）…大さじ1
・黒ごま、白ごま　各適量

Ⓐ

・醤油…大さじ1
・みりん…大さじ1
・酒…大さじ1/2
・砂糖…大さじ1/2
・おろし生姜…チューブで1cm

作り方 How to cook!

1. ブリを食べやすく切り、塩をふって10分置く。出てきた水分をふき取り、片栗粉を薄くまぶす。

2. フライパンに油を熱し、中火でブリの表になる面を焼く。焼き色がついて、身の下半分が白っぽくなったらひっくり返し、ふたをして2〜3分蒸し焼きにする。

3. 火が通ったら、フライパンの水気や油をキッチンペーパーでふき取り、Ⓐを加えてブリにしっかり絡めてから、火を止める。最後にごまをふる。

Yakuzen Recipe

薬膳的
らくらくレシピ

05

タラ

淡泊な味わいながら、体力回復にしっかり効果あり

Codfish

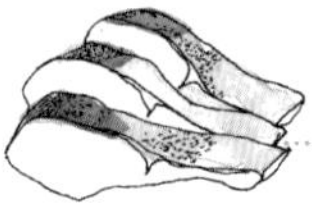

Explanation

タラは、気・血を補い、滞った血のめぐりをよくする効能があり、体力の回復に効果的な食材。息切れ、めまい、動悸なども改善してくれます。

良質なたんぱく質が豊富で、脂質が少なく低カロリー。なので、病院食や赤ちゃんの離乳食にも使われますし、ダイエットにも適しています。

また、淡泊な味でクセがないので、いろいろな料理に使いやすい食材。定番の寄せ鍋の他にも、フライやホイル焼き、ムニエルやミルク煮など、和・洋・中問わず楽しめて飽きがこないのがいいところです。

ただし、鮮度が落ちやすいので、新鮮なものを選ぶことが大切。切り身なら、透明感のあるものを選び（少し赤身があるものも◎）、買ってきたらすぐに下ごしらえをして早めに調理しましょう。

タラは、身がやわらかく食べやすいのですが、調理するときにほろほろと崩れやすいのが難点。調理する前に塩をふって余分な水分を取ったり、ひっくり返す回数を少なくする（あまり触り過ぎないようにする）と、崩れにくくきれいに仕上がります。

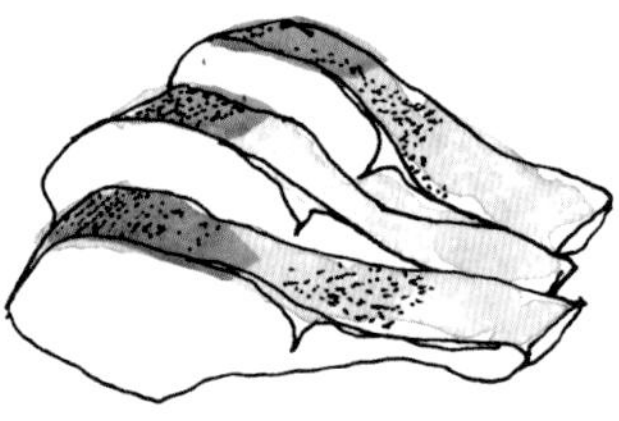

食材メモ

「タラ」といえば一般的に「マダラ」を指します。他に、かまぼこなどの練製品に加工される「スケトウダラ」が有名です。

オイルはお好みのもので。米油だとクセがなくあっさりした仕上がりに。

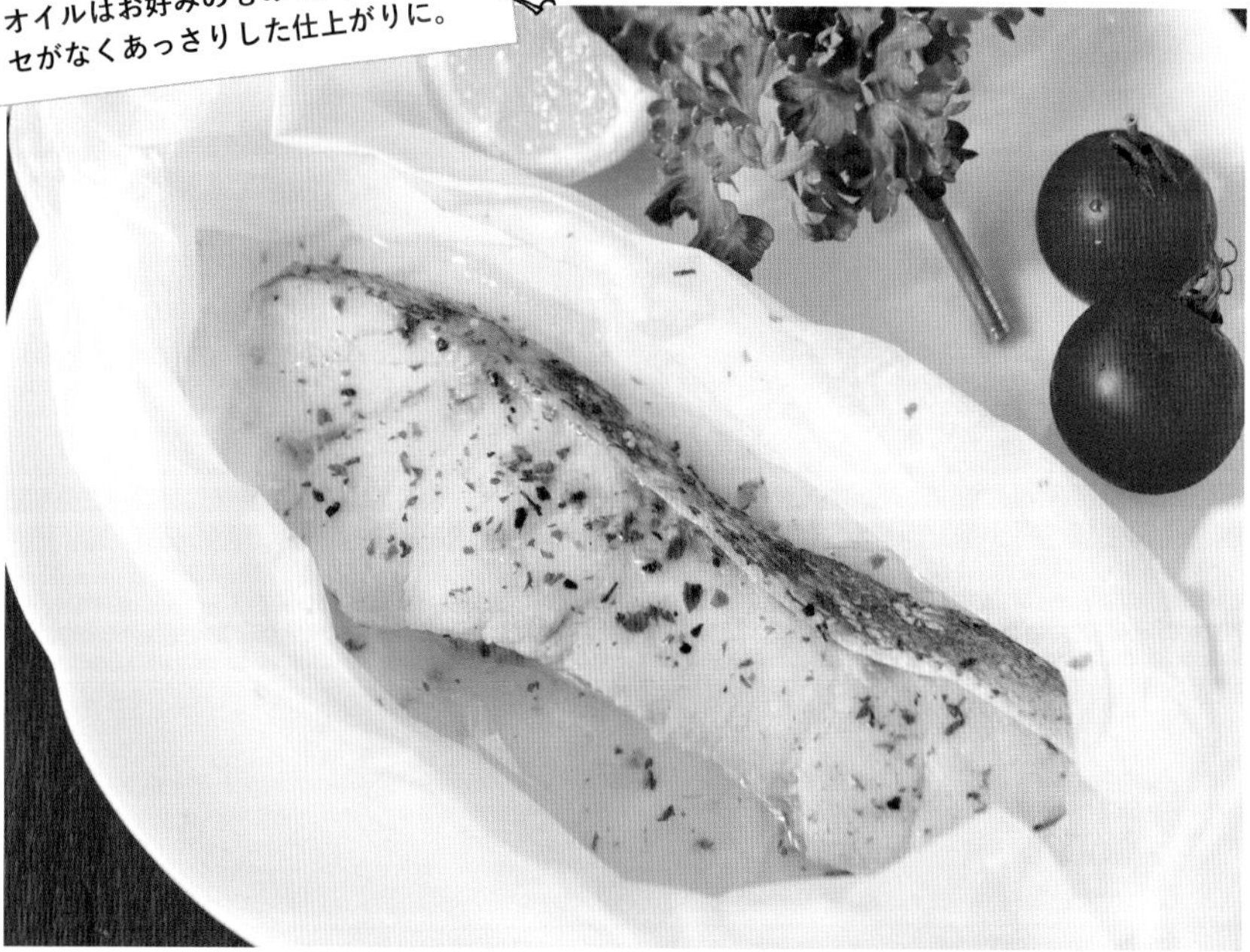

“レンジで加熱するだけ！ 身くずれなし！”

タラのハーブオイルレンジ蒸し

材料 （2人分）
Cooking ingredients

- タラの切り身…2切れ
- 塩…適量

Ⓐ

- 米油（or オリーブオイル）…大さじ3
- ハーブソルト…小さじ1/2
- レモン汁…小さじ1/2

作り方 How to cook!

1. タラの切り身に塩をふって5分置く（甘塩のタラの切り身は、この工程は省く）。
2. Ⓐを入れた保存袋に水気をしっかり拭き取った①を入れて、空気を抜いて封をし、冷蔵庫で一晩漬けておく（冷凍で2週間もちます）。
3. 一切れずつオイルと一緒にクッキングシートでキャンディー包みにし、それぞれを耐熱皿にのせて電子レンジで1分30秒ずつ加熱する。

Yakuzen Recipe
薬膳的
らくらくレシピ

06 サバ

幅広い効能の万能魚。サバ缶なら栄養まるごとパクリ

Mackerel

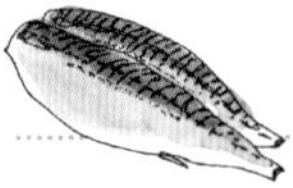

Explanation

DHAやEPA（IPA）が豊富な〝青背の魚〟のひとつであるサバ。

サバには、気・血を補い、血のめぐりをよくする効能、胃の働きを高める効能があり、疲労回復、貧血や月経トラブルの改善、血栓の予防、老化防止にも効果が期待できます。

また、サバは体を温める温性の食材なので、体の冷えが気になる方にもおすすめです。

サバは安く買えて、塩焼きや味噌煮、しめ鯖や竜田揚げなど調理法もさまざま。サバサンドも流行りましたし、最近では「サバ缶」が一大ブームにもなりました。

サバ缶のいいところは、骨や皮ごと調理されているので、栄養をまるごととれるところ。

定番の水煮や味噌煮、変わりだねの味付けのものなど種類も多く、常備しておけばいつでも手軽にサバの効能を取り入れられます。

缶を開けてそのまま食べてもいいですし、ひと手間かけて別の料理に変身させるのも◎。飽きずにおいしく食べられます。

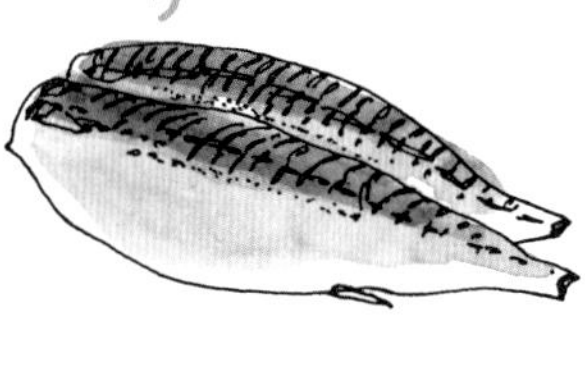

食材メモ

DHAやEPA（IPA）は、青魚に多く含まれる成分です。DHAは記憶力の向上や脳の老化防止に、EPAは血液をサラサラにする効果があるといわれています。

“包丁いらず、火も使わず２分で完成”

サバ缶の海苔しそ丼

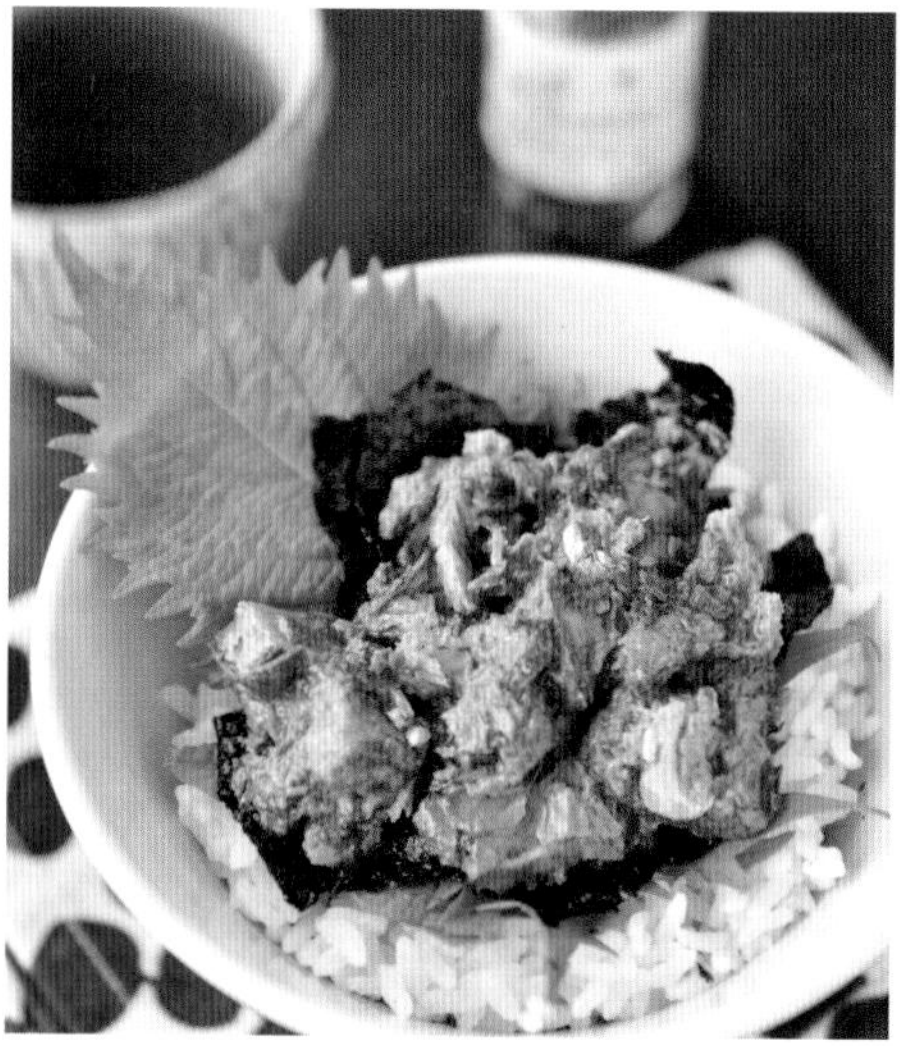

材料 （2人分）
Cooking ingredients

・温かいごはん…茶碗２杯分
・サバ醤油煮缶…1缶（190ｇ入り）
・おろし生姜…チューブで2cm
・豆板醤…お好みで
・大葉…8～10枚
・味付け海苔…8～10枚

作り方 How to cook!

❶サバ缶を食べやすくほぐし、おろし生姜と豆板醤を加えてまぜる。
❷器にもったごはんに、大葉と味付け海苔をちぎってのせ、そのうえに❶をのせて、缶汁も少しかける。

“血液サラサラ！ イライラ解消”

サバ味噌ピーマンそぼろ

材料 （つくりやすい分量）
Cooking ingredients

・サバ味噌煮缶…1缶（190ｇ入り）
・ピーマン…4個
・ごま油…大さじ1
・塩…少々
・白ごま…大さじ1/2
Ⓐ
・醤油、みりん…各小さじ1

作り方 How to cook!

フライパンにごま油を熱して中火にし、細く切ったピーマンを加え、塩をふって炒める。しんなりしたらサバ缶を缶汁ごと加えてほぐしながら炒め、Ⓐを加えてさっと炒め、白ごまを加える。

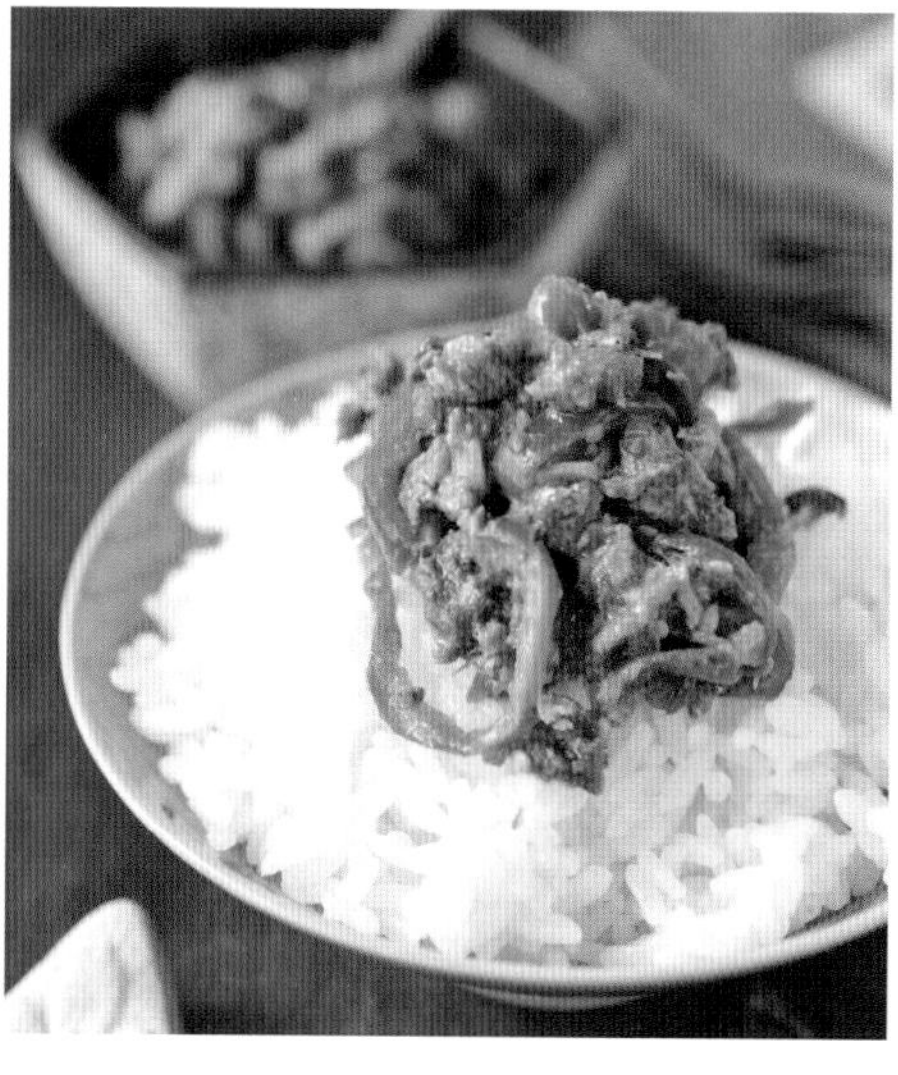

Yakuzen Recipe

薬膳的らくらくレシピ

07

タコ

疲労を回復し、体の余分な熱を取ってくれる

[Octopus]

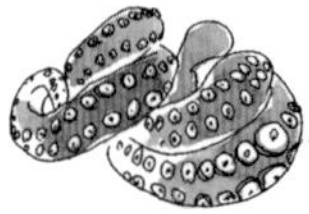

Explanation

タコは、血を補う効能、気を補う効能があり、貧血やめまい、生理不順の改善に効果的な食材。

美肌にも効果があり、疲労も回復してくれます。

体の余分な熱を取ってくれるので、夏バテ予防にも効果が期待できます。

タコを使った夏の定番メニューといえば、「タコときゅうりの酢の物」。気・血を補って体の熱を取るタコと、体をうるおして熱を取るきゅうりの組み合わせは、まさに暑い夏にぴったり！　夏バテ予防になります。

同じく、体をうるおして熱を取るトマトと組み合わせて、サラダやマリネにするのもおすすめです。

ただ、体の冷えが気になる方や胃腸が弱い方は、生姜のように体を温める食材と一緒に食べるのがおすすめ。体の冷えが緩和され、消化もよくなります。

気を補い胃腸の働きを強める白米と合わせてタコ飯にするのもいいですね。

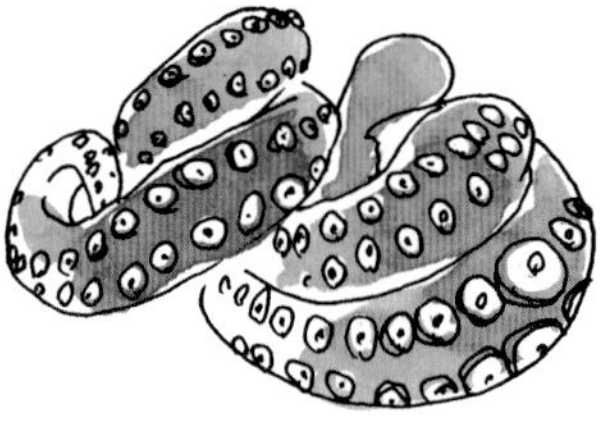

食材メモ

スーパーで買えるたこは、ゆでてある「ゆでダコ」が多いです。ゆでダコは、皮がはがれておらず、足の先までくるりと巻いているものを選びましょう。

玉ねぎで、体の冷やしすぎを予防。玉ねぎ倍量でも◎。

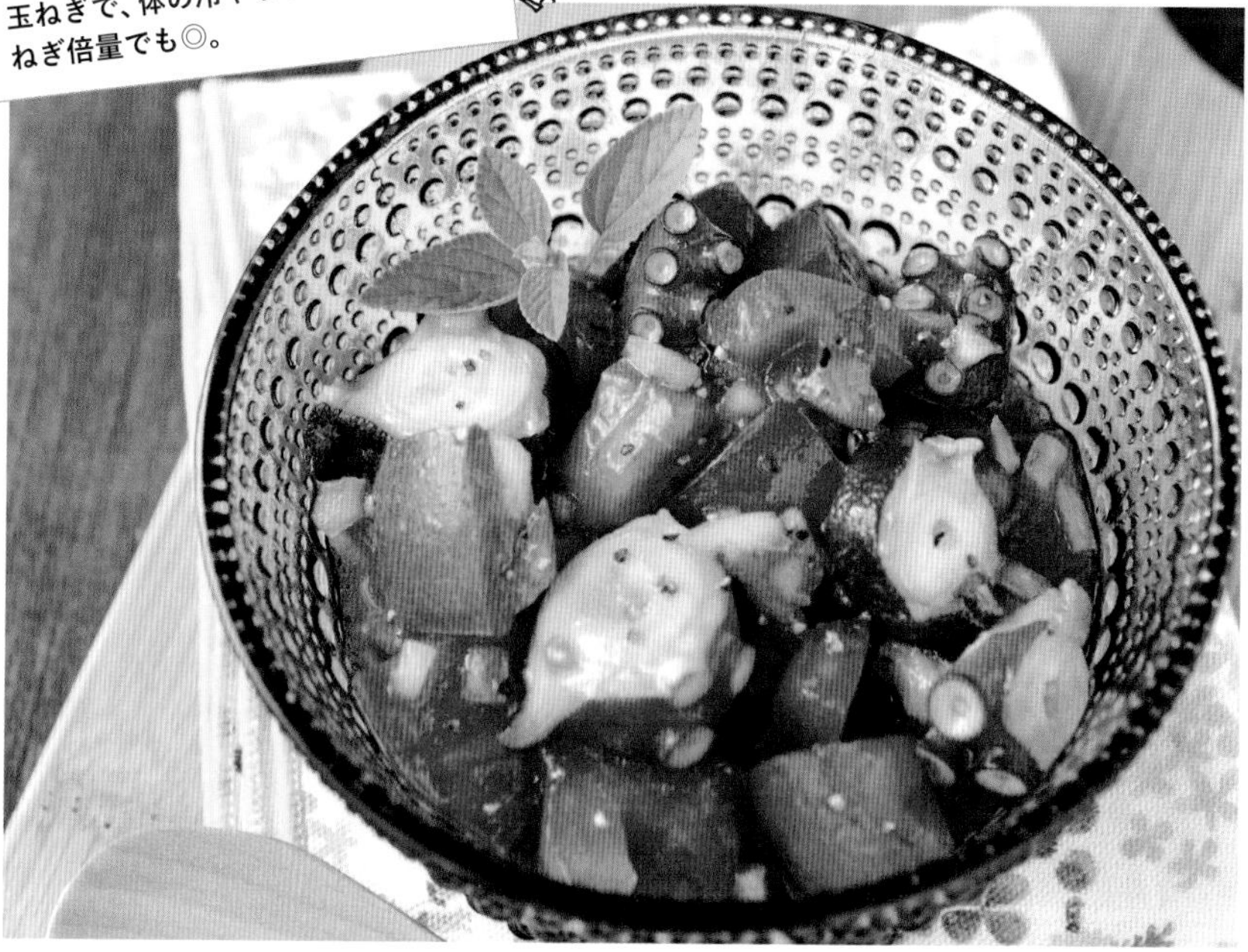

“貧血の改善&夏バテ予防に”

タコとトマトのレモン醤油マリネ

材料 （3人分）
Cooking ingredients

- ゆでダコ…100g
- トマト…1個
- 玉ねぎ…1/8個

A

- 醤油…大さじ1
- レモン汁…大さじ1/2
- 砂糖…大さじ1/2
- おろしにんにく…チューブで5mm
- 米油（or オリーブオイル）…大さじ1
- ブラックペッパー…適量

作り方 How to cook!

1. タコとトマトを1cm角に切り、混ぜ合わせたAに入れる。
2. 玉ねぎをみじん切りにして塩もみし（塩は分量外）、さっと水にさらして水気を絞って1に加え、全体を混ぜる。

※ お時間がある場合は、つくってから30分以上冷蔵庫で冷やすと、醤油の角がとれて風味よく、さらにおいしくなります。

“レンジでできる、簡単パワーチャージ飯”

タコと刻み生姜の混ぜごはん

材料 （2人分）
Cooking ingredients

- 温かいごはん…茶碗２杯分
- ゆでダコ…70～80g
- 生姜…1/2かけ分くらい

Ａ

- だし汁…大さじ1
- 酒…小さじ1
- しょうゆ…小さじ1
- みりん…小さじ1
- 塩…少々

作り方 How to cook!

1. 生姜を千切りにする。タコを食べやすい大きさに切る。
2. 耐熱ボウルに、Ａを入れて1のタコ・生姜を加えて混ぜ、少しすき間をあけてラップをかけ、電子レンジで1分30秒加熱する。
3. 2に温かいごはんを加えて混ぜる。

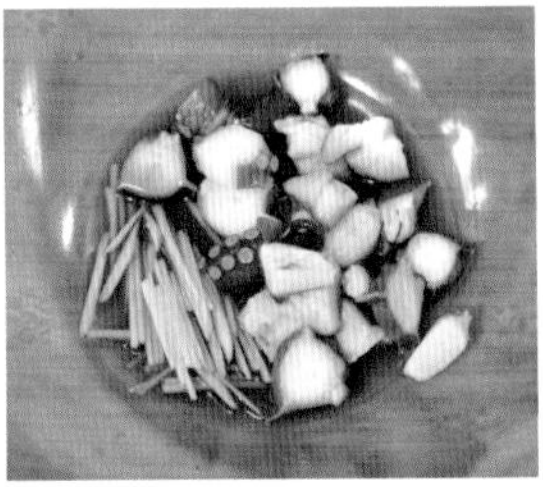

ごはん以外の材料を電子レンジで加熱。

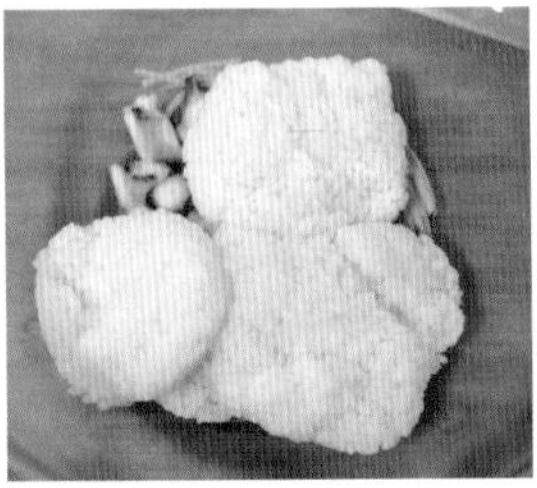

温かいごはんをどん！

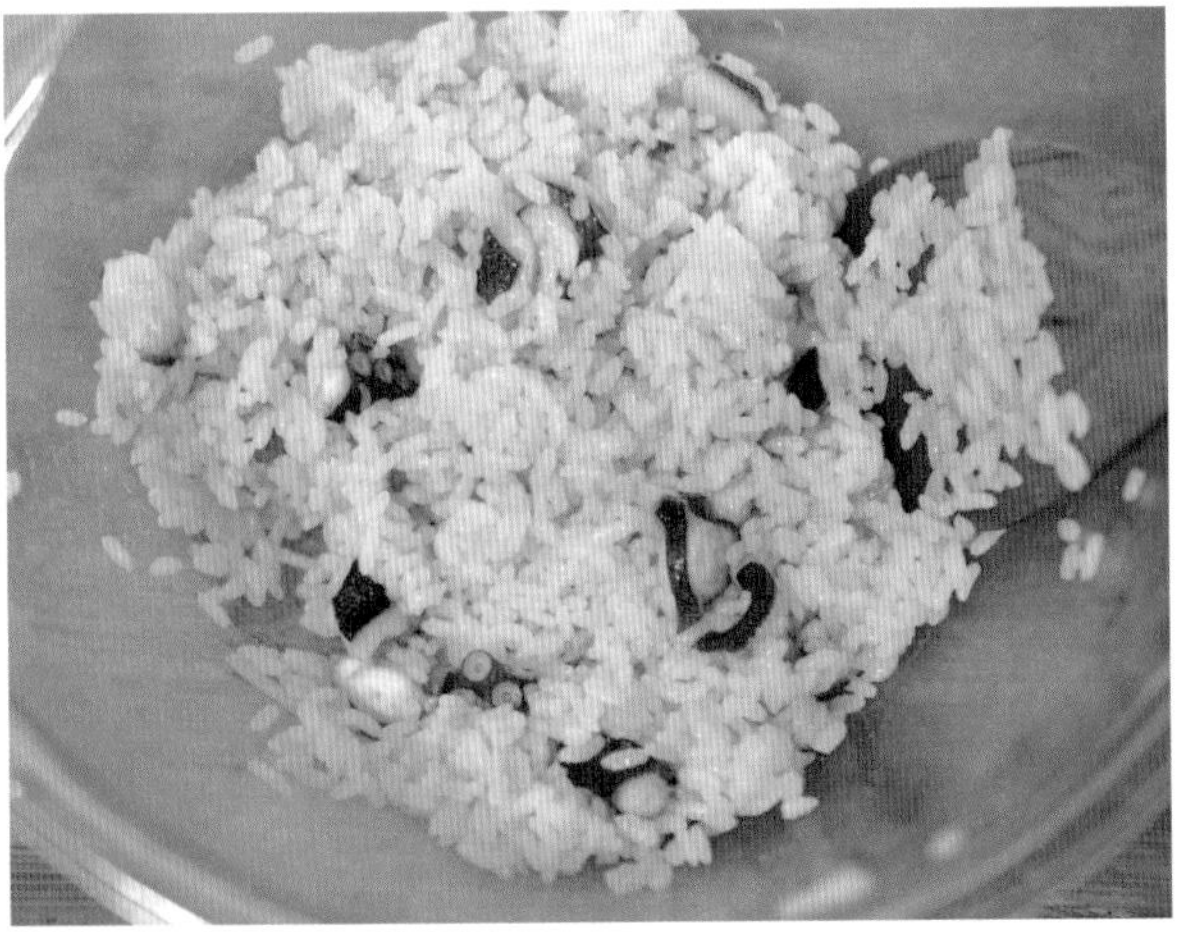

味が全体に行きわたるように混ぜる。ワンボウルで調理が完結。

生姜で臭みを取り、体の冷やしすぎを予防。

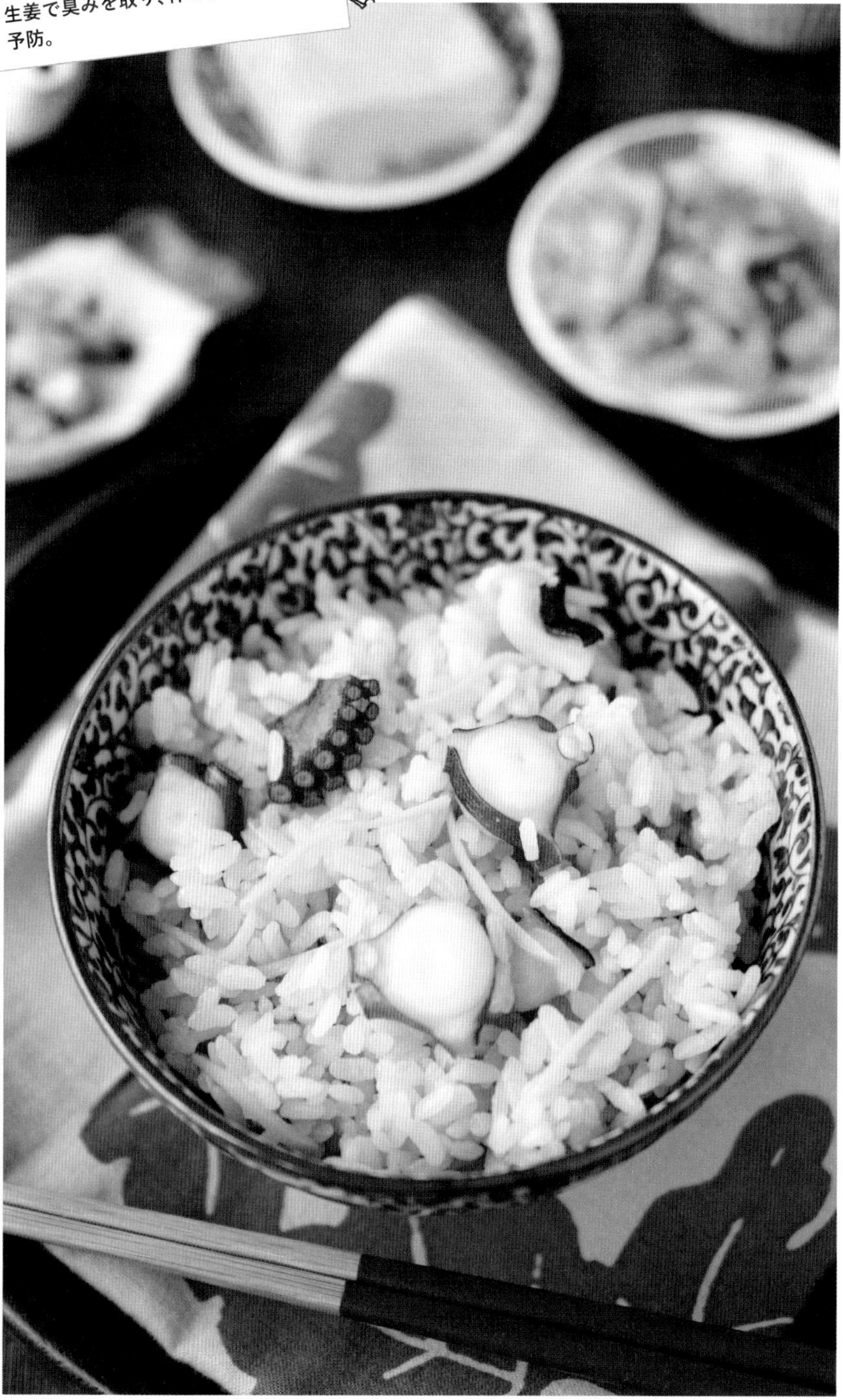

Yakuzen Recipe
薬膳的らくらくレシピ

08

イカ

女性にうれしい効能がズラリ

Squid

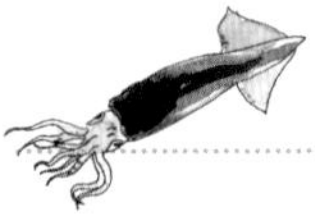

Explanation

イカは、血を補い、体をうるおす効能があるとされていて、貧血や月経不順、ほてり（うるおいが足りないとほてりやすくなります）など、女性に多い悩みを改善してくれる食材です。

また、腎（生命力の源、老化にも深く関わる）にも働きかけ、老化防止に効果的。とくに、「黒い食材」に分類されるイカ墨がおすすめです（黒い食材は腎を補い、老化を防止する効能があります）。

イカは、新鮮なものは、身に透明感やツヤ・張りがありますが、鮮度が低くなると透明感がなく白っぽくなってきます。

新鮮なイカを自分でさばけば、老化防止効果の高いイカ墨も手に入ります。

ただ、時間がないときや面倒なときは、下処理済みの輪切りになっているものを買ったり、お店の人に下処理をお願いするといいでしょう。そうすれば、イカを使った一品がすぐにできます。

和・洋・中問わずいろいろなお料理に合うイカを、日々の献立に気軽に取り入れて、悩みのもとを改善していきましょう。

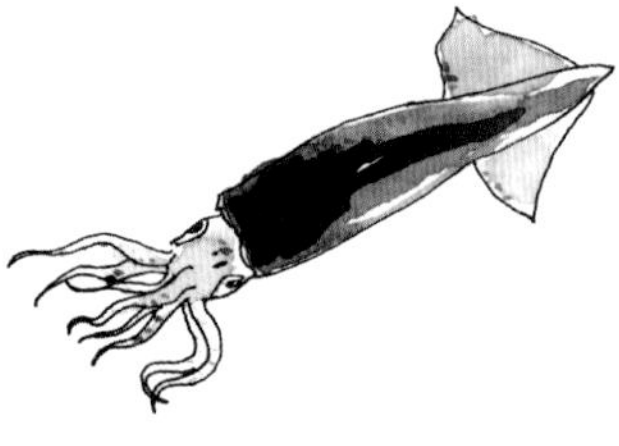

食材メモ

イカは発物（咳・喘息・皮膚の炎症を誘発しやすいもの）に分類されるので、アレルギーのある方は注意が必要。とくに、鮮度が低いとアレルギーを誘発しやすいです。

カレー粉のスパイスが、体を温め、気・血のめぐりをよくします。

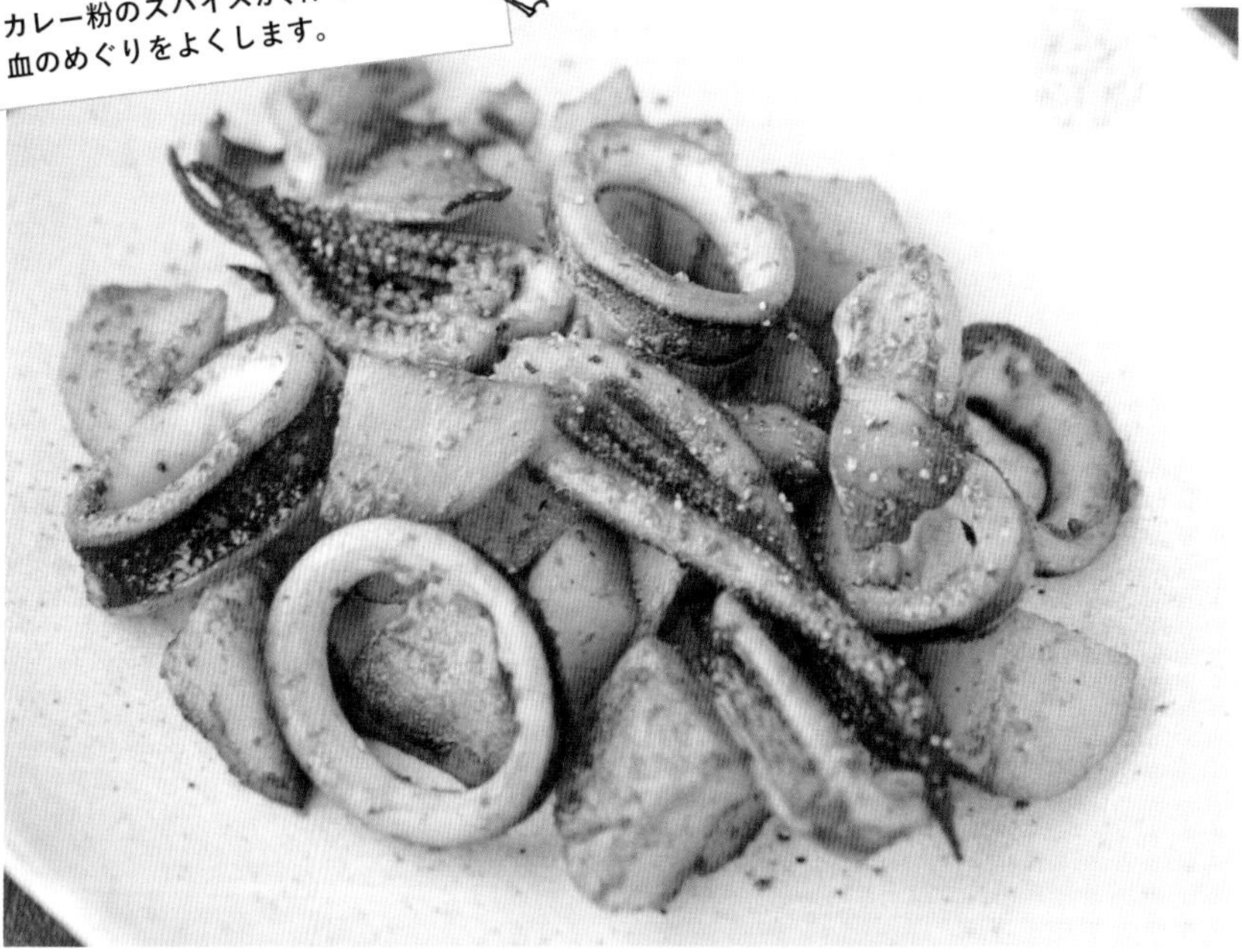

“女性のお悩みあれこれ改善”

イカとじゃがいものスパイシー炒め

材料 （2人分）
Cooking ingredients

・スルメイカ…1杯
・じゃがいも…大きめ1個
・米油（orサラダ油）…大さじ1と1/2
・カレー粉…小さじ1/2
・ブラックペッパー…適量

Ⓐ
・塩…ひとつまみ
・酒…小さじ1
・ウスターソース…小さじ1

作り方 How to cook!

1. 一口大に切ったじゃがいもを、水をくぐらせて耐熱皿にのせ、ラップをかけて電子レンジで4分30秒加熱する。イカは食べやすく切る。
2. フライパンに油大さじ1を入れて中火でイカを炒める。火が通ったらフライパンの汚れをふきとって残りの油をいれ、じゃがいもを加えて炒める。
3. カレー粉を加えて全体に馴染ませ、Ⓐを加えてさっと炒め、ブラックペッパーをふる。

うまみたっぷりのオイルは、オイルパスタにしたりパンを浸しても。

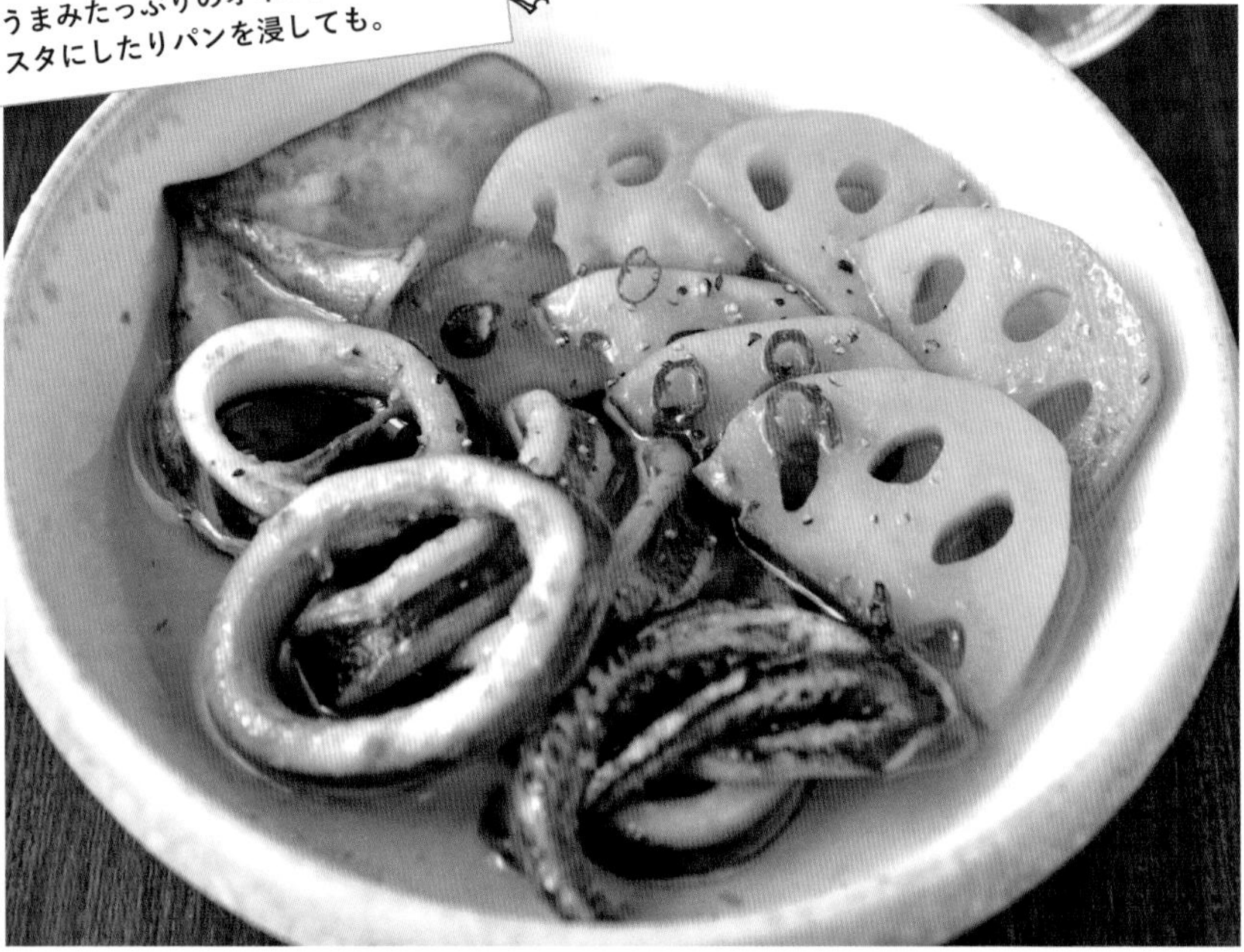

“体をしっかりうるおしてくれる”

イカとレンコンの白だしアヒージョ

材料 （2人分）
Cooking ingredients

- スルメイカ…1杯
- レンコン…3～4cm
- ブラックペッパー…お好みで

A

- オリーブオイル（or 米油）…150cc
- 白だし…大さじ2
- おろし生姜…チューブで2cm
- おろしにんにく…チューブで1cm
- 赤唐辛子…1/2本
  （種を取って輪切りに）

作り方 How to cook!

1. レンコンは厚さ3mmの半月切りにして酢水にさらし、ザルにあげて水気を切る。イカは食べやすくカットする。
2. ふた付きのやや小ぶりの鍋（or フライパン）に1を並べ入れ、混ぜ合わせたAを注ぎ入れる。
3. ふたをして弱火～弱めの中火にかけ、3～4分してイカが赤く色づいたらイカをひっくり返し、ふたをしてさらに2分煮る。お好みでブラックペッパーをふる。

腎を補う「うずらの卵」をプラスして、
老化防止効果、さらにUP！

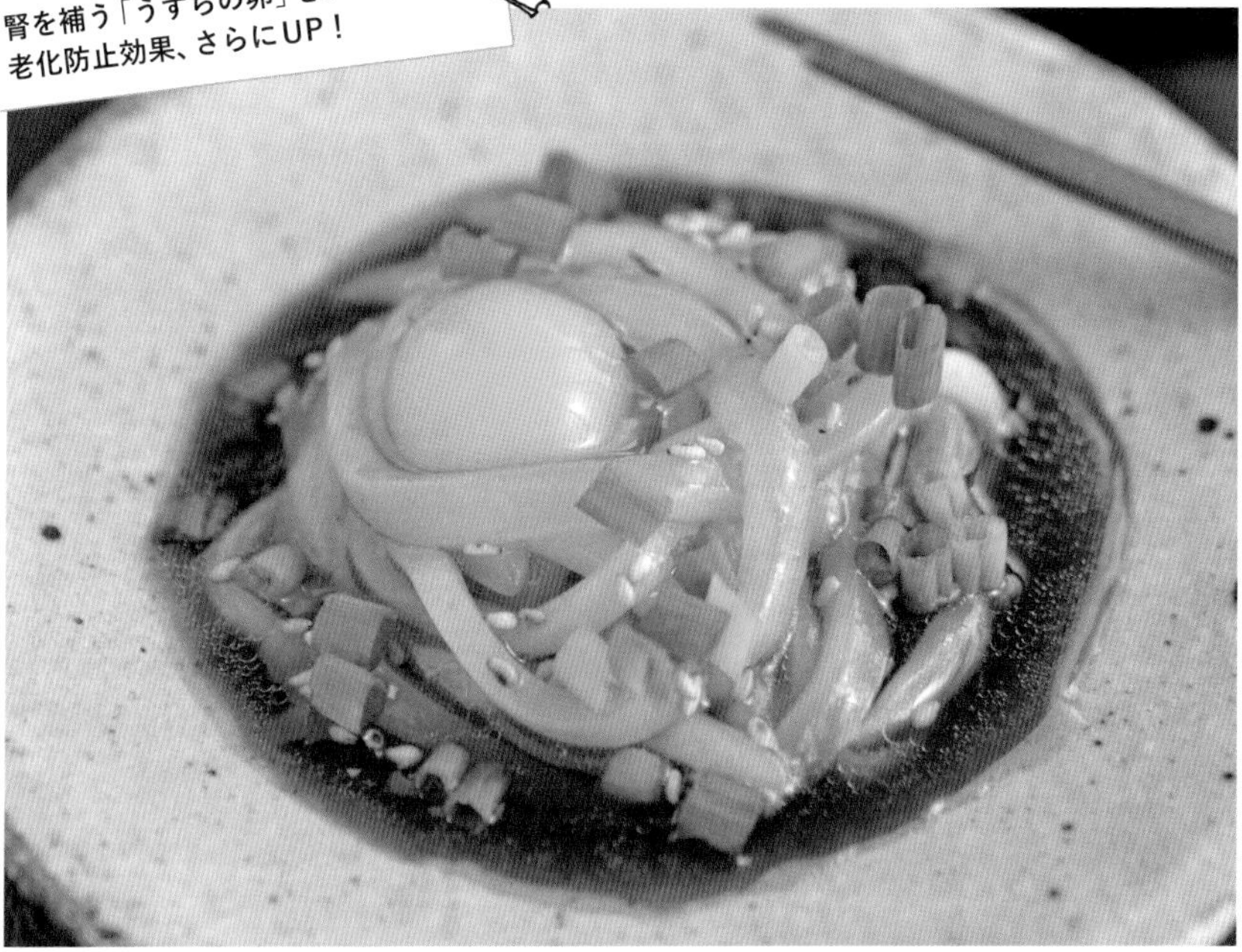

“ほてりや貧血が気になるときは”

イカのユッケ風

材料　（1人分）Cooking ingredients

・イカそうめん…80g
・刻みねぎ…適量
・白ごま…適量
・うずらの卵…1個

Ⓐ

・醤油…大さじ1
・砂糖…小さじ1
・コチュジャン…小さじ1
・ごま油…小さじ1
・みりん…小さじ1/2
・酢…小さじ1/2
・おろしにんにく…チューブで少々

作り方　How to cook!

1. 混ぜ合わせたⒶにイカそうめんを入れて混ぜる。タレごと器にもりつけ、刻みねぎ、白ごま、うずらの卵をトッピングする。

Yakuzen Recipe
薬膳的
らくらくレシピ

09

カキ

つらい貧血、イライラ、不眠、ほてりなどがやわらぐ

[Oyster]

Explanation

カキは、「海のミルク」と呼ばれるほど、ビタミンやミネラル、アミノ酸などの栄養が豊富で、クリーミィな食感が特徴の食材。

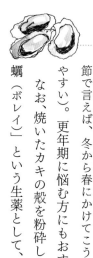

薬膳では、肝（情緒の安定と関係する）と腎（生命力の源、老化と関係する）に作用し、体をうるおし、血を補う効能があるとされ、貧血、イライラや不眠、ほてり、体の渇きなどの改善、体力増強や老化防止に効果があります（季節で言えば、冬から春にかけてこうした症状が出やすい）。更年期に悩む方にもおすすめです。

なお、焼いたカキの殻を粉砕したものは「牡蠣（ボレイ）」という生薬として、精神の安定などに使われています。

カキといえば、生カキやカキフライなどが定番ですが、さっと炒めたり、クリーム煮やパスタ、カキごはんなど、幅広い料理に活用できます。

なかでも、オイル煮（アヒージョ）やオイル漬けがおすすめ。うまみがぎゅっと凝縮され、オイルと合わせることで体をうるおす効果がアップします。

食材メモ

カキやわかめなどの「黒い食材」「鹹味（かんみ。海のもの、磯の風味のもの）の食材」には、老化を防止する効能があります。

二晩おくと、よりおいしいです。冷蔵庫で1週間、日持ちします。

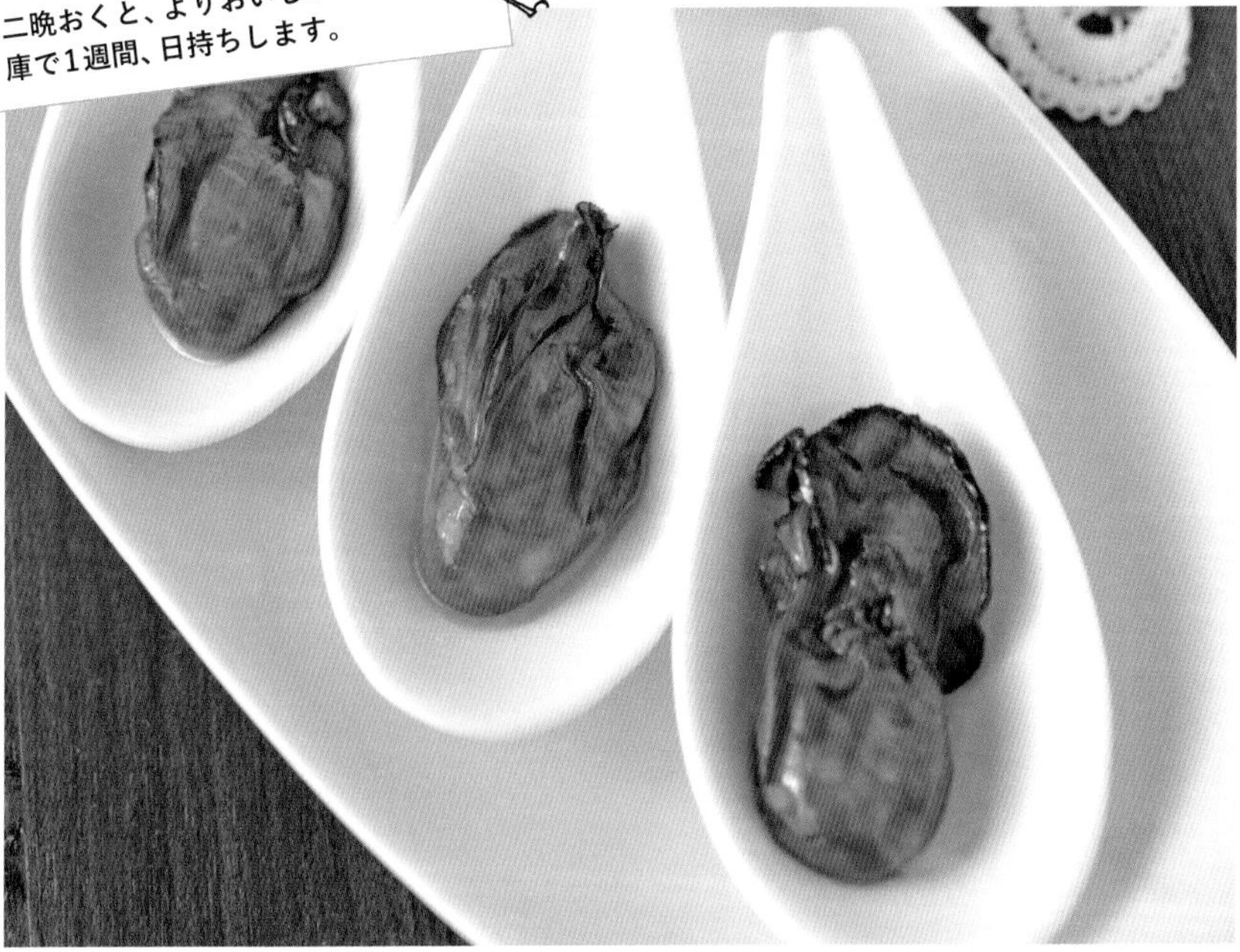

“更年期のつらさもやわらげてくれる”

カキのオイル漬け

材料 （つくりやすい分量）
Cooking ingredients

- カキ…300g
- オイスターソース…大さじ1
- ローリエ…1枚
- 赤唐辛子…1本
- 米油…適量

作り方 How to cook!

1. カキをやさしくきれいに塩水で洗い、水気を切る。
2. フライパンにカキを並べ、弱めの中火でから炒りして水分を飛ばしていく。ほとんど水分が飛んだらオイスターソースを加え、完全に水分を飛ばす。
3. ②を保存容器に移して完全に冷まし、油をひたひたに注ぐ。ローリエと赤唐辛子を入れてふたをし、冷蔵庫で最低一晩寝かせる。

※ 残ったオイルは、オイルパスタや炒飯などの炒め油に活用できます。

10

ひじき

貧血を改善し、肌や髪を健康的な状態に導く

[Hijiki]

Explanation

ひじきは、肝・腎に働きかけ、血を補い、巡りをよくする効能がある食材。貧血を改善し、血の影響を受けやすい肌や髪をハリツヤのある健康的な状態に導いてくれます。また、しこりやむくみ、便秘の解消にもいいとされ、女性にうれしい効能が詰まっている食材といえます。

ただし、寒性で体の熱を取る作用が強いので、体の冷えが気になる方やお腹がゆるい方は控えるのがベターです。

ひじきといえば、煮物や炒め物のイメージが強いですが、じつはいろいろな料理や味付けと相性がいい万能選手。

サラダや、白和え、混ぜごはんや炊き込みごはん、チャーハン、オムレツ、ハンバーグなど、幅広く使えます。味付けも、和風の甘辛味や味噌味、マヨネーズや梅とも合いますし、エスニックな味付けもいけます。

いつものお料理に、ぜひ、ひじきをプラスしてみましょう。

※ヒ素が気になる場合は、生ひじきではなく乾燥ひじきを使い、水戻し・ゆで戻し・ゆでこぼしをすると軽減できます。

食材メモ

ひじきは、甲状腺の病気（とくに低下症）になっている場合は食べないようにし、閉経後の女性は週に3日以上続けて食べるのは避けたほうがいいといわれています。

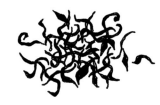

体を温める豆板醤、おなかを温める味噌で、冷やしすぎを予防。

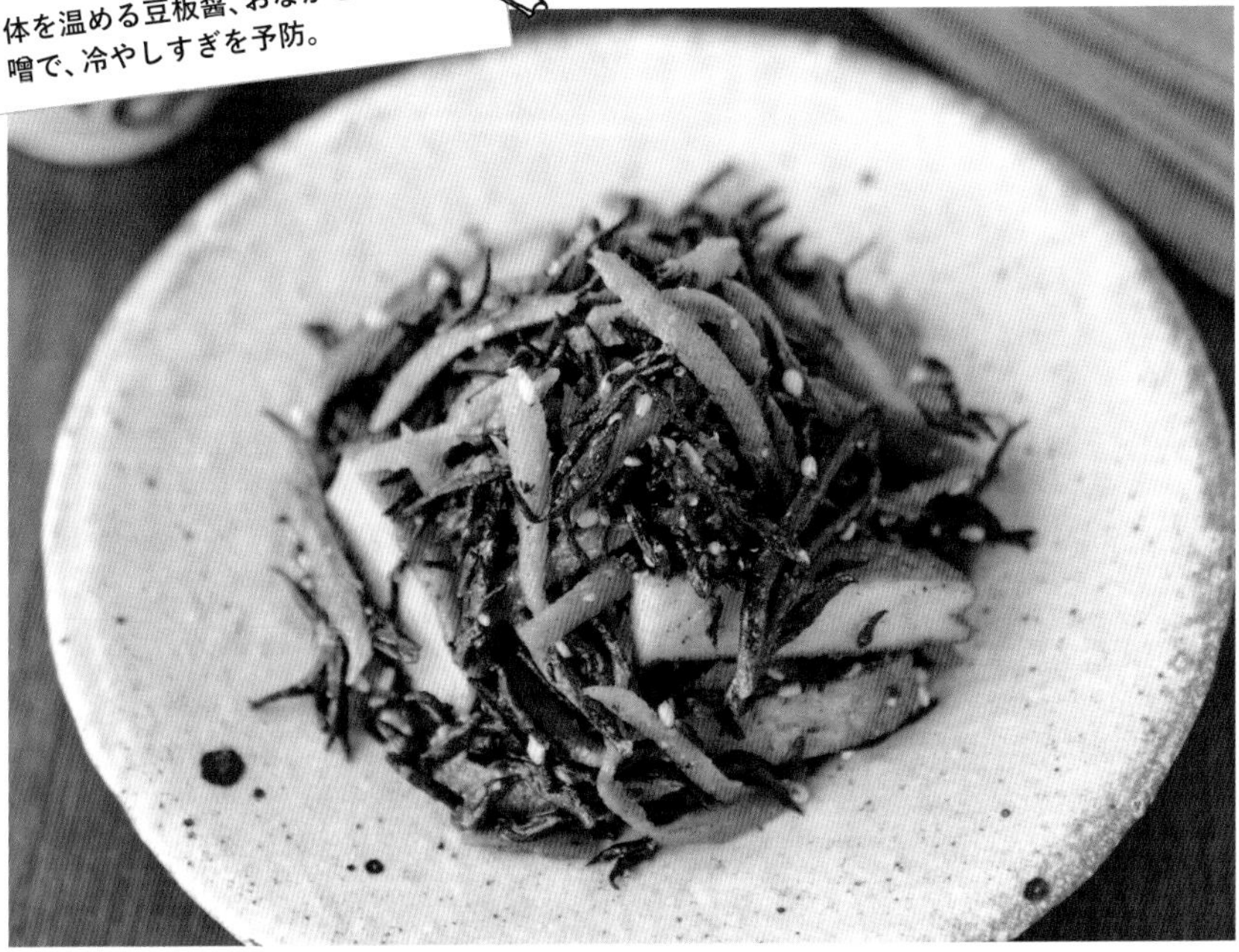

"ピリ辛の味噌味でごはんがすすむ！"

ひじきと平天の味噌炒め

材料 （4人分）Cooking ingredients

・乾燥ひじき…15g
・平天…3枚
・人参…1/2本
・白ごま…適量
・ごま油…大さじ1

Ⓐ
・だし汁…大さじ2
・味噌…大さじ1と1/2
・酒…大さじ1
・砂糖…大さじ1
・醤油…大さじ1
・みりん…大さじ1
・豆板醤…小さじ1/4

作り方 How to cook!

1. ひじきを水で戻し、水気を切っておく。人参は千切りに、平天は半分にカットして5mm幅に切る。
2. フライパンにごま油を熱し、中火に落としてひじきを加えて炒める。人参、平天の順に加えて炒める。
3. 混ぜ合わせたⒶを加え、水分がほとんどなくなるくらいまで炒め、仕上げに白ごまをふる。

Yakuzen Recipe
薬膳的
らくらくレシピ

11

わかめ

余分な水分からくるむくみを取り、ダイエット効果も

[Seaweed]

Explanation

わかめは、ひと言でいうと〝体内のいらないものを外に出してくれる〟食材です。

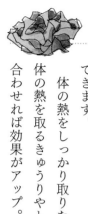

体の熱を取る効能、余分な水分を排出してむくみを改善する効能、血や痰によるしこりや結石をやわらげる効能、便通を整える効能があり、暑い夏には熱を取り、ジメジメな梅雨には湿（さまざまな不調のもとになるもの）を取ってくれます。ダイエットにも効果が期待できます。

体の熱をしっかり取りたいときは、同じく体の熱を取るきゅうりやトマトや豆腐などを合わせれば効果がアップ。

冷えが気になる方やお腹がゆるいときは、体を温めるものを合わせるなど、調理法を工夫するのがベターです。

体を温めるお酢やみょうがなどを合わせれば冷えを緩和できますし、スープや煮物に使ったり、にんにくや柚子こしょう、カレー粉などのスパイスを少し加えるだけでもいいですよ。

普段は乾燥わかめでもいいですが、春には旬の生わかめを使うのもおすすめ。香りも歯ごたえもよく、いつものわかめ料理がワンランクアップ。食べ応えもありますよ。

食材メモ

わかめは、甲状腺の病気（とくに低下症）になっている場合は食べないようにし、閉経後の女性は週に3日以上続けて食べるのは避けたほうがいいといわれています。

しらたきやこんにゃくにも、むくみ改善や、便通を整える効能があります。

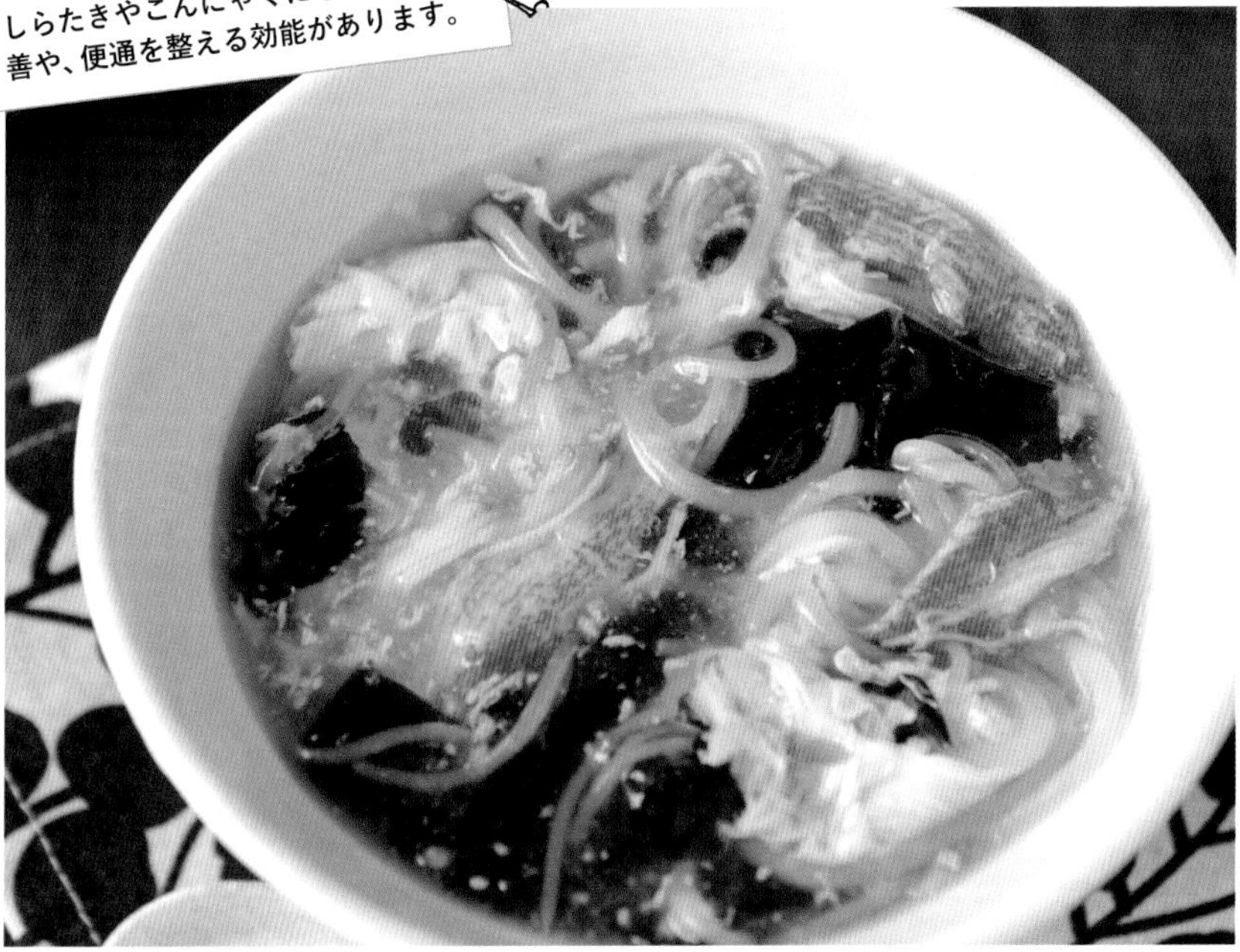

“しらたきと合わせて体スッキリ！”

わかめとしらたきの酸辣湯風スープ

材料 （2人分）
Cooking ingredients

・水…600cc
・乾燥わかめ…４ｇ
・しらたき（or 糸こんにゃく）…160ｇ（１袋）
・カニカマ…30ｇ
・水溶き片栗粉（片栗粉、水、各大さじ１）
・とき卵…１個分
・ラー油…適量

Ⓐ

・塩…小さじ1/2
・鶏ガラスープのもと…大さじ1
・醤油…大さじ1
・酢…大さじ１

作り方 How to cook!

1. わかめを水で戻し、しらたきは下ゆでして臭みをとる（水からゆで、沸いてから1～2分ゆでてざるに上げる）。
2. 鍋に水を沸騰させ、Ⓐ、しらたき、カニカマを加えて２～３分煮込む。
3. わかめを加えてさっと煮たら、火を弱めて水溶き片栗粉でとろみをつける。火を強めて沸いてきたら、とき卵を流し入れ、卵がふわっとしたら火を止める。器に盛り、ラー油を回しかける。

えのきにも、便通をととのえる効果があります。

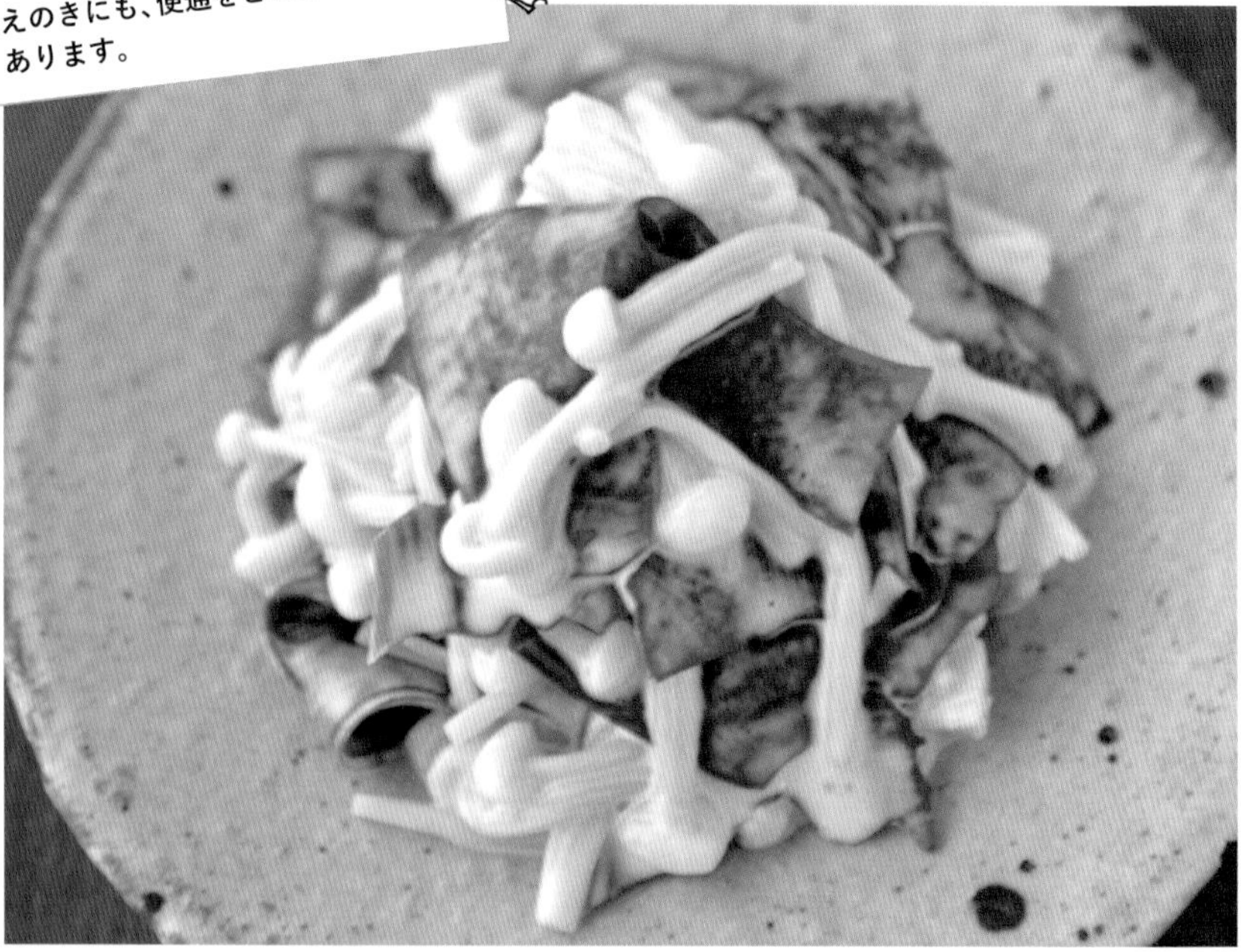

“地味だけど思いがけないおいしさ”

わかめとえのきのマヨポン和え

材料（3人分）
Cooking ingredients

・乾燥わかめ…5g
・えのき…1/2パック（100g）
・塩…少々
・酒…小さじ1

Ⓐ
・マヨネーズ…大さじ1と1/2
・ぽん酢…大さじ1/2
・おろしにんにく…ほんの少し
（柚子こしょうでも）

作り方 How to cook!

❶ 乾燥わかめをたっぷりの水で戻す。

❷ えのきの根元を落として長さを半分に切ってほぐし、耐熱容器に並べ、酒と塩をふる。ラップをふんわりかけて、電子レンジで2分加熱する。

❸ ❶と❷をざるに上げて水気を切り、Ⓐを混ぜたボウルに入れて混ぜ合わせる。

Chapter

3

基本の食材、米・大豆・卵のレシピ

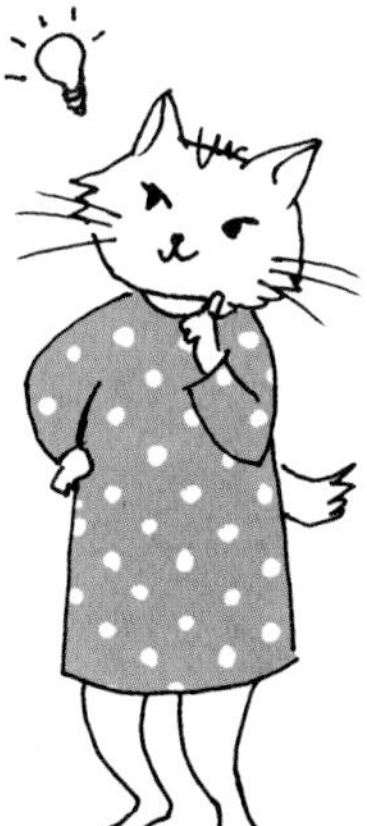

Yakuzen Recipe
薬膳的
らくらくレシピ

12

白米

毎日の主食であり、基本のエネルギー源

[Rice]

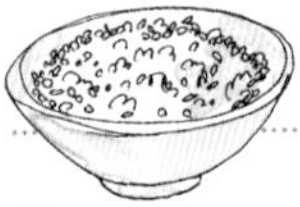

Explanation

日本人の主食である白米（うるち米）には、気を補い、胃腸の調子を整えてその働きを強める効能があります。

日々の疲れを取り、やる気がでないときや倦怠感があるとき、イライラするとき、食欲がないときなどにもぴったりで、体に元気パワーを与えてくれます。

体を温めも冷やしもしない平性の食材で、効きめがゆるやかなので、幅広い年代・体質の方が取り入れやすい食材でもあります。

炊きたてのごはんはそれだけでごちそう。ごはんのおともをのっけたり、おにぎりや、お茶漬け、チャーハンや丼もいいですね。

お粥にするのもとてもおすすめ。

胃腸にやさしいので、赤ちゃんからお年を召した方まで、体調が悪いときでも食べられますし、普段の朝食にもぴったり。

とろ～っと温かいお粥は、体を内側からじんわり温めてくれ、気もしっかりと補えるので、元気に一日のスタートを切れます。

便利なのは、スープジャーでつくるお粥。

小鍋に米と水を入れ、ぐらぐらと沸いたら、熱湯で温めておいたスープジャーに入れるだけ！ ふたをして2～3時間で、おいしいお粥ができます。具材や調味料を加えて、アレンジも楽しめますよ。

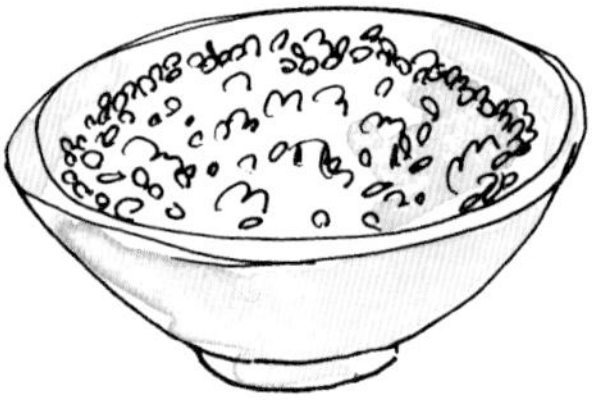

食材メモ

おいしさで言えば、土鍋で炊くお粥がいちばん。でも、普通のお鍋やスープジャーでも十分おいしくできますよ。とくに、スープジャーはお弁当にも便利です。

"いちばんシンプルでおいしい"

一人用土鍋で炊くお粥

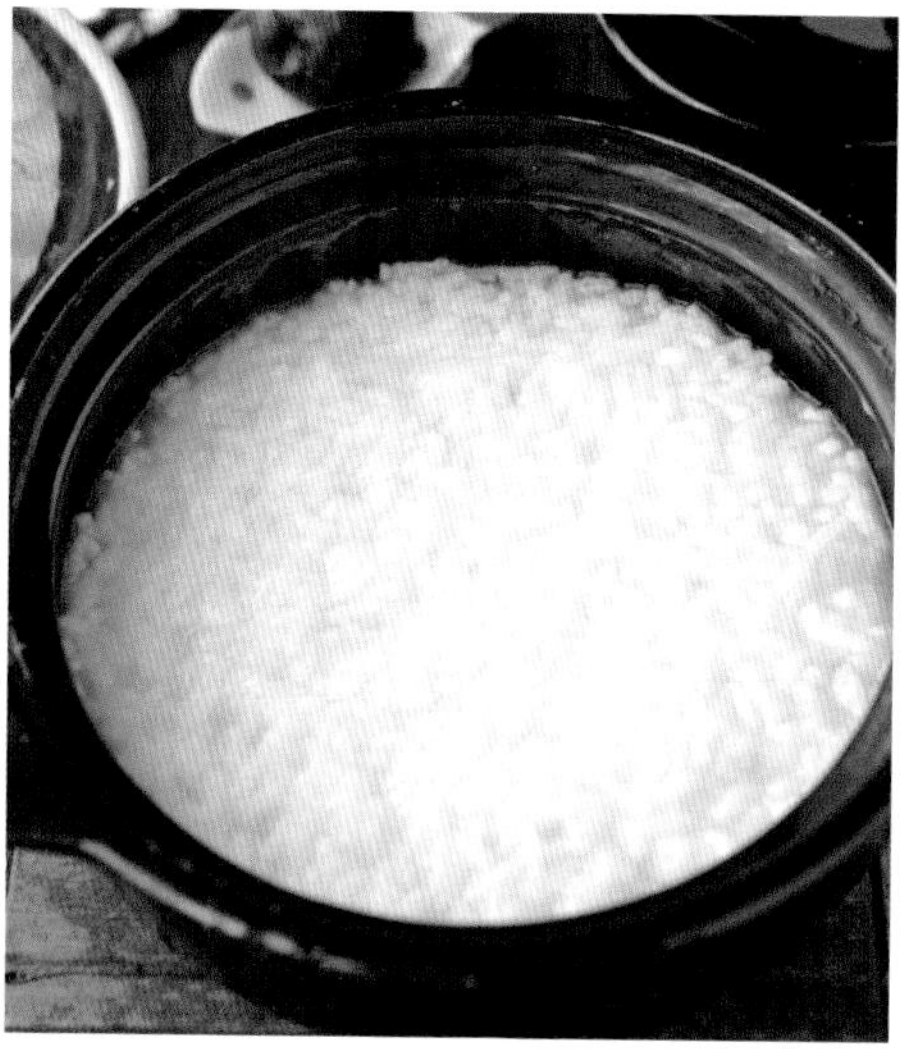

材料 （茶碗2杯分）
Cooking ingredients

・米…0.5合分
・水…2.5合分
・塩（お好みで）…ひとつまみほど

作り方 How to cook!

米をといでざるにあげ、土鍋に移し、分量の水を加えて浸水させる（30分ほど）。これを強火にかけ、沸騰したら一度だけ鍋底をこそげ取るようにしてくっついた米をはがし、ふたをして弱火で15～20分炊く。好みのやわらかさになったら火を止め、お好みで塩で味付けする。

"材料を入れてほうっておくだけ"

いろいろ、スープジャー粥

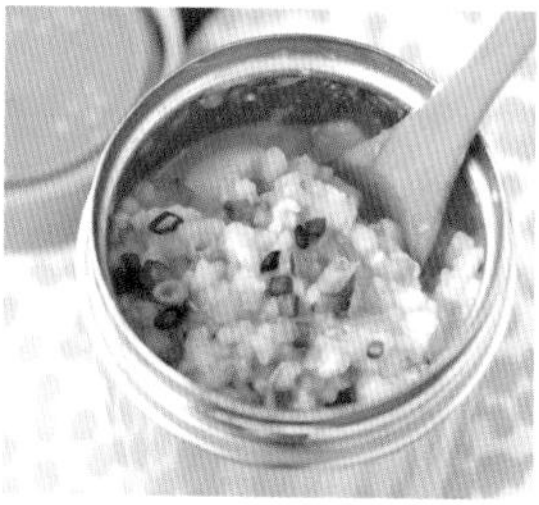

しらすと白菜の雑穀粥

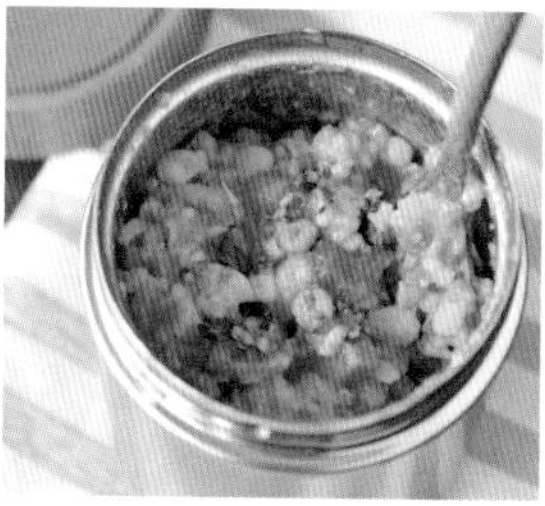

洋風トマト雑穀粥

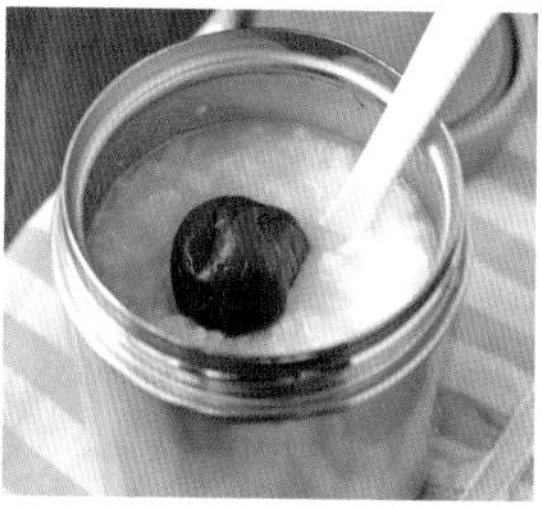

基本のお粥

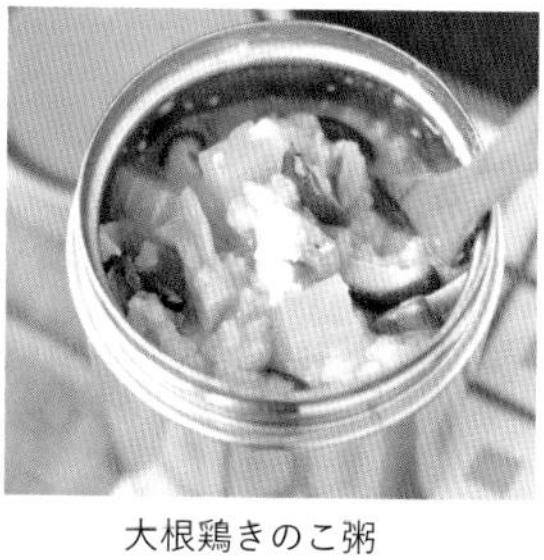

大根鶏きのこ粥

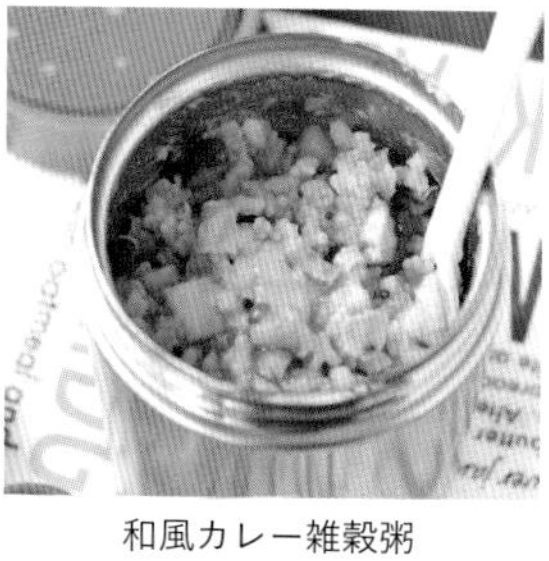

和風カレー雑穀粥

◉基本のお粥の材料
・米4分の1カップ
・水1と4分の1カップ
酒などの調味料を入れる場合は、その分、水を減らせば◎。

Yakuzen Recipe
薬膳的
らくらくレシピ

13 もち米

気力・体力をUP！ お腹を温めてくれる効果も

Sticky rice

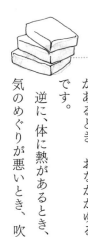

Explanation

寒い時季に食べることが多いイメージのおもちやおこわ。その原料である「もち米」は、白米に比べて粘りが強いのが特徴です。

効能面では、白米と比べると気を補う力が強く、疲労回復効果も高くなります。白米と同じく胃腸の調子を整える働きもあります。

白米は体を冷やしも温めもしない「平性」ですが、もち米は「温性」なので、体に冷えがあるとき、おなかがゆるいときにおすすめです。

逆に、体に熱があるとき、のぼせがあるとき、気のめぐりが悪いとき、吹き出物があるとき、便秘気味のときなどは控えるのがベター。季節でいうと、秋冬に食べるのがよく、春夏には控えるといいです。お子さんやお年を召した方も、あまり食べ過ぎないように注意しましょう。

また、おもちといえばお正月ですが、焼きもちやおしるこなどの定番の食べ方だけでは飽きてしまいますね。

そういうときは、ひと手間かけて揚げるのもいいですし、炒め物に使うのもおすすめです。食感が楽しく食べ応えも大幅にアップしますよ。

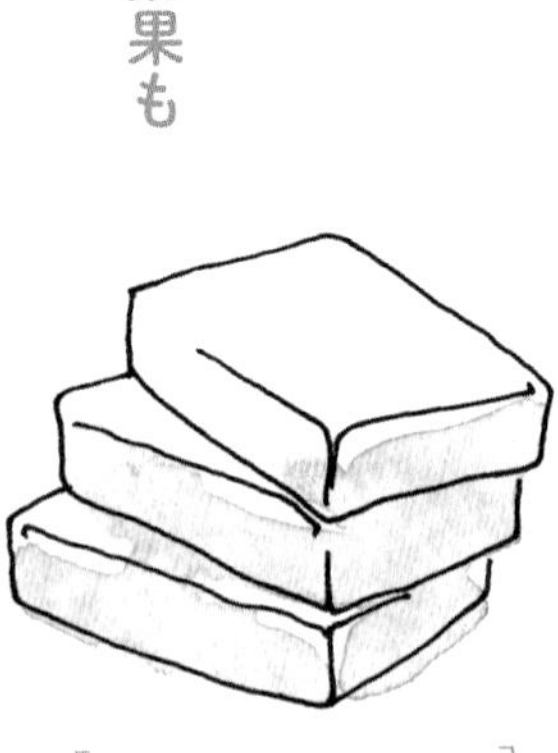

食材メモ

もちを炒め物に使うときは、食べやすく切って耐熱容器に入れ、もちがかぶるくらいの水を注いで電子レンジでやわらかくなるまで加熱すると使いやすいです。

もちの代わりに片栗粉をまぶした豆腐を使えば、揚げ出し豆腐に。

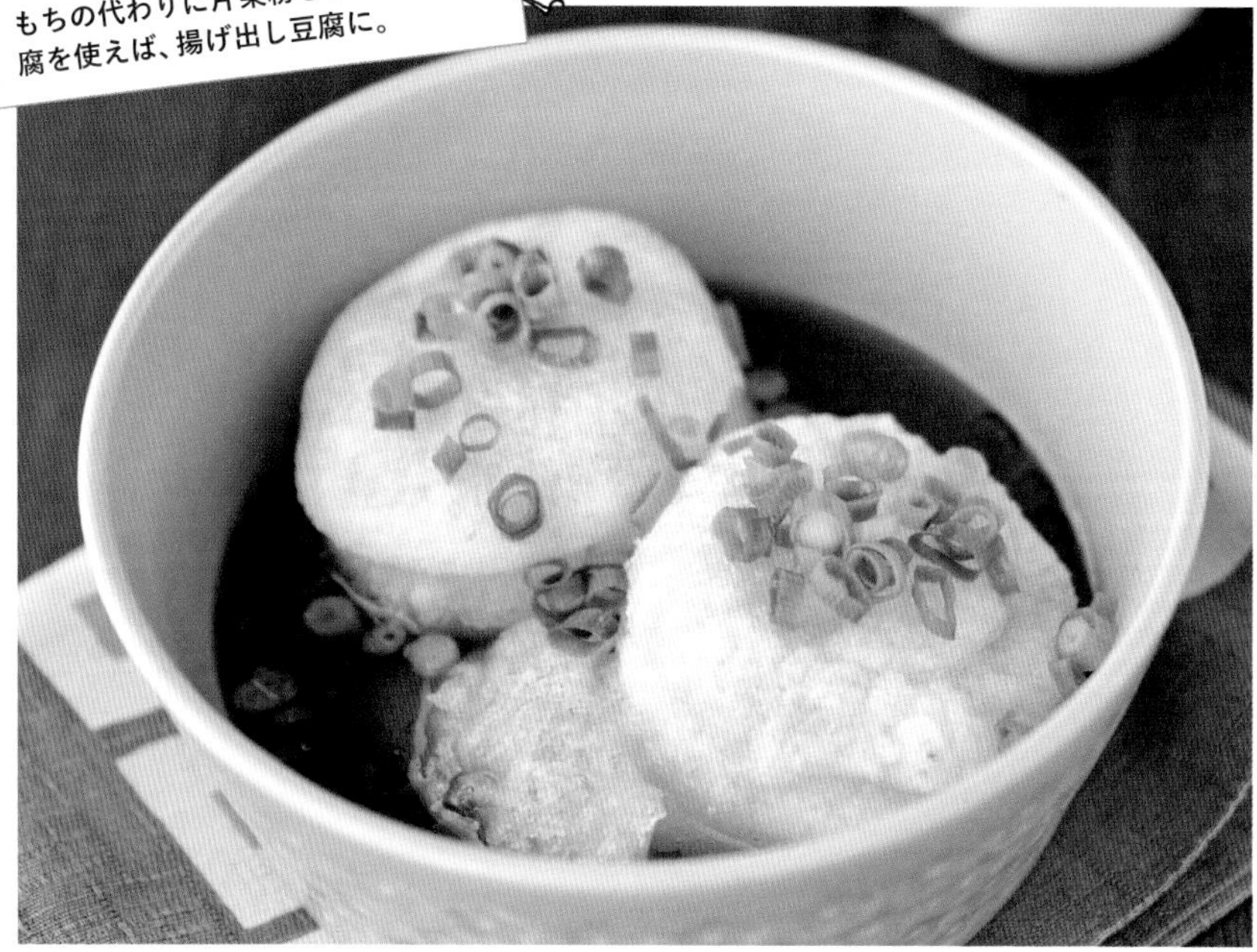

“「力が出ないよ～」というときに！”

揚げ出しもち

材料 （2人分）
Cooking ingredients

・もち（丸もちor切りもち）…4個
・米油（or サラダ油）…適量
・刻みねぎ…適量

Ⓐ

・だし汁…大さじ4
・みりん…大さじ2
・薄口醤油…大さじ1
・酒…大さじ1
・塩…ひとつまみ
・砂糖…ひとつまみ

作り方 How to cook!

1. 耐熱容器にⒶを入れて混ぜ、ラップなしで電子レンジで3分加熱する。
2. フライパンに高さ1cmほどの油を入れて火にかけ、十字に切り込みを入れたもちをくっつき合わないように離して入れる。弱火～弱めの中火でときどきひっくり返しながらじっくり揚げ焼きにする。
3. もちがふくらんで表面がカリッとしたら、油を切って器にもり、①と刻みねぎをかける。

Yakuzen Recipe
薬膳的らくらくレシピ

14

大豆

胃腸の機能を高め、利尿作用でむくみを解消

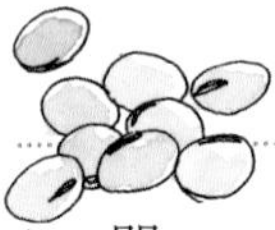

Explanation

畑のお肉といわれるほど、たんぱく質が豊富な大豆。

イソフラボンの働きにより、骨粗しょう症の予防や更年期障害の改善に、また食物繊維が豊富で便秘の改善にもいいとされています。

薬膳では、大豆は気を補い、胃腸の機能を高める効能があるとされ、疲れやすい方、胃腸が弱い方におすすめの食材です。

また、体内の余分な水分を尿として排出する効能もあり、むくみを解消してくれます。

大豆を日々のお料理に取り入れるには、時間に余裕があるときにたっぷりと煮て小分けにして冷凍しておく、あるいは、水煮缶やドライパックの大豆を常備しておくと、すぐに使えてとても便利です。

これを煮物やスープにちょい足しするのがいちばん簡単お手軽ですが、いつも同じだと飽きてくるもの。

わが家では、炒め物や揚げ物にすることもよくあります。炒め物はササっと短時間で出来上がりますし、ひと手間かけて揚げ物にするとサクサクっとした軽い食感になって、一味違う大豆のおいしさを楽しむことができますよ。

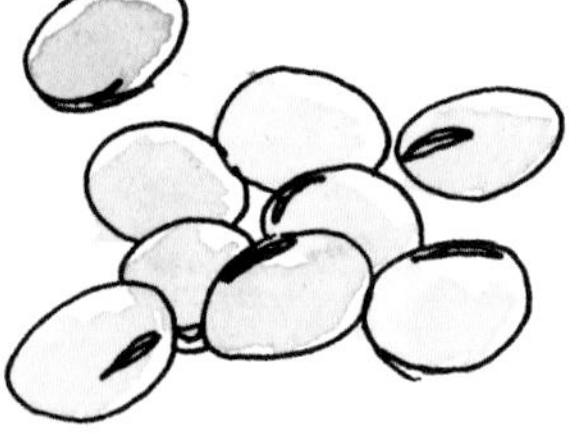

[Soy]

食材メモ

大豆を煎ってから粉末にしたものが「きな粉」。おもちやトーストにかけたり、ヨーグルトやドリンクに混ぜたりなど、手軽に大豆を取り入れられて便利です。

揚げたてサクサク！大豆の甘みとうまみが際だってやみつきに！

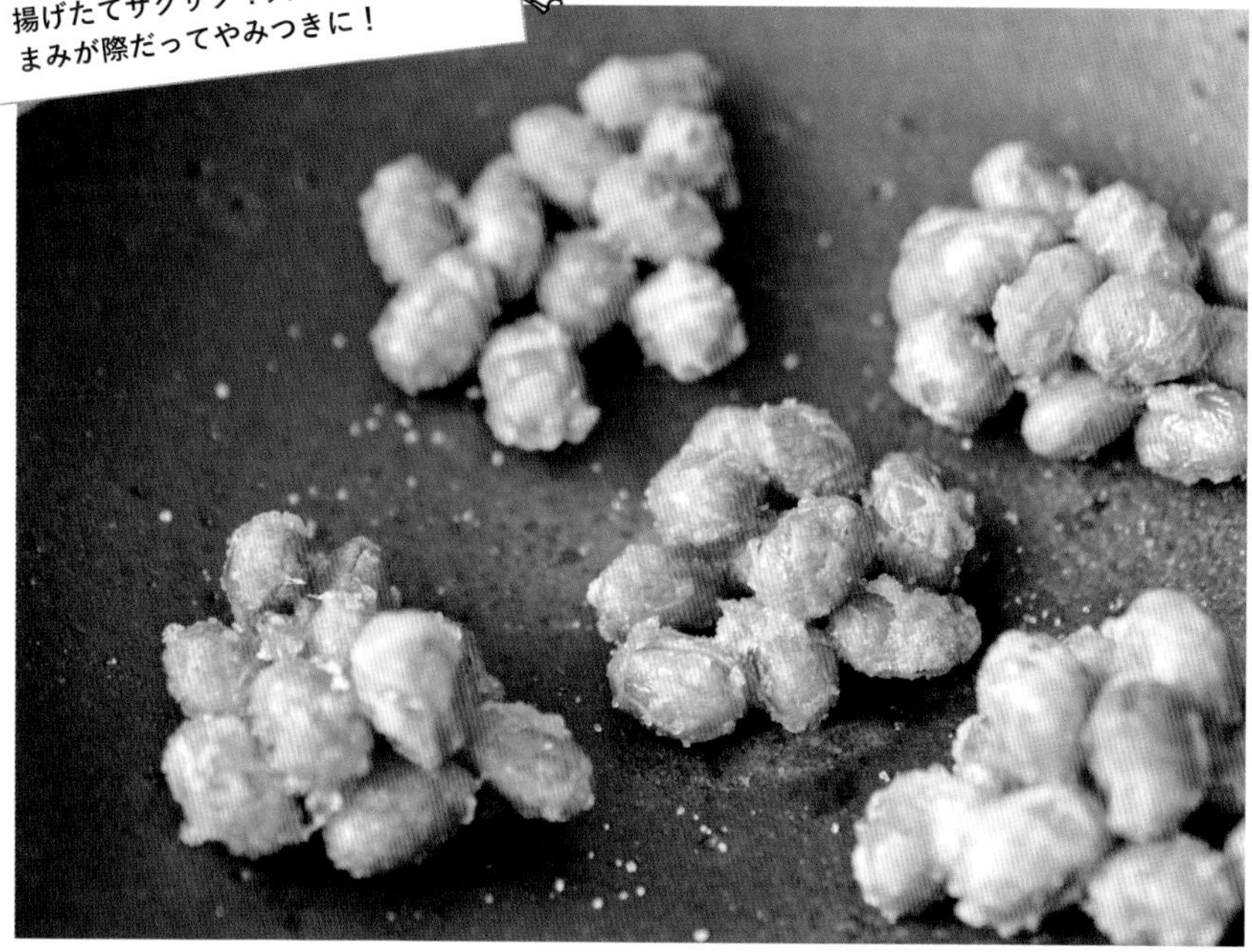

“疲れやすい方のおやつにぴったり”

大豆の塩唐揚げ

材料（2～3人分）Cooking ingredients

- 大豆（ドライパック）…100g
- 米油（or サラダ油）…適量
- 塩…適量

Ⓐ

- 片栗粉…大さじ1/2
- 薄力粉…大さじ1/2
- 水…大さじ1

作り方 How to cook!

1. ボウルにⒶを入れて混ぜ、大豆を入れて生地をまとわせる。
2. フライパンに高さ1cmほど油を入れて中火で十分に熱し、大豆を適量スプーンですくって、油の中にそっとスライドさせる。
3. 1～2分触らずに片面を揚げ、ひっくり返して裏面もカリッと色よく揚げる。網の上にのせて油を切り、塩をふる。

Yakuzen Recipe
薬膳的
らくらくレシピ

15

豆腐

胃もたれでも、つるんと食べられるありがたさ

Explanation

大豆は体を温めも冷やしもしない平性ですが、豆腐は大豆から絞った豆乳に体を冷やすにがりを加えてつくるため、涼性の食材。体の余分な熱を取り、うるおいを補ってくれます。

また、気を補い、胃の働きを整える効能があり、胃もたれや胃の不快感、便秘の改善にも効果があります。

大豆より消化吸収がいいので、胃腸が弱い方にもおすすめです。

豆腐のいちばん手軽な食べ方といえば、冷や奴。ひんやりと口当たりがよく、体の熱をすぅーっと取ってうるおいを補給してくれるので、暑い夏にぴったりです。

体の冷えが気になるときは、冷や奴におろし生姜や刻みねぎなど体を温めるものをトッピングすれば冷えを緩和できます。

体をうるおす豆腐は、夏だけではなく、体が乾燥する秋冬にもおすすめ。

ただ、寒い時季は冷たいまま食べると体を冷やしてしまうので、煮物やスープに加えるなど加熱して食べるようにしましょう。胃腸に冷えのある方も、注意してくださいね。

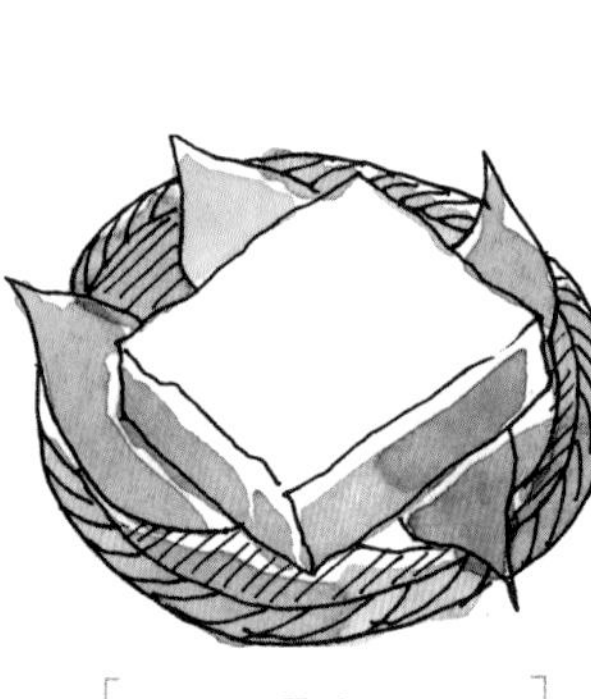

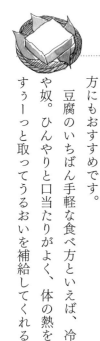

[Tofu]

食材メモ

豆腐を厚めに切って水切りし、油で揚げたものが「厚揚げ」。油で揚げることで体を冷やす力が緩和されるので、冷えが気になるときは厚揚げを使うのもいいですよ。

丸1日つけたらタレから出してください。味が濃くなります。

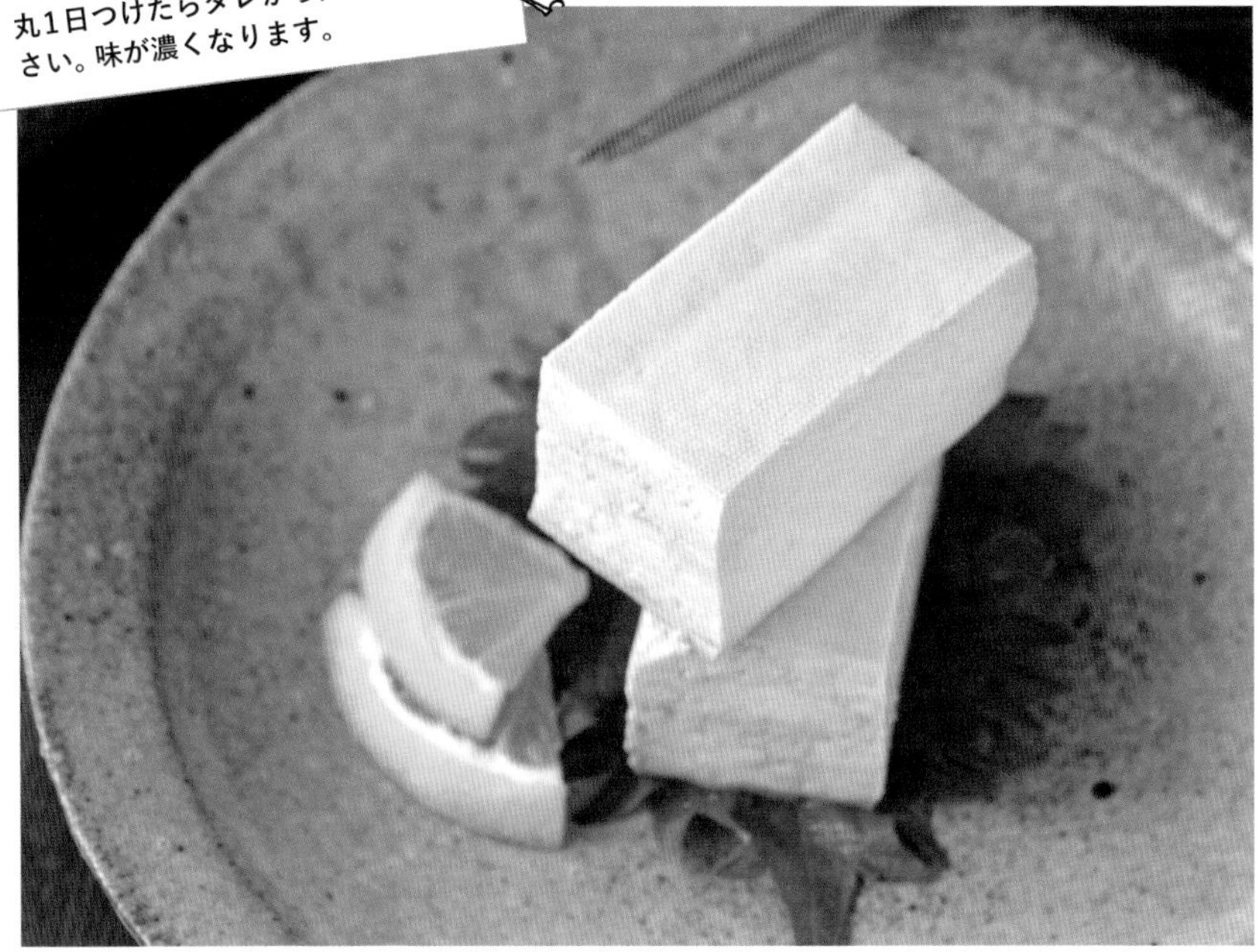

“さっぱり＆豆腐のうまみ際立つ”

豆腐のレモン醤油漬け

材料 （つくりやすい分量） Cooking ingredients

・もめん豆腐…1丁（400g）

Ⓐ

・薄口醤油…大さじ3
・レモンスライス…2枚
・昆布…3×5cmくらい

作り方 How to cook!

1. 豆腐を半分に切って3枚重ねたキッチンペーパーで包み、重しを乗せて豆腐の厚みが2/3〜1/2くらいになるまでしっかり水切りする。

2. 保存袋にⒶと①の豆腐を入れ、空気を抜いてぴっちり封をして、冷蔵庫で丸1日寝かせる。（途中で2回ほど上下を返すと◎）。

※ 重しには2Lのペットボトルがちょうどいいです。

温かいあんをまとった豆腐は、体にやさしく効きます。

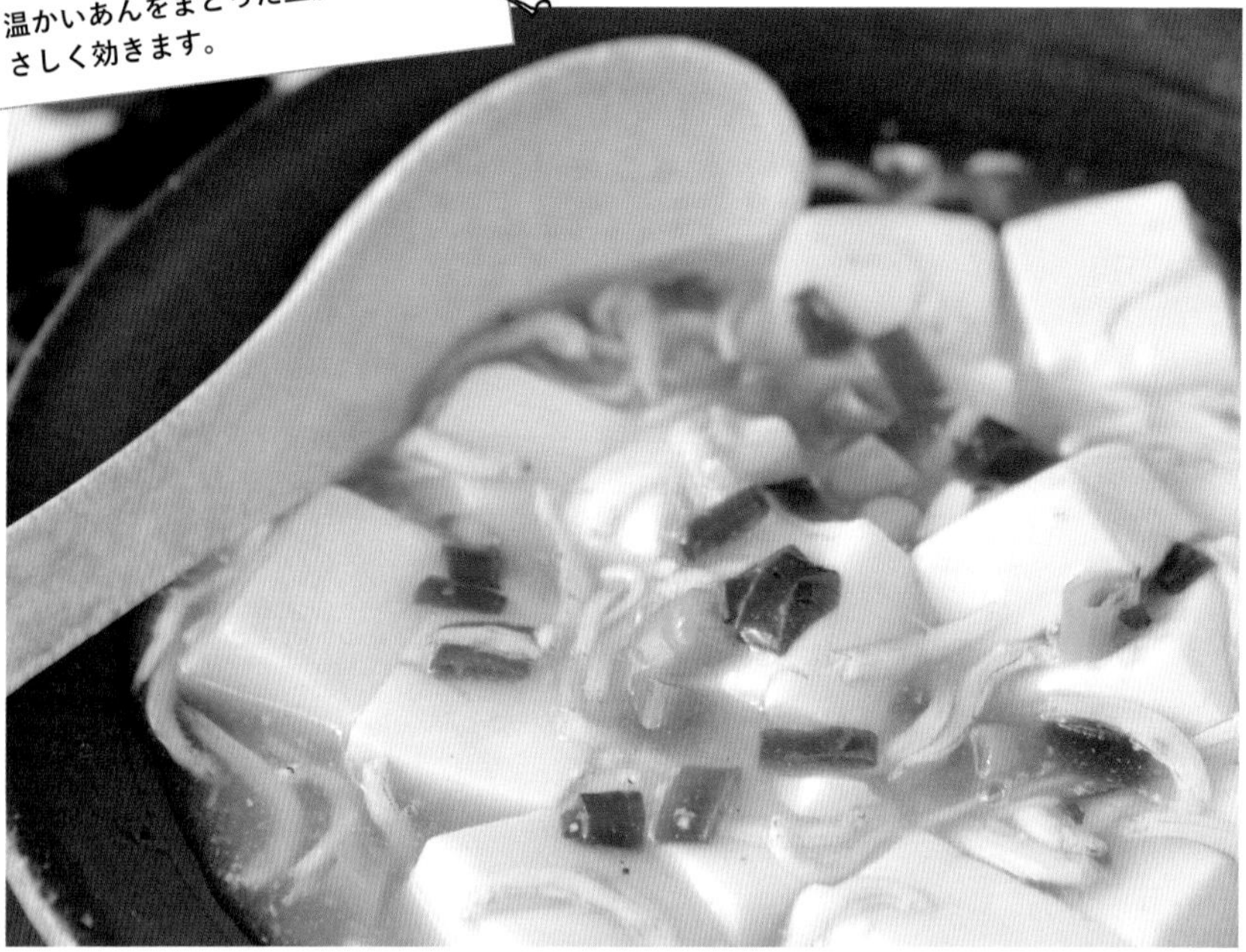

“胃腸にやさしく、口当たりもやさしい”

あっさり和風麻婆豆腐

材料 (2～3人分) Cooking ingredients

・絹ごし豆腐…1丁
・しらす…ひとつかみ
・刻みねぎ…ひとつかみ
・水溶き片栗粉…適量
（片栗粉：水＝1:2で溶いたもの）

Ⓐ
・だし汁…300cc
・酒…大さじ1
・薄口醤油…大さじ1
・みりん…大さじ1/2
・おろし生姜…チューブで2cm

作り方 How to cook!

❶ 鍋にたっぷり湯をわかし、1.5cm角に切った豆腐を入れて、ユラユラと踊るくらいになったら、網じゃくしなどですくって水気を切る。

❷ フライパンでⒶを煮立てて、❶の豆腐を入れる。1分ほど煮たら、しらすと刻みねぎを加え、さらに1分ほど煮る。

❸ 火を止めて水溶き片栗粉を加え、お玉の背でやさしく混ぜ、再び火にかけとろみをつける。

キムチを加えて、さらに冷えを緩和しています。

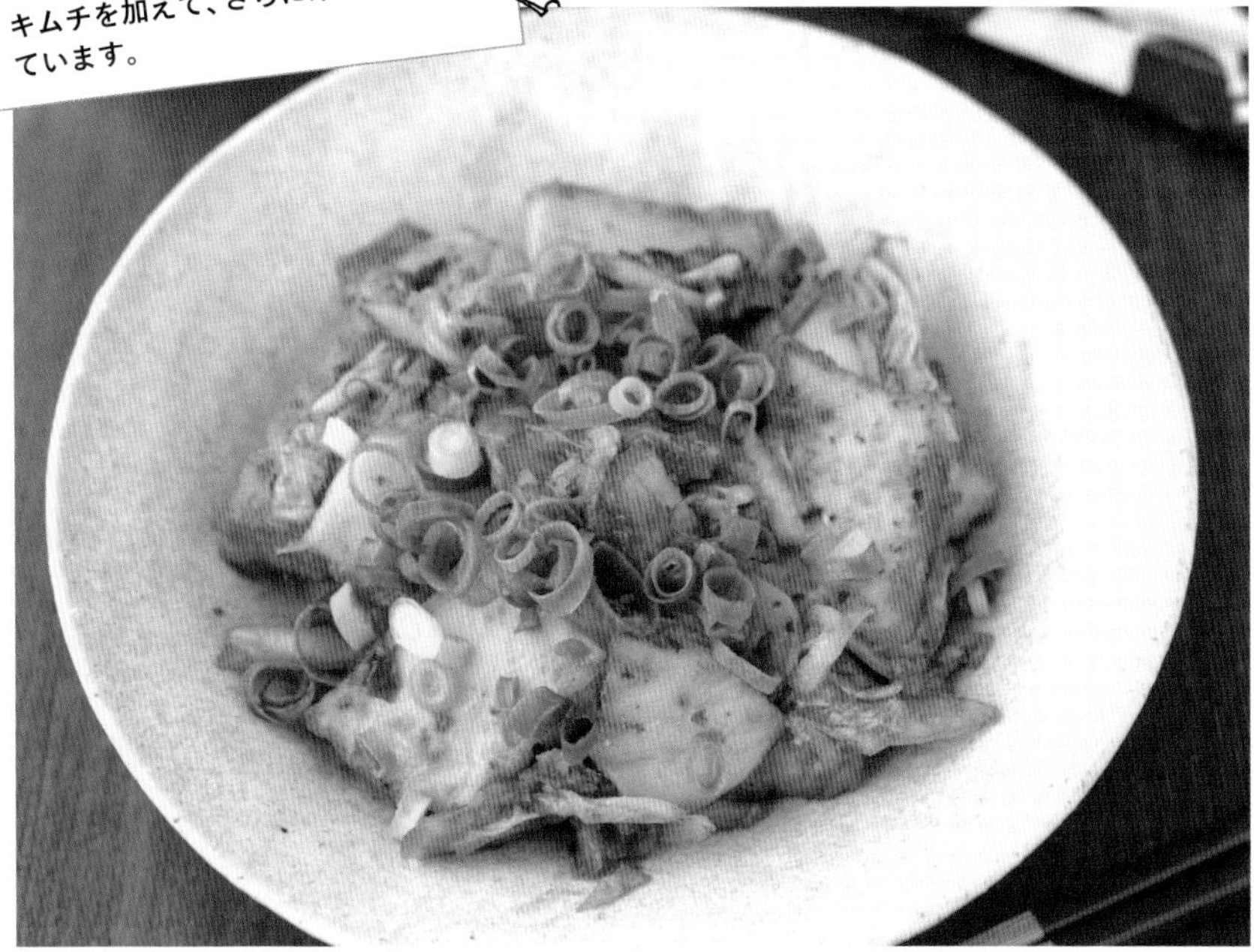

“冷えが気になるときは、豆腐より厚揚げ”

厚揚げのキムチめんつゆマヨ炒め

材料（1～2人分）Cooking ingredients

- 厚揚げ…1枚
- 白菜キムチ…50g
- マヨネーズ…大さじ1
- めんつゆ（2倍濃縮）…大さじ1
- 砂糖…ひとつまみ
- 刻みねぎ…適量

作り方 How to cook!

1. 厚揚げをキッチンペーパーでおさえて油を取り除き、食べやすい大きさに切る。
2. フライパンに、マヨネーズを入れて中火にかけ、マヨネーズがふつふつとしてきたら厚揚げを加えて炒める。
3. キムチを加えてさらに炒め、めんつゆ・砂糖を加えて混ぜ炒め、器に盛りつけて刻みねぎをふる。

Yakuzen Recipe
薬膳的
らくらくレシピ

16 鶏卵

血やうるおいを補う万能食材

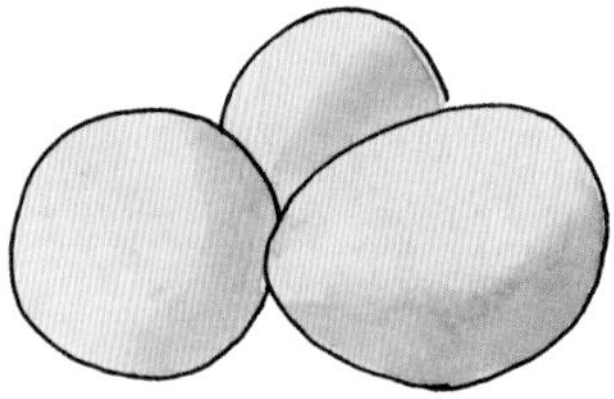

[Egg]

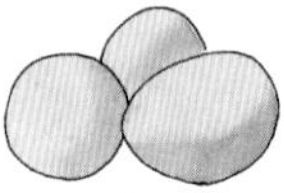

Explanation

栄養価の高い食材として知られる鶏卵。

薬膳では、体をうるおし、血を補う効能があるとされ、体にうるおいが足りない方や血が足りない方におすすめの食材。口の渇きや空咳の緩和、貧血の改善や体力の回復に効果があります。

血が足りないと肌や髪がぱさついたり、精神的に不安定になりやすく、「眠れない」「不安を感じる」といった症状が出やすかったりも。そういう方に鶏卵はおすすめです。

健忘効果もあるといわれるので、「最近物忘れが多いな…」と感じる方にもいいですよ。

鶏卵は調理法もさまざまで、和・洋・中どんな料理にも合う万能選手。メニューに困っても卵があれば何とかなります。

面倒なときは、ゆで卵や目玉焼きで十分ですし、いつものスープも卵でとじればまろやかで口当たりのいいスープになります。

冷蔵庫にあるお肉や野菜と炒め合わせればボリュームのあるおかずができますし、冷蔵庫整理を兼ねて、半端な残り野菜を刻んで具沢山のオムレツにするのもおすすめです。

食材メモ

うずらの卵は鶏卵より栄養価が高く、薬膳では腎（生命力の源、老化と深く関わる）を補い、滋養強壮、老化防止に効果的です。

そのまま食べるのはもちろん、ラーメンや丼の具にしても◎。

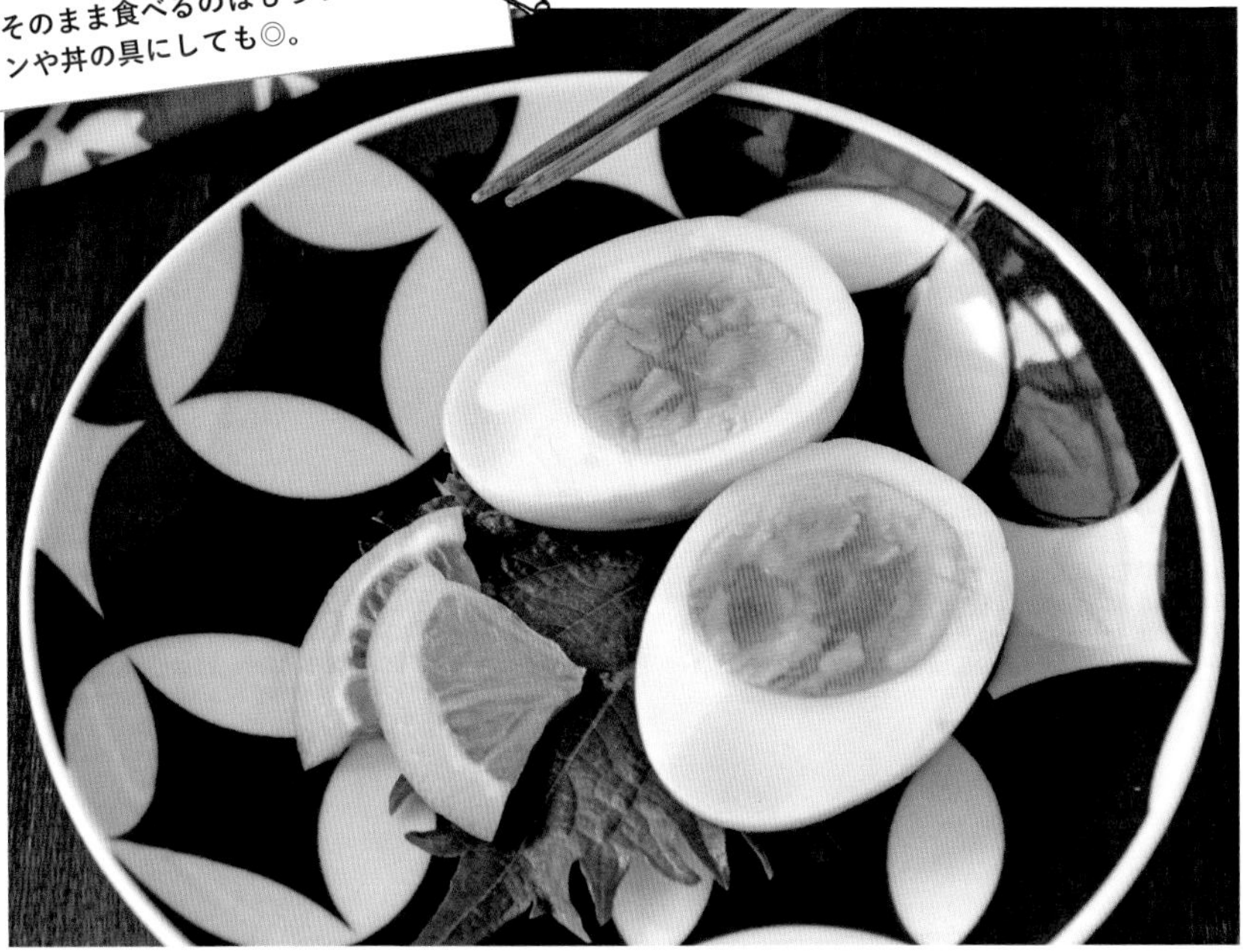

“さっぱり食べられて、体の渇きをいやす味玉”

ゆで卵のレモン醤油漬け

材料 （2個分）
Cooking ingredients

・卵…２個

Ⓐ

・薄口醤油…大さじ1
・水…大さじ1
・砂糖…小さじ1
・レモンスライス…2枚
・昆布…3×5cmくらい

※この味付けは、57ページの「豆腐のレモン醤油漬け」をアレンジしたもの。ついでにつくるのもおすすめです。

作り方 How to cook!

1. 好みのかたさのゆで卵をつくる（画像はゆで時間8分のものでつくっています）。
2. ゆで卵の殻をむいて、Ⓐを入れた保存袋に浸け、冷蔵庫で1日寝かせる。

“食べたい野菜と組み合わせて”

コンソメチーズオムレツ

材料 （4人分） Cooking ingredients

・卵…4個
・ベーコン…1枚
・かぼちゃ…120g
（手持ちの野菜でOKです）
・塩…少々
・米油（orサラダ油）…大さじ2

Ⓐ

・顆粒コンソメ…小さじ1/2
・粉チーズ…大さじ1
・砂糖…ひとつまみ
・塩…少々

※野菜は、水分の出にくいものを使うか、しっかり炒めて余分な水分を出してから卵液に加えましょう。

作り方 How to cook!

① （かぼちゃを使う場合）種とわたを取り、食べやすく薄切りにする。ベーコンは1cm角に切る。ボウルに卵を割りほぐし、Ⓐを加えて混ぜる。

② フライパンに油大さじ1を熱し、弱めの中火に落としてかぼちゃとベーコンを加え、塩をふって炒める。火が通ったら卵液に加えて混ぜる。

③ フライパンをきれいに拭いて油大さじ1を加え、強火にかける。しっかり温まったら中火に落として②の卵液を一気に加え、全体を手早く菜箸で混ぜて、ふたをして弱火で4〜5分蒸し焼きにする。

④ 片面が焼けたらひっくり返し（やけどに注意してください）、さらに2〜3分蒸し焼きにし、食べやすく切り分ける。

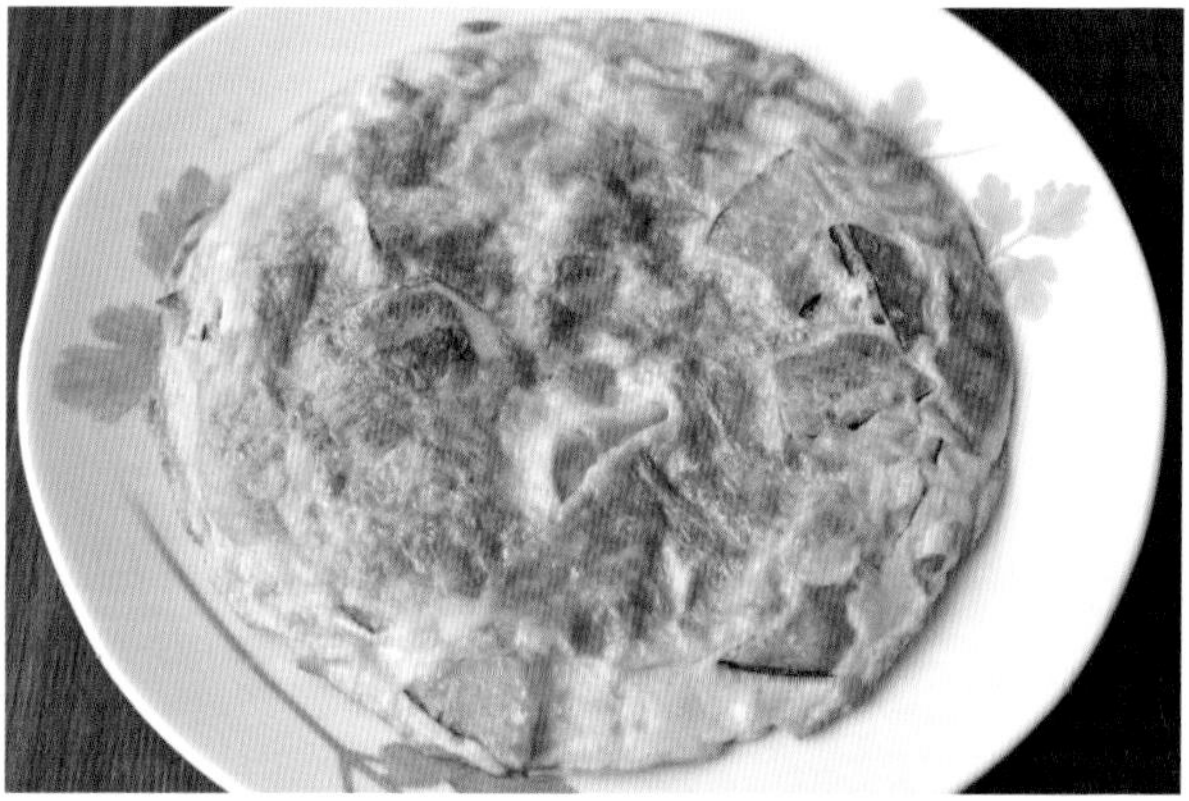

↑20cmのフライパンを使用

郵 便 は が き

（切手をお貼り下さい）

170-0013

（受取人）

東京都豊島区東池袋 3-9-7
東池袋織本ビル 4 F
㈱すばる舎 行

この度は、本書をお買い上げいただきまして誠にありがとうございました。
お手数ですが、今後の出版の参考のために各項目にご記入のうえ、弊社までご返送ください。

お名前	男・女	才

ご住所

ご職業	E-mail

今後、新刊に関する情報、新企画へのアンケート、セミナー等のご案内を
郵送またはＥメールでお送りさせていただいてもよろしいでしょうか？

□**はい**　□**いいえ**

ご返送いただいた方の中から抽選で毎月３名様に
3,000円分の図書カードをプレゼントさせていただきます。

当選の発表はプレゼントの発送をもって代えさせていただきます。
※ご記入いただいた個人情報はプレゼントの発送以外に利用することはありません。
※本書へのご意見・ご感想に関しては、匿名にて広告等の文面に掲載させていただくことがございます。

◎タイトル：

◎書店名（ネット書店名）：

◎本書へのご意見・ご感想をお聞かせください。

ご協力ありがとうございました。

左はかぼちゃのオムレツ、右はポテトのオムレツです。

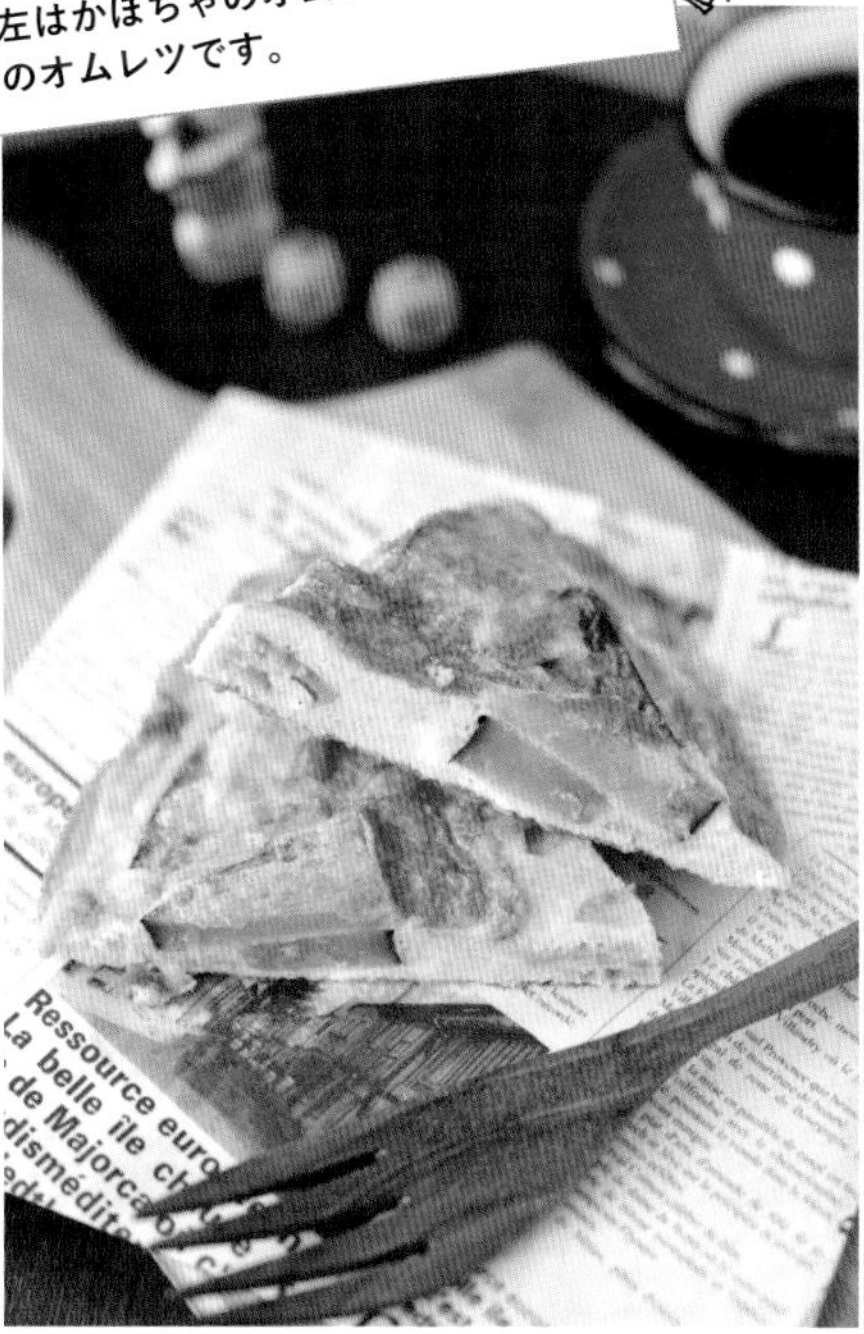

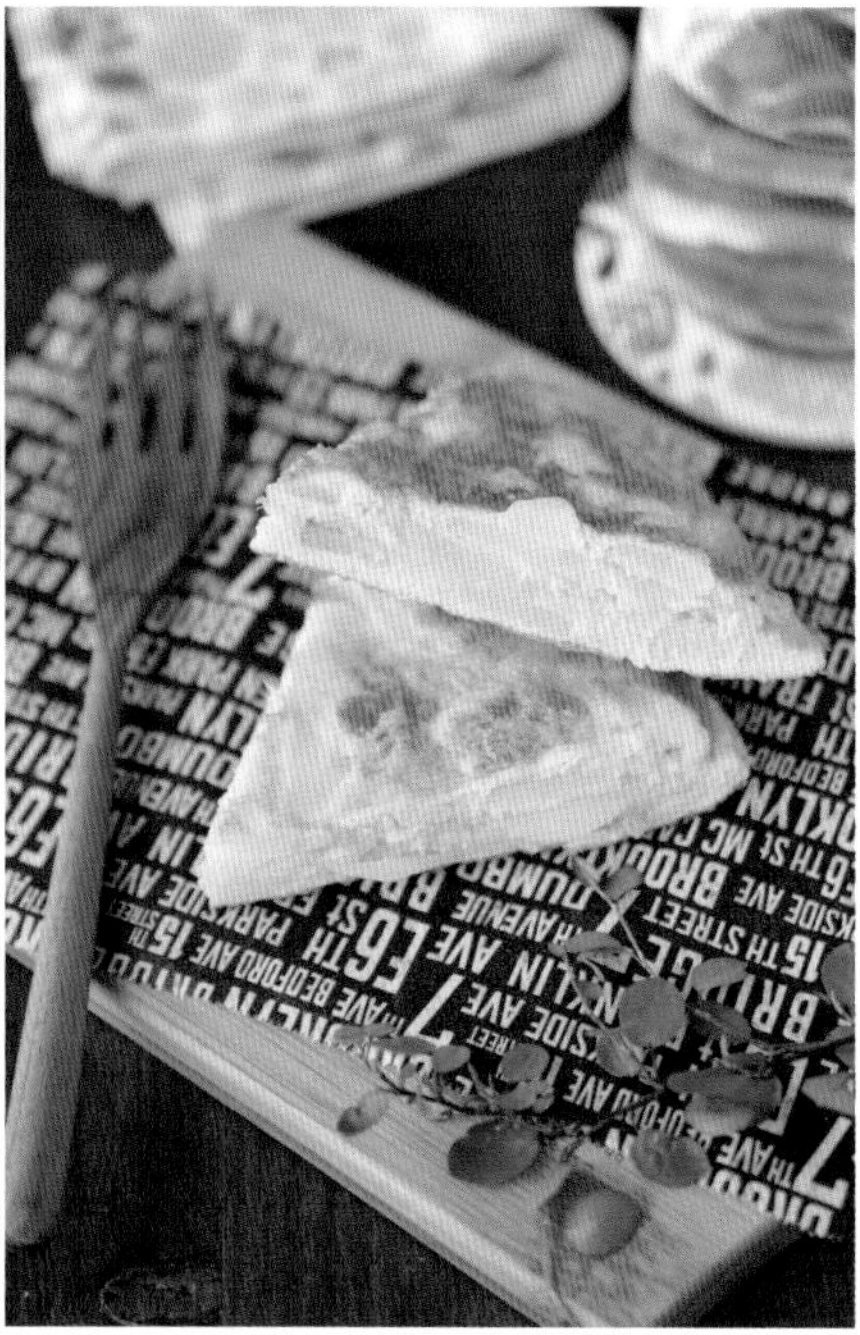

“ちょっと味付けを変えてみる”

カレーオムレツ

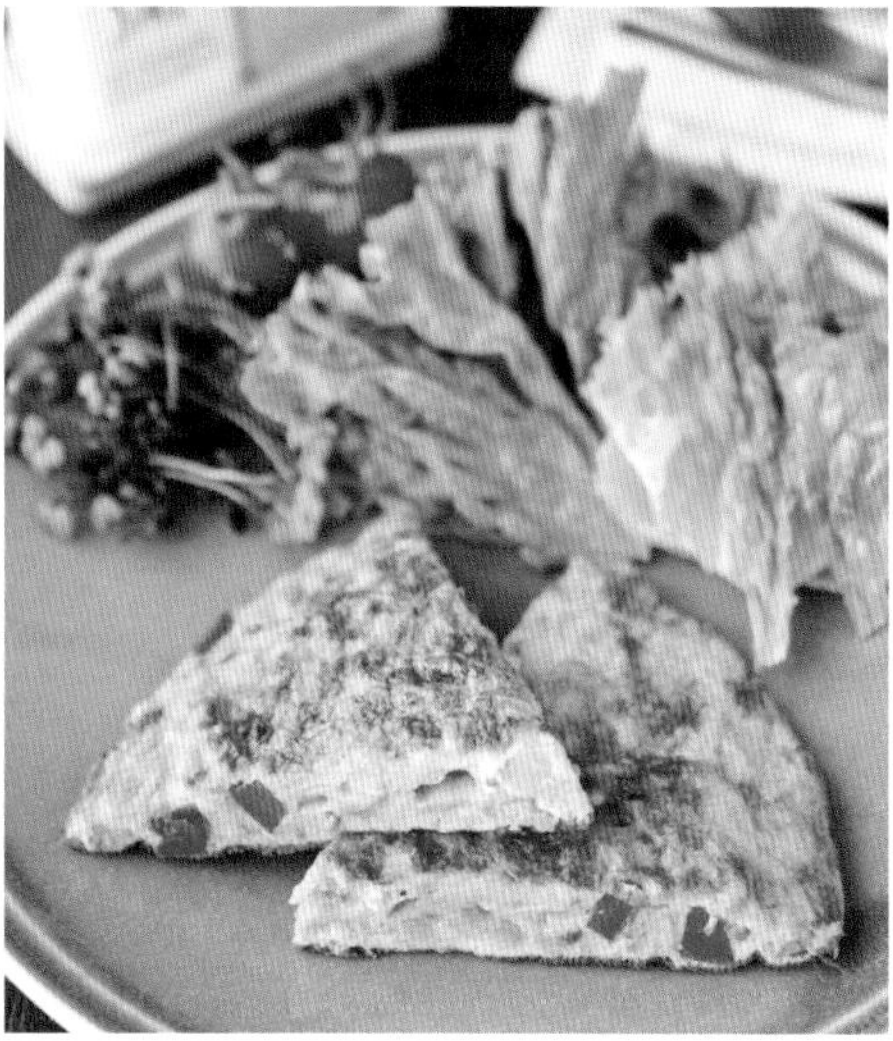

材料 （4人分） Cooking ingredients

卵、具材、米油（or サラダ油）は、コンソメチーズオムレツと同じ分量。

Ⓐ
- 塩…小さじ1/4
- 砂糖…ひとつまみ

Ⓑ
- カレー粉…小さじ1/2
- 砂糖…ひとつまみ

作り方 How to cook!

卵をⒶと混ぜ合わせ卵液をつくる。具材を炒めてⒷで味付けし、卵液と混ぜる。あとは、コンソメチーズオムレツと同じ手順で焼く（画像では、具材にパプリカを使用）。

ミニサイズなので、小腹がすいたときに◎。

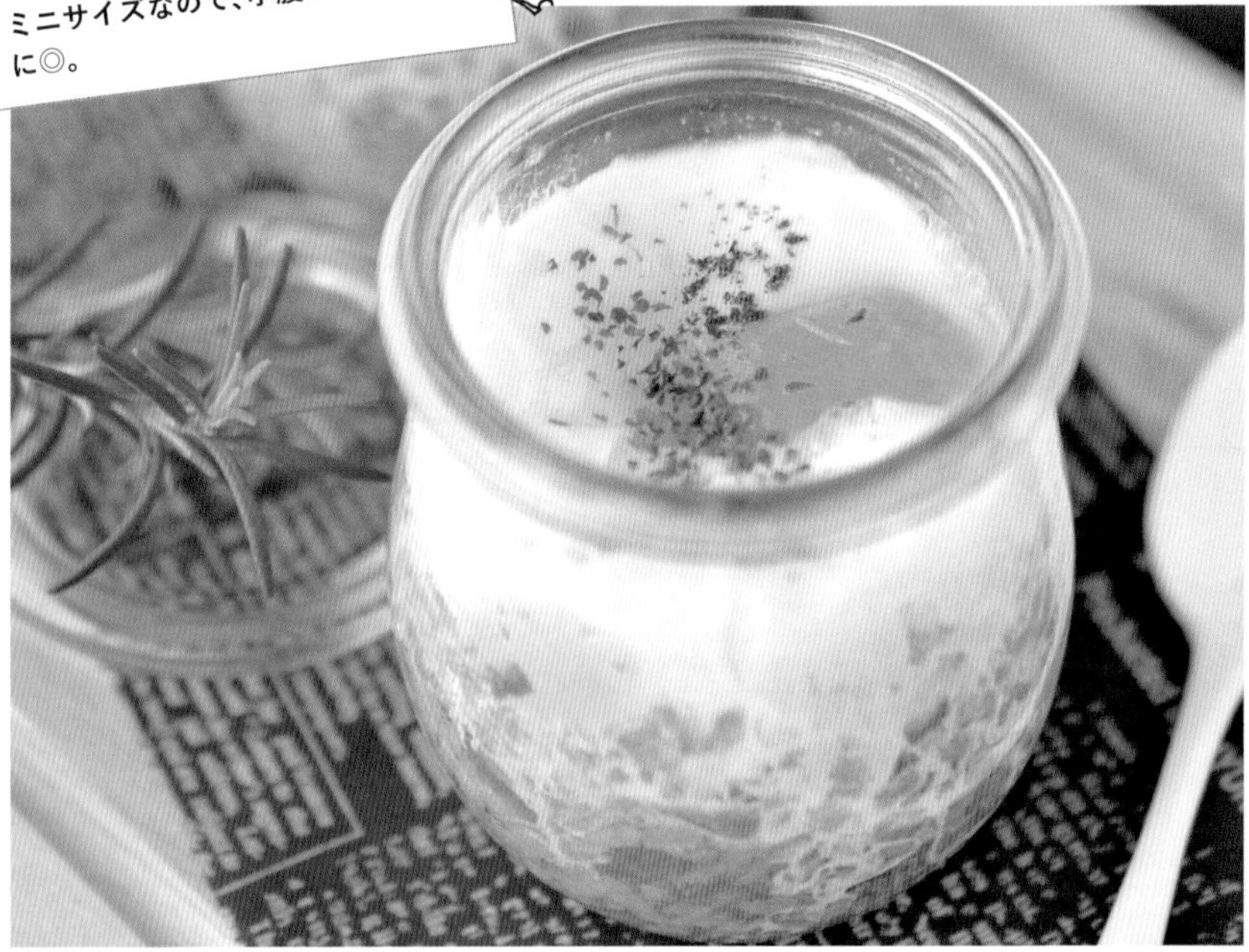

“卵黄くずしでとろけるおいしさ”

エッグスラット風オムライス

材料 (2人分)
Cooking ingredients

- チキンライス…茶碗１杯分
- 卵…２個
- とろけるチーズ（or スライスチーズ）…適量
- （あれば最後にかける）ドライパセリ・パプリカパウダー…適量

※容量200ml程度の耐熱容器を推奨。写真は、WECK TULIP SHAPE 220mlです。

作り方 How to cook!

1. 耐熱容器（2個）それぞれにサラダ油を少量（分量外）塗り、チキンライスを詰め、とろけるチーズを軽く平らにのせ、その上に卵を割り入れる。

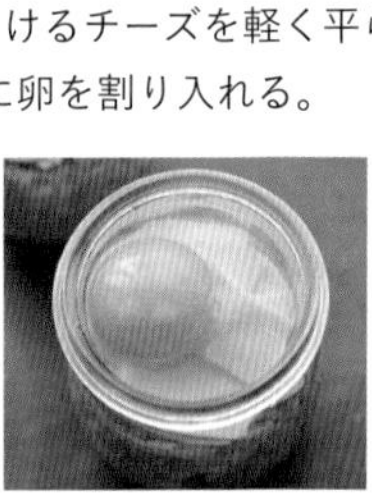

2. 爪楊枝で黄身を４カ所ほどさしたら、ラップをせずに電子レンジで加熱する。目安は1個につき2分前後。

Chapter

4

心身を
こまめに整える
野菜レシピ

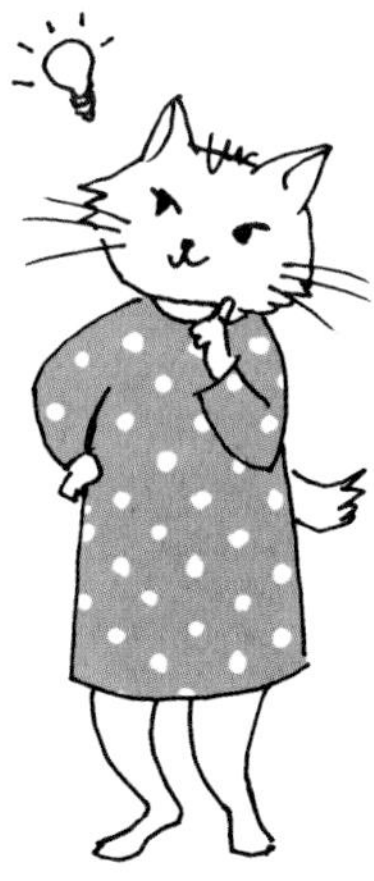

Yakuzen Recipe
薬膳的
らくらくレシピ

17

キャベツ

疲れた胃を元気に！　体も丈夫に！

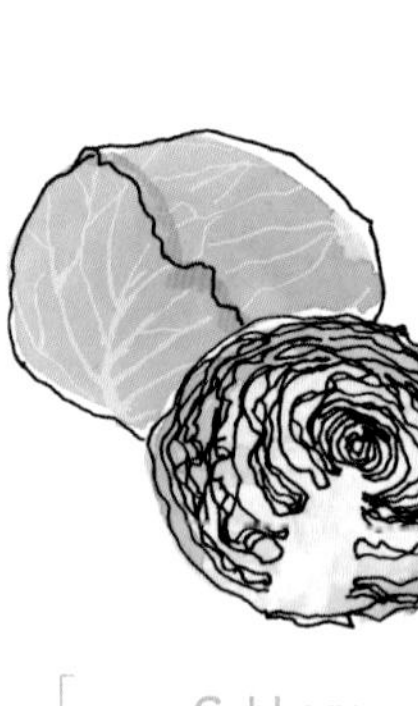

Cabbage

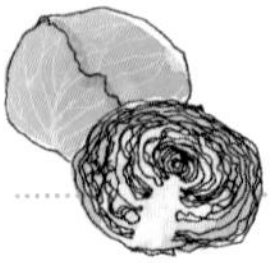

Explanation

キャベツには胃の働きを高める効能があり、消化不良や食欲不振、お腹が張って苦しいときなど、胃腸の調子が悪いときにいい食材。いわば「食べる胃薬」です。

実際、キャベツに含まれるビタミンUは別名「キャベジン」と呼ばれ、胃薬の名前にも使われているので、聞き覚えがあるかもしれません。

体内にたまった余分な水分や老廃物を出す効能もあり、とくに生食することで、高い効果を発揮してくれます。

またキャベツには、腎（生命力の源、老化と深く関わる）を補い、体全体の働きを高める効能もあります。体を丈夫にしてくれるので、疲れやすい方、虚弱体質の方、お子さんにもいいですし、老化防止にも役立ちます。

体を温めも冷ましもしない平性の食材なので、一年中取り入れやすいですし、常食するのがおすすめです。

ただ、平性とはいえ、体の余分な熱を取る「清熱」作用があるので、冷えのある方は生のキャベツをとり過ぎないように注意してください。

食材メモ

キャベツを炒めるときに、塩をふらず、焼きつけるようにすると、水っぽくならず甘みが引き出されます。味付けは最後の仕上げに！

体の冷えが気になる方は、生姜たっぷりがおすすめです。

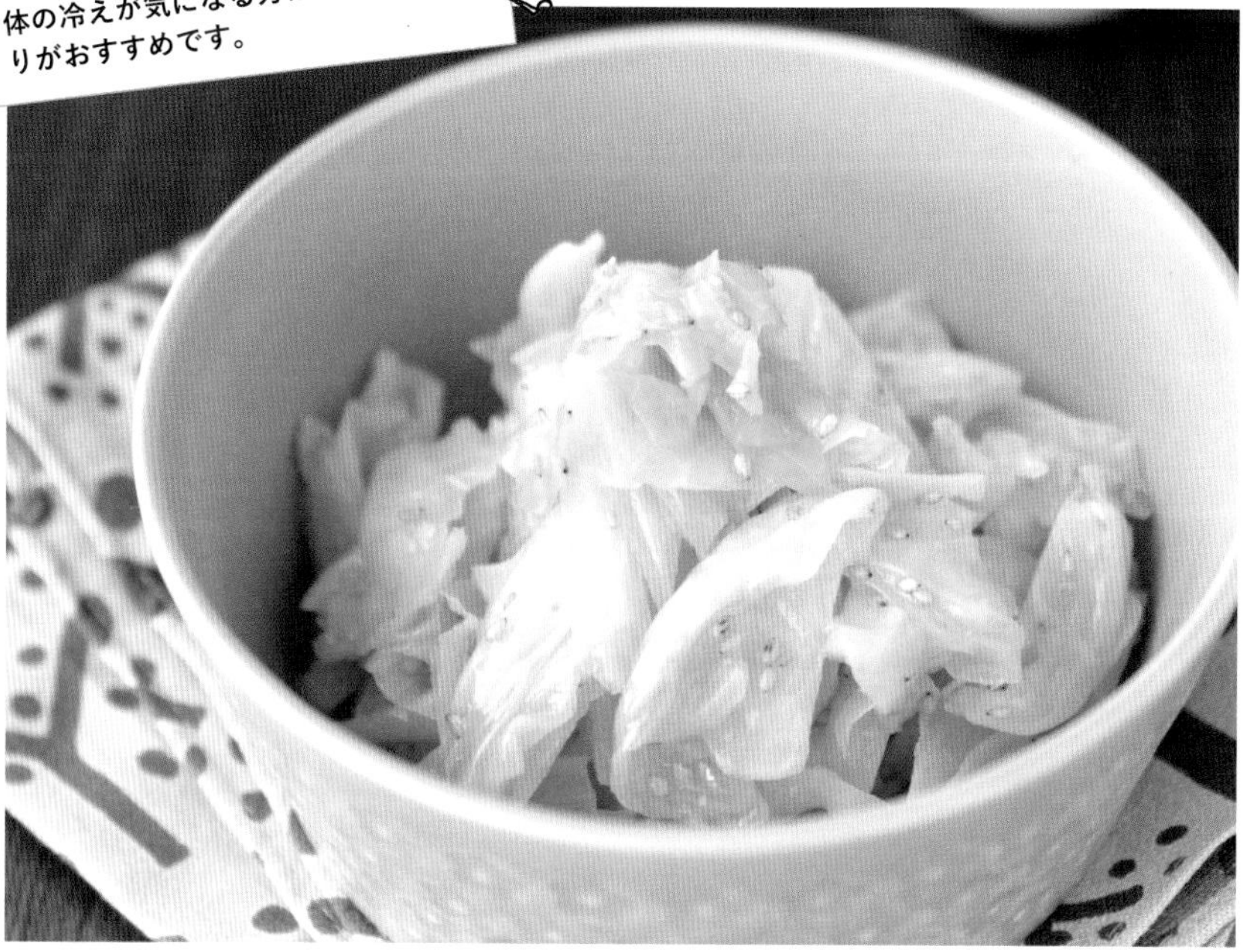

"レンジで！キャベツがたっぷり食べられる"

キャベツの生姜塩だれナムル

材料 （2人分）
Cooking ingredients

・キャベツ…1/4個分
・塩…少々
・米油…大さじ1/2

Ⓐ
・白ごま…大さじ1/2
・ごま油…大さじ1/2
・米油…大さじ1/2
・鶏ガラスープのもと…小さじ1/2
・おろし生姜…チューブで2〜3cm

作り方 How to cook!

1. キャベツを食べやすく切り、耐熱皿に乗せ、塩・米油をふって全体を軽く混ぜる（芯は薄くスライスする）。
2. ラップをふんわりかけて、電子レンジで3分加熱し、ラップを外す。触れるくらいの温度になったら、キッチンペーパーでキャベツを包み、水気を軽く取り除く（ぎゅっと絞らなくてOK）。
3. ボウルにⒶを入れてよく混ぜ、キャベツを加えて全体を混ぜる。

Yakuzen Recipe
薬膳的らくらくレシピ

18

玉ねぎ

血液サラサラ&不調のもとを取る！

［ Onion ］

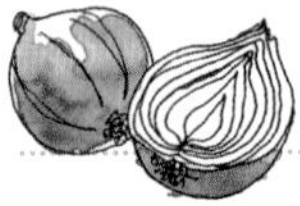

Explanation

玉ねぎは、体を温め、気・血のめぐりをよくする食材。疲労回復や冷えの改善、冷えからくる風邪のときなどに効果的です。

胃腸の調子を整え、消化を促進する効能もあるので、胃もたれや食欲不振などにも◎。また、体内にたまった湿（さまざまな不調のもとになるもの）を取る作用もあるんですよ。

生の玉ねぎには辛味がありますが、香りで気のめぐりがよくなりますし、香りと辛味の成分である硫化アリルは熱に弱いので生食がおすすめです（硫化アリルは、ビタミンB1の吸収を高めたり、血液をサラサラにする作用があるといわれています）。

カットしてサラダやマリネにしたり、すりおろしてドレッシングやタレやソースに加えるとおいしくいただけます。

なお、すりおろした玉ねぎはお肉をやわらかくする効果があるので、安いお肉をすりおろし玉ねぎ入りの漬けダレに漬けておくのもおすすめ。漬けダレも甘みのあるおいしいタレになるので、一石二鳥です。

生の玉ねぎが苦手な場合には、加熱して甘みをぐっと引き出すことで、食べやすくなりますよ。

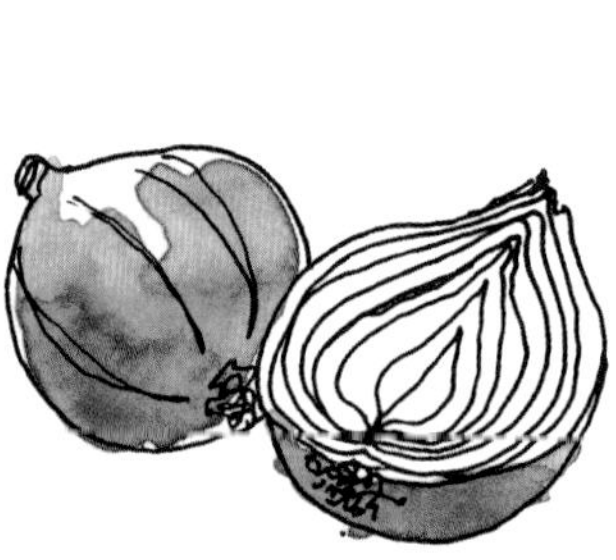

食材メモ

「玉ねぎが目にしみてつらい…」という方は、玉ねぎをあらかじめ冷蔵庫で冷やしておくのがおすすめ。催涙成分の揮発を抑えられ、目にしみにくくなります。

玉ねぎ＆酢は血液サラサラコンビ。組み合わせて効果をUPさせましょう。

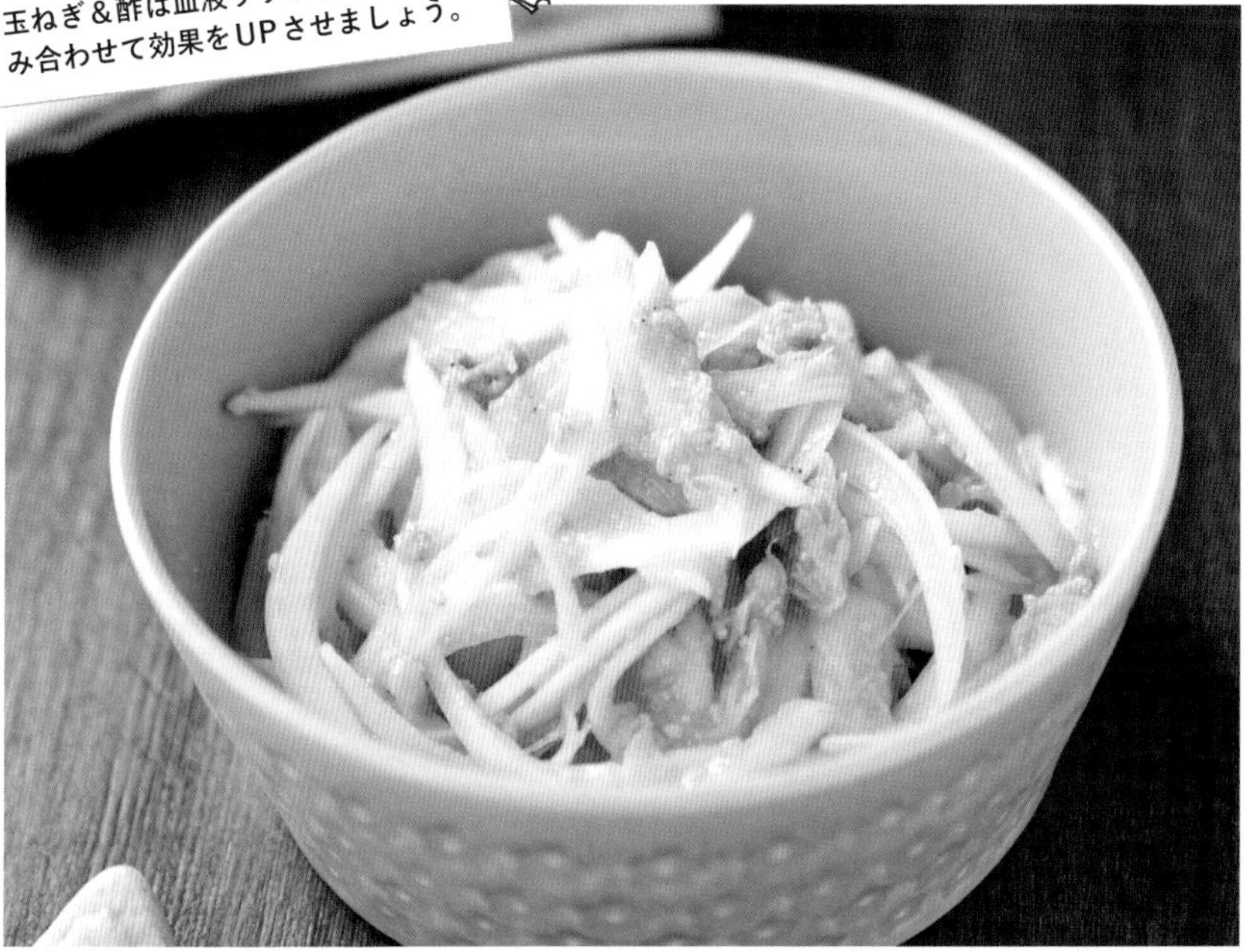

“シンタマだから甘い！ 生のままでもおいしい！”

新玉ねぎとツナのごま酢和え

材料 （3～4人分） Cooking ingredients

・新玉ねぎ…1個
・ツナ缶…1/2缶（70g入り）

Ⓐ

・白すりごま…大さじ1
・めんつゆ（2倍濃縮）…大さじ1
・酢…小さじ1
・砂糖…小さじ1/2
・醤油…小さじ1/2

作り方 How to cook!

1. ボウルにⒶと油を切ったツナ缶を入れて混ぜる。
2. 新玉ねぎを薄くスライスし、①に加えて混ぜる

※つくりたてはシャキシャキ食感を、時間が経つとしんなり食感を楽しめます。

19

ニラ

冷えを取り、血のめぐりをよくしてくれるパワフル食材

Chinese chive

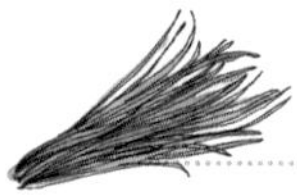

Explanation

ニラは体を温める温性の食材で、腎（生命力の源・老化と深く関わる）の働きを高め、血のめぐりをよくする効能があります。滋養強壮・疲労回復効果にすぐれ、免疫力アップ・風邪予防にも効果的。まさにイメージ通りの「スタミナ食材」です。

冷え症や、瘀血《おけつ》（血のめぐりが滞った状態）が原因の生理痛にも効果を期待できます。

とくに、冬は体が冷えて血のめぐりが悪くなったり、免疫力が下がったり、腎が弱って老化が加速しやすいので、意識的に摂取したい食材です。

ニラはキッチン鋏で切ることができ、あっという間に火が通るので、調理がとてもラク。炒め物やスープや鍋など、日々のお料理の仕上げにさっと加えるだけで、効能を手軽に取り入れられ、彩りもぐっとよくなります。

生で食べてもおいしいので、5ミリ幅に切って「たれ」に加えるのもおすすめ。ニラの風味でよりおいしいたれになり、ニラもたっぷり食べられます。

わが家では「塩だれ」にするのが定番で、蒸し鶏や冷や奴、納豆などにたっぷりかけていただきます。

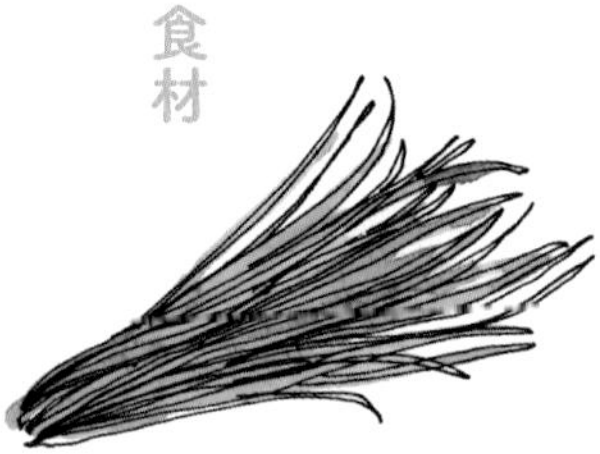

食材メモ

ニラの種子は、漢方薬の原料となる生薬として使われることもあります（生薬名「韮子（きゅうし）」）。

冷えや疲れを感じるときにおすすめです。

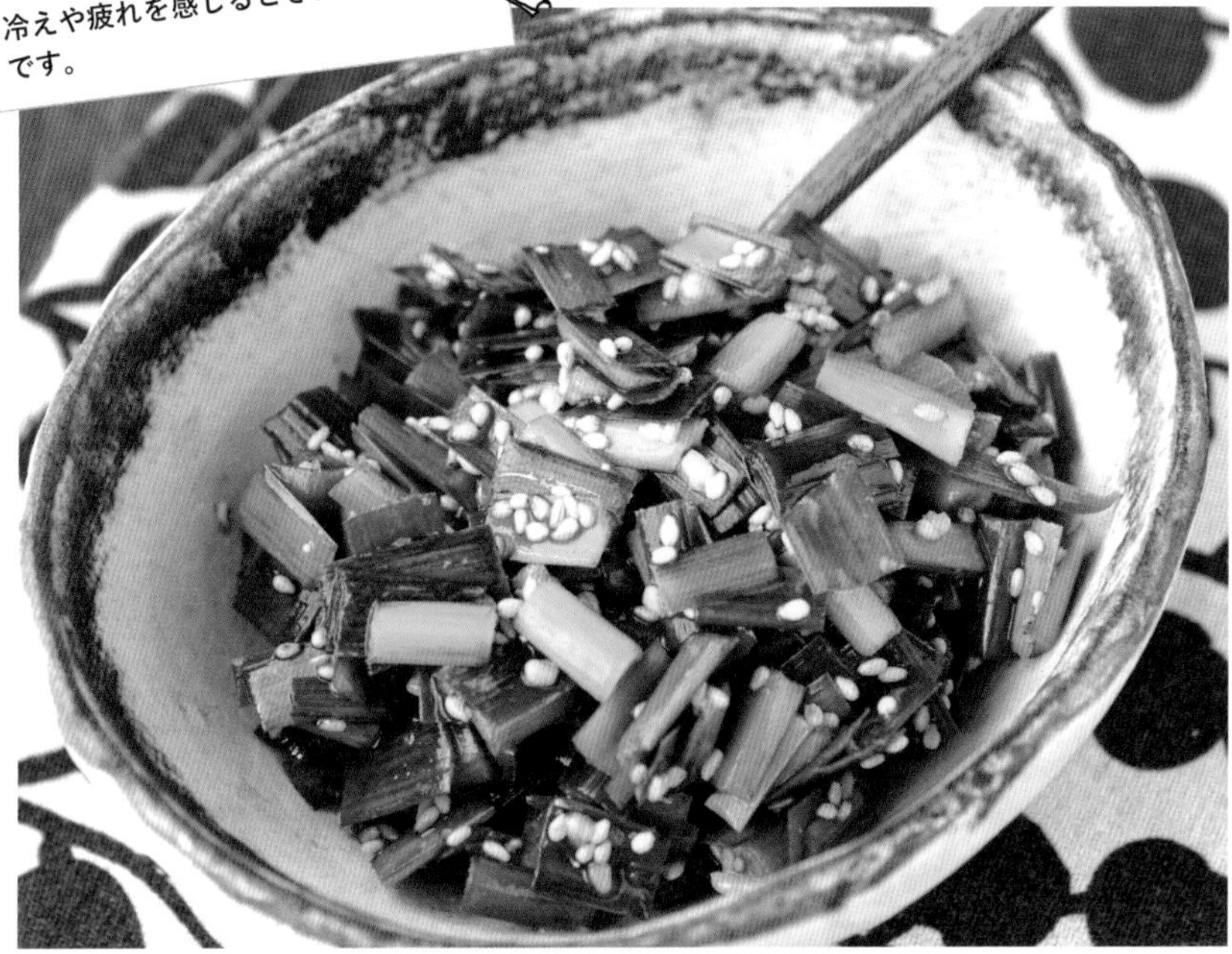

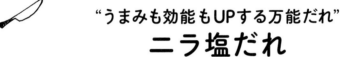

“うまみも効能もUPする万能だれ”

ニラ塩だれ

材料（つくりやすい分量） Cooking ingredients

・ニラ…1/2束
・塩…小さじ1/4
・ごま油…大さじ３
・鶏がらスープのもと…小さじ1
・白ごま…大さじ１
・おろし生姜…チューブで2cm
・おろしにんにく…チューブで1cm

作り方 How to cook!

1. ニラを5mm幅に刻み、残りの材料とよく混ぜる（辛味がほしいときは、一味唐辛子をふる）。

“スタミナ回復にいい組み合わせ”

ニラと豚こまのにんにく塩麹炒め

材料 （3人分）
Cooking ingredients

・豚こま切れ肉…300g
・片栗粉…大さじ1
・ニラ…1/2束分
・米油（or サラダ油）…大さじ1
・白ごま…大さじ1/2
・ブラックペッパー、一味唐辛子
　…（お好みで）適量

A

・塩麹…大さじ2
・酒…大さじ1
・おろしにんにく…チューブで2cm

作り方 How to cook!

1. 豚肉をポリ袋に入れ、**A**をよくもみこんだら、さらに片栗粉を加えてもみこむ。ニラは4cm幅に切る。
2. フライパンに油を熱して弱火に落とし、豚肉を入れて菜箸でほぐし広げる。ふたをして弱めの中火で豚肉の表と裏を2分ずつ蒸し焼きにする（焦げやすいので注意）。
3. 肉に火が通ったら、火を強めてニラと白ごまを加え、さっと炒める。お好みで、ブラックペッパー、一味唐辛子をふる。

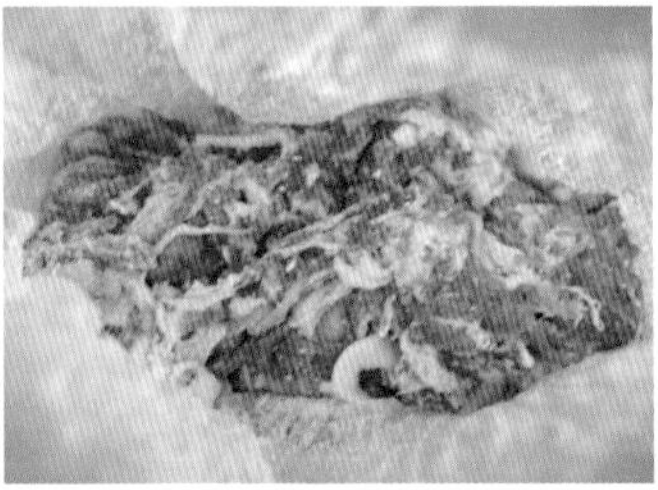

❶肉に下ごしらえをします。

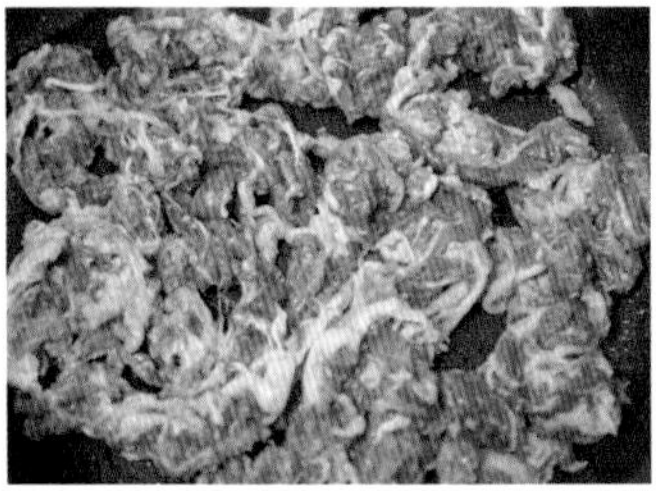

❷ほぐし広げて、蒸し焼きに。

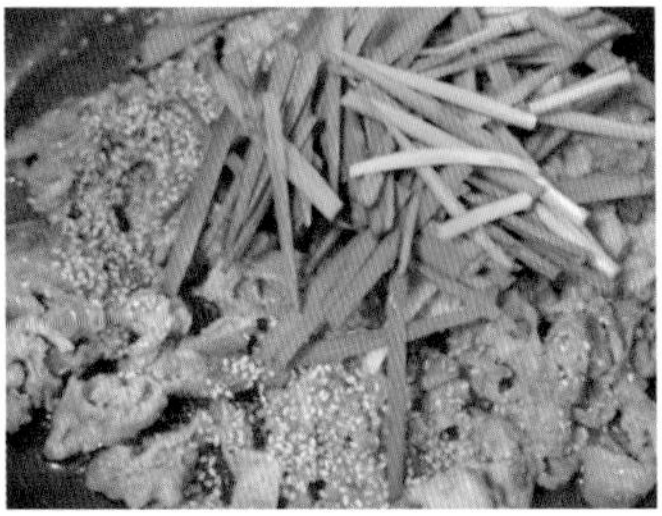

❸肉に火が通ったら、ニラと白ごまを投入。

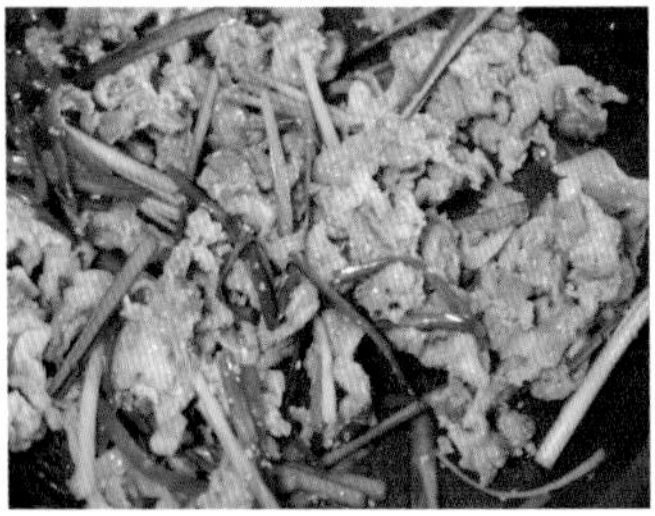

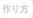

さっと炒めてできあがり。

豚肉、ニラ、にんにく、塩麹、どれも疲労回復に効果的です。

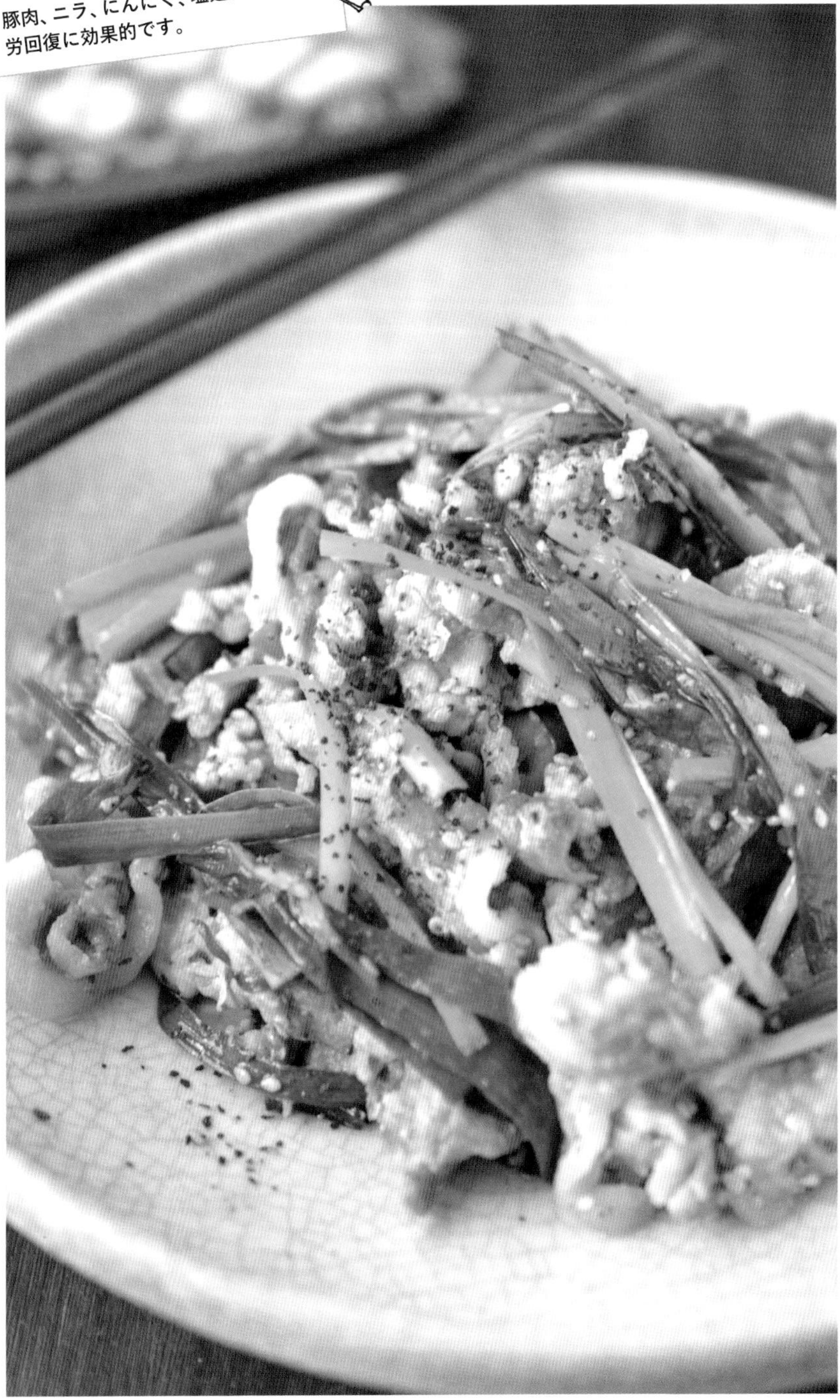

Yakuzen Recipe
薬膳的
らくらくレシピ

20 セロリ

こもった熱もイライラもすぅーっと取れる

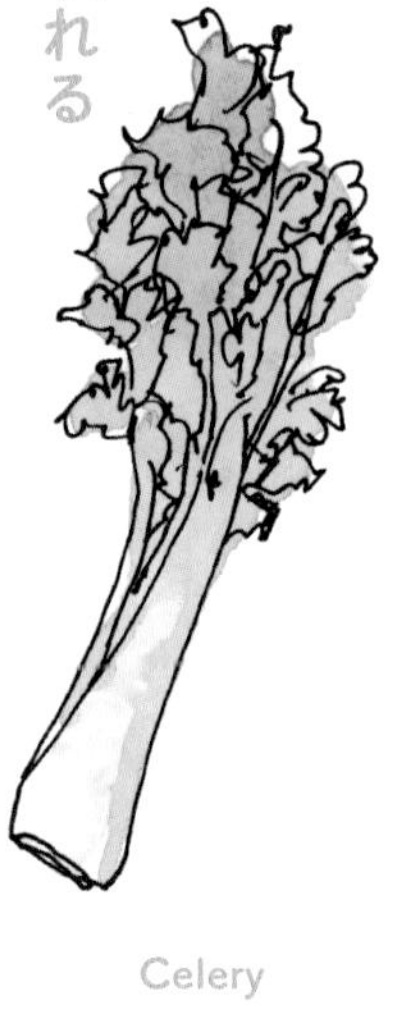

［ Celery ］

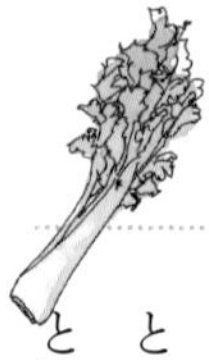

Explanation

すっきりとした清涼感のある香りが特徴のセロリは、体の余分な熱を取り、気のめぐりをよくし、肝（情緒の安定や目と関係が深い）に働きかけて、上にあがった気（頭にカァーッと血がのぼるような状態）を下におろしてくれる効能がある食材。

イライラやストレスの解消、めまいやのぼせ、不安感、目の充血などの改善に効果があります。また、体内の余分な水分を排出してむくみを解消する効能もあります。

とくに生で食べるとセロリのみずみずしさとさわやかな香りで、こもった熱がすぅーっと取れ、気分がすっきりします（胃腸が弱い方は食べ過ぎないように注意してください）。

セロリの独特の香りが苦手な方や体の冷えが気になる方は、スープや煮込み料理に加えるのがおすすめ。煮込むことで香りがほとんど気にならなくなり、甘みが出て食べやすくなるので、とくにお子さんにはいいと思います。また、セロリのうまみでスープや煮汁もおいしくなります。

セロリの葉の部分は、じつは茎よりも薬効が高いので、炒め物やスープに加えたり佃煮にするなどして、ぜひ取り入れてみてください。

食材メモ

セロリは茎と葉を切り分けて保存しましょう。保存性が高くなり、料理にも使い分けやすいです（そのまま保存すると、葉が茎の水分をどんどん吸い上げてしまいます）。

“イライラ、カッカをやわらげる”

コチュマヨでセロリスティック

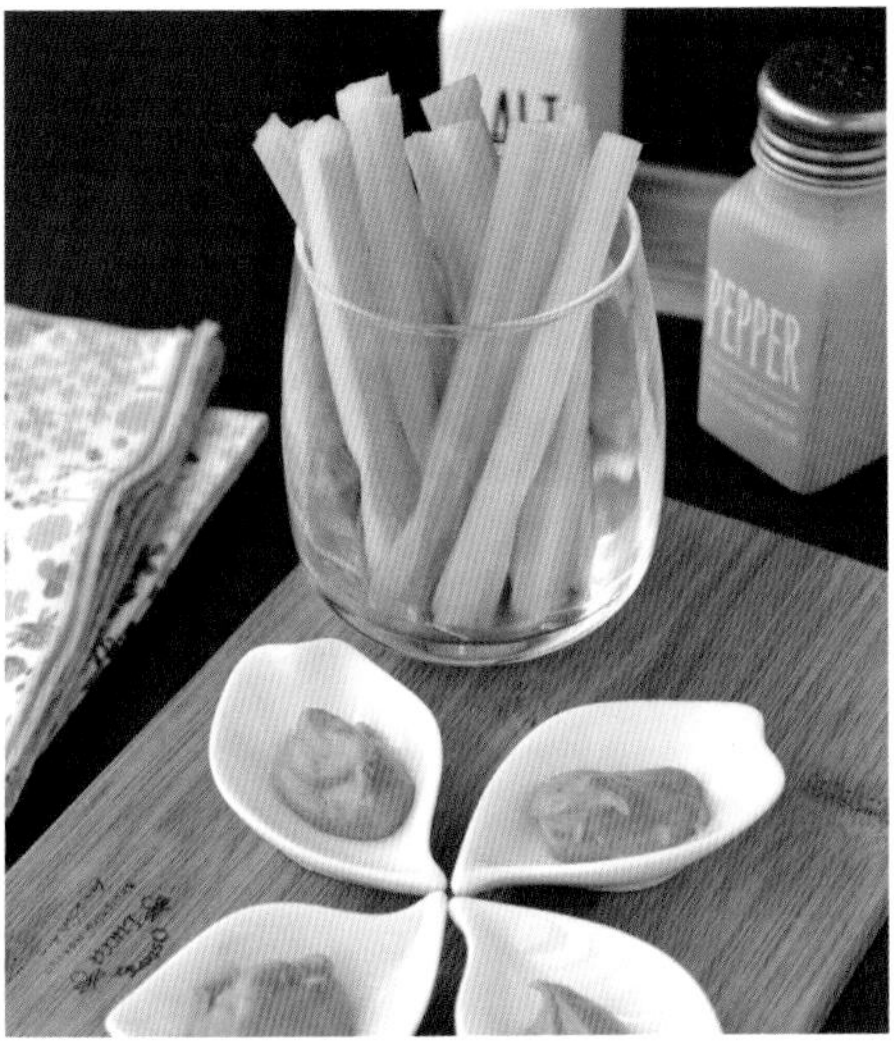

材料 (2人分)
Cooking ingredients

・セロリの茎の部分…1本分

〈コチュマヨチーズディップ〉
・コチュジャン…小さじ1
・マヨネーズ…大さじ1
・クリームチーズ（室温）…10g

作り方 How to cook!

クリームチーズをなめらかに練り混ぜてから他の材料を混ぜ合わせる。筋を取ってスティック状に切ったセロリに添える。

“セロリの風味を抑えて食べやすく”

セロリとじゃがいもの塩きんぴら

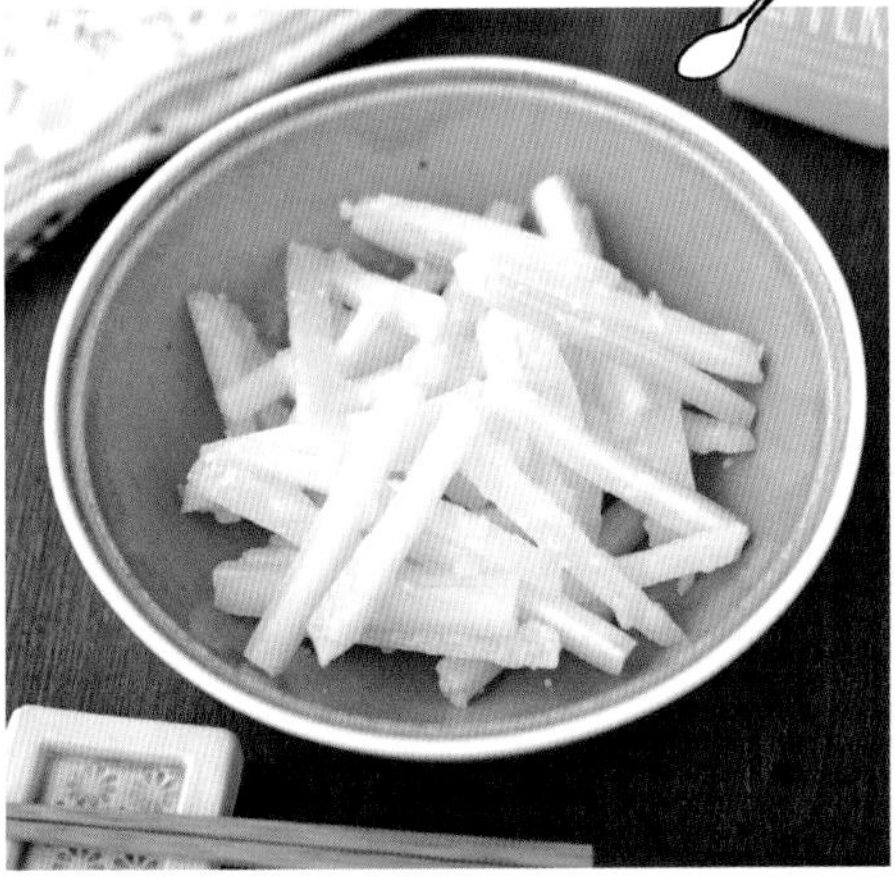

材料 (3〜4人分)
Cooking ingredients

・セロリの茎の部分…1本分
・じゃがいも…1個
・米油（or サラダ油）…大さじ1

Ⓐ
・塩…小さじ1/4
・粉チーズ…大さじ1
・おろしにんにく…チューブで5mm〜1cm

作り方 How to cook!

じゃがいもを5mmの千切りにしてさっと水にさらし、水気を切る。セロリは筋を取り、じゃがいもと同じ大きさに切る。フライパンに油を熱して中火に落とし、じゃがいもを加えて炒め、8割透き通ったらセロリを加えてさっと炒める。Ⓐを加えて全体に味を絡める。

Yakuzen Recipe
薬膳的
らくらくレシピ

21 菜の花

血のめぐりをよくして、老廃物を出してくれる

Explanation

春が旬の菜の花は、血のめぐりをよくし、情緒の安定や解毒を司る肝の働きを整える作用がある食材。

体内の老廃物を排出し、吹き出物などの肌トラブルを改善してくれます。

また、菜の花には、独特のほろ苦さがありますが、苦みのある食材には解毒作用があるものが多く、苦みのあるものを食べることで、冬の間にたまった体内のいらないものを体からしっかりと出すことができますよ。

菜の花は、さっとゆでてお浸しや和え物にするのが定番ですが、苦みが苦手な方は、うまみのあるおかかやしらすを合わせたり、コクとまろやかさのあるクリームチーズを合わせるのがおすすめ。ぐっと食べやすくなります。

また、油と一緒にとることで脂溶性ビタミンの吸収率が上がるので、天ぷらや炒め物、オイルパスタなどにするのもおすすめです。

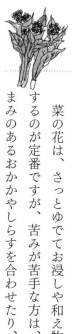

Rape blossoms

食材メモ

菜の花は、茎→葉先・つぼみの順にお湯に入れてゆでます。茎の太さによってゆで時間も多少変わりますが、ゆで過ぎは禁物です（トータルで1分前後が目安）。

下味をつけておくことで、全体にしっかりと味が行きわたります。

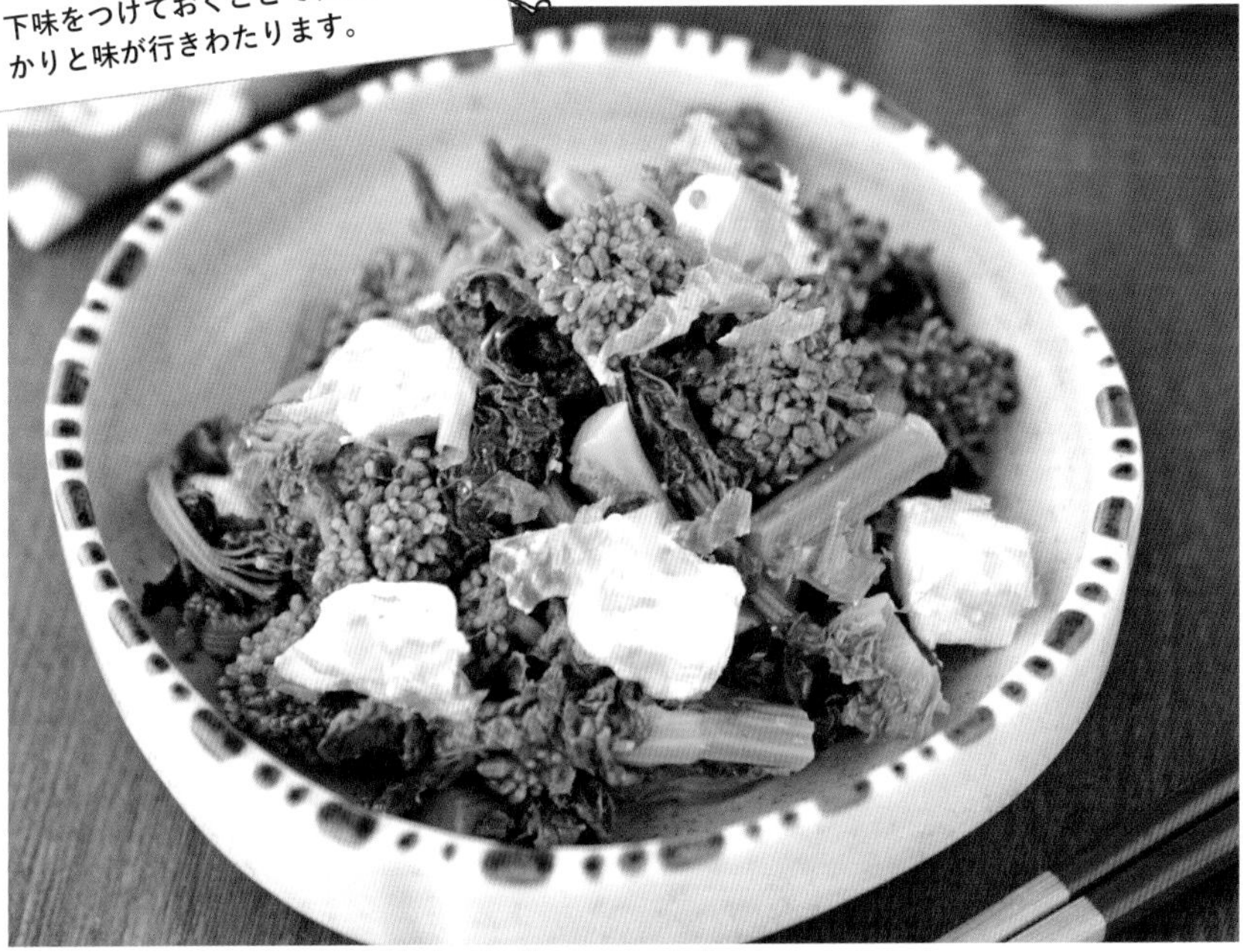

“菜の花の苦みが苦手な方にも◎”

菜の花のクリームチーズおかか和え

材料 （2人分）
Cooking ingredients

- 菜の花…100g
- クリームチーズ…20g
- かつお節…小分けパック1袋（2.5ｇ）
- 醤油…小さじ2

作り方 How to cook!

1. 2～3cmに切った菜の花をさっと塩ゆでしてさっと冷水にとり、すぐにざるにあげて水気をぎゅっと絞る。
2. 菜の花に醤油小さじ1をかけて混ぜる（菜の花に下味をつける）。
3. ②にクリームチーズを適当に手でちぎって加える。かつお節と醤油小さじ1を加えて全体を混ぜる。

Yakuzen Recipe
薬膳的
らくらくレシピ

22

きゅうり

ばくっとかじって、暑さとむくみを撃退!

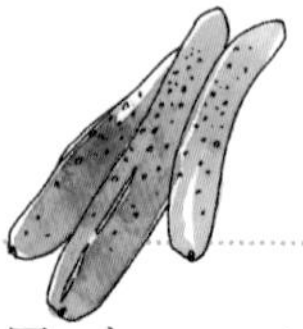

Explanation

夏が旬のきゅうりは、体の余分な熱を取って、口の渇きを癒す効能があり、夏バテや熱中症の予防に効果的な食材です。また、体内の余分な水分を排出する効能もあり、むくみの改善も期待できます。

暑い時季は、冷たいものを飲みすぎて胃腸の調子が悪くなったり、むくんだりすることも多いため、きゅうりで必要なうるおいを補いつつ、余分な熱と水分は外に排出してしまいましょう。

きゅうりは90%以上が水分です。みずみずしくシャキシャキっとした食感で、食べると口の中がうるおってすぅーっと熱が取れるのを実感できるため、生で食べるのがいちばんおすすめ。

ただ、胃腸が冷えてる場合や、お腹がゆるいときは生食を控えるか、もしくは、お腹や体を温めるものを合わせたり、火を通して食べるのがベターです。

炒めたきゅうりには、生とはひと味違うおいしさや食感があり、きゅうりを大量に消費したいときや、生で食べるのに飽きたときなどにもおすすめですよ。

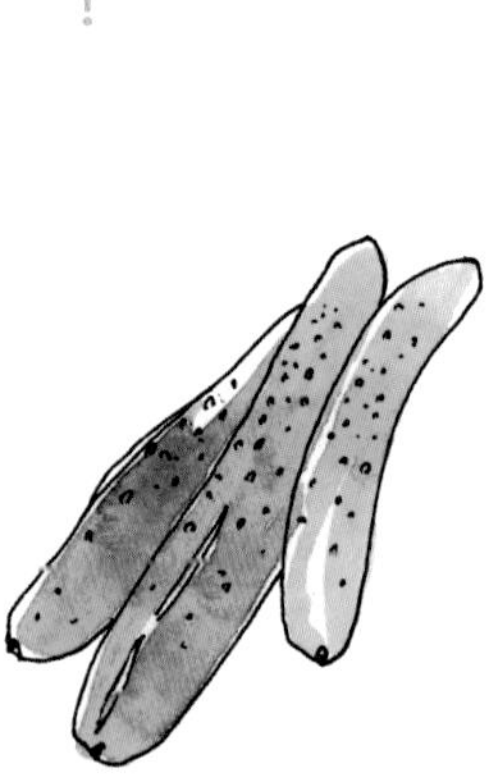

食材メモ

きゅうりを炒め物に使うときは、太めの棒状に（長さを3等分にして、4つ割りに）し、塩をふって余分な水分を出しておくのがポイント。シャキシャキ食感に仕上がります。

[Cucumber]

"熱を取る昆布、口の渇きを取るチーズと合わせて"

きゅうりとチーズの塩昆布和え

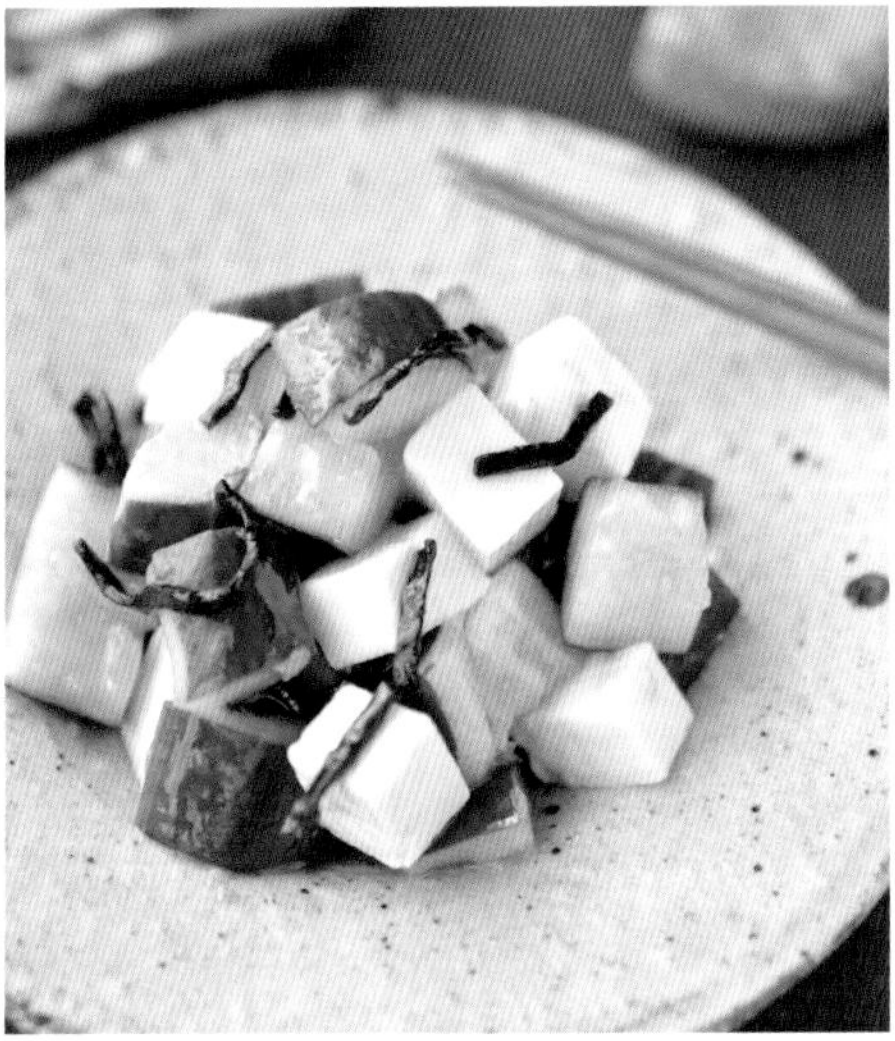

材料 （2人分）
Cooking ingredients

・きゅうり…1本
・塩…ひとつまみ
・プロセスチーズ…30g
・塩昆布…4～5ｇ
・ごま油…小さじ1

作り方 How to cook!

一口大に切ったきゅうりを、包丁の平らな部分で軽く押しつぶす。塩を全体に馴染ませて5分置いたら、キッチンペーパーで包んで水気をしぼる。ごま油、塩昆布、1cm角に切ったプロセスチーズと和える。

"切って漬けるだけの簡単おつまみ"

きゅうりのピリ辛めんつゆ漬け

材料 （つくりやすい分量）
Cooking ingredients

・きゅうり…1～2本
・塩…ひとつまみ

Ⓐ
・めんつゆ（2倍濃縮）…大さじ1と1/2
・砂糖、薄口醤油、ごま油…各小さじ1/2
・豆板醤…少々（お好みの量で）

作り方 How to cook!

3等分の長さに切ったきゅうりを、包丁の平らな部分で押しつぶして割る。塩を全体に馴染ませ5分置いたら、水気をしっかりふき取り、混ぜ合わせたⒶに入れて冷蔵庫で半日～1日置く。

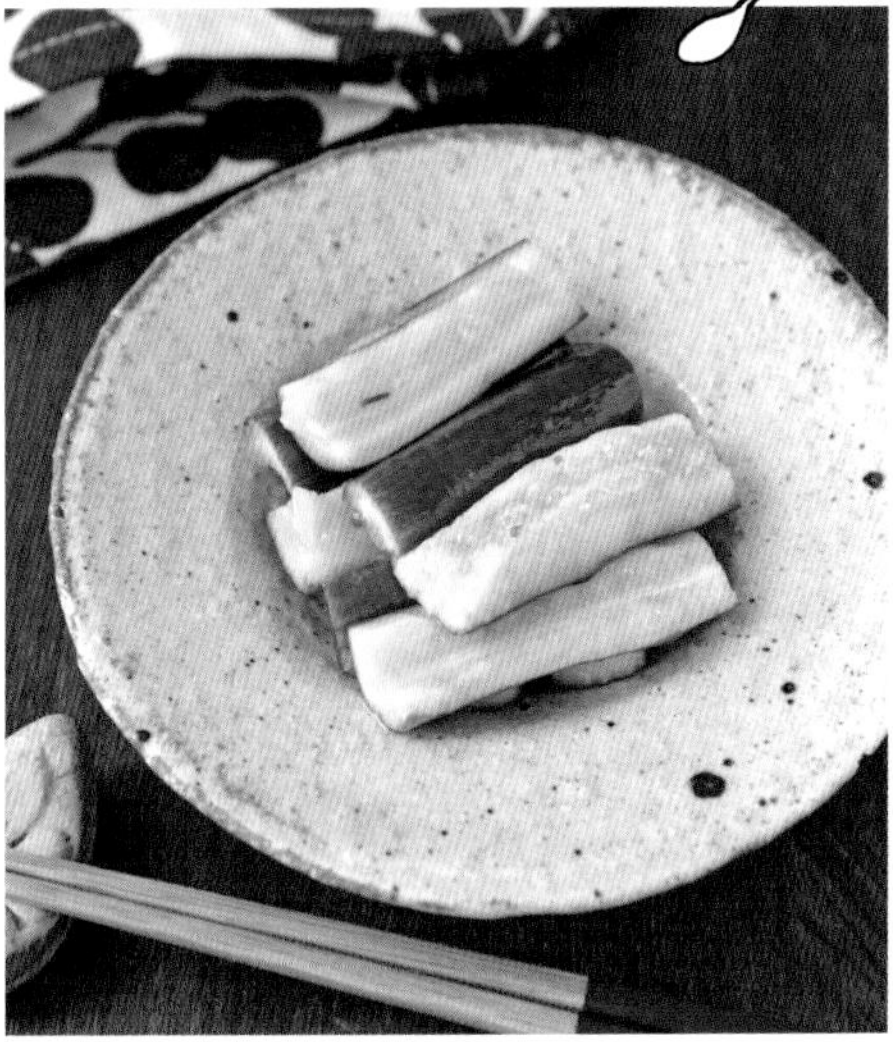

Yakuzen Recipe
薬膳的
らくらくレシピ

23 トマト

暑さで食欲がないときも◎。加熱すればうまみUP!

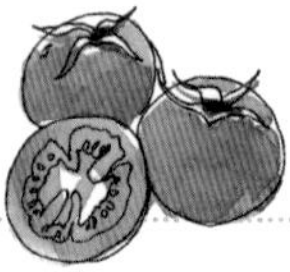

Explanation

トマトは、体の余分な熱を取り、体に必要なうるおいを補ってくれる食材。食べると口の渇きが癒され、体の熱もすぅーっと取れ、夏バテや熱中症の予防に効果的です。

胃腸の調子を整え、食欲を増進してくれるので、暑さで食欲がないときにもおすすめです。

ただ、胃腸が冷えてるときやお腹がゆるいときには、生食を控えるか、体を温めるものと合わせたり、加熱して食べるといいですよ。

オイルと一緒に加熱すると、体を冷やす作用が緩和され、酸味がやわらいでまろやかになり、うまみも増します。

「暑い夏に煮込みはちょっと……」という場合は、さっとできる炒め物がおすすめ。炒め物にトマトを加えると、うまみが加わりつつ、さっぱりと仕上がるので、食欲がないときでも食べやすくなります。

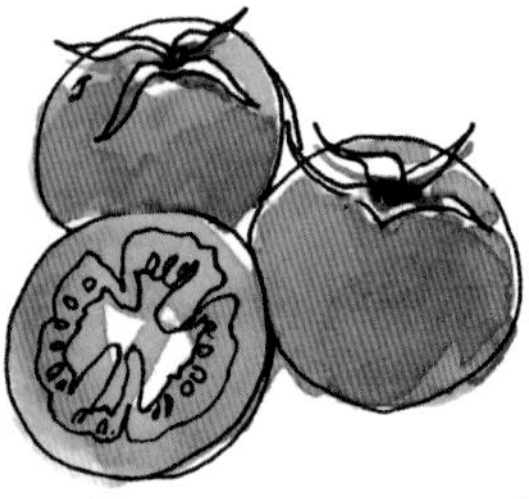

[Tomato]

食材メモ

トマトに含まれるリコピンは抗酸化作用が強く、オイルと一緒に加熱すると吸収率がアップします。

トマトと豆腐を合わせて、熱取り＆うるおい効果UP！

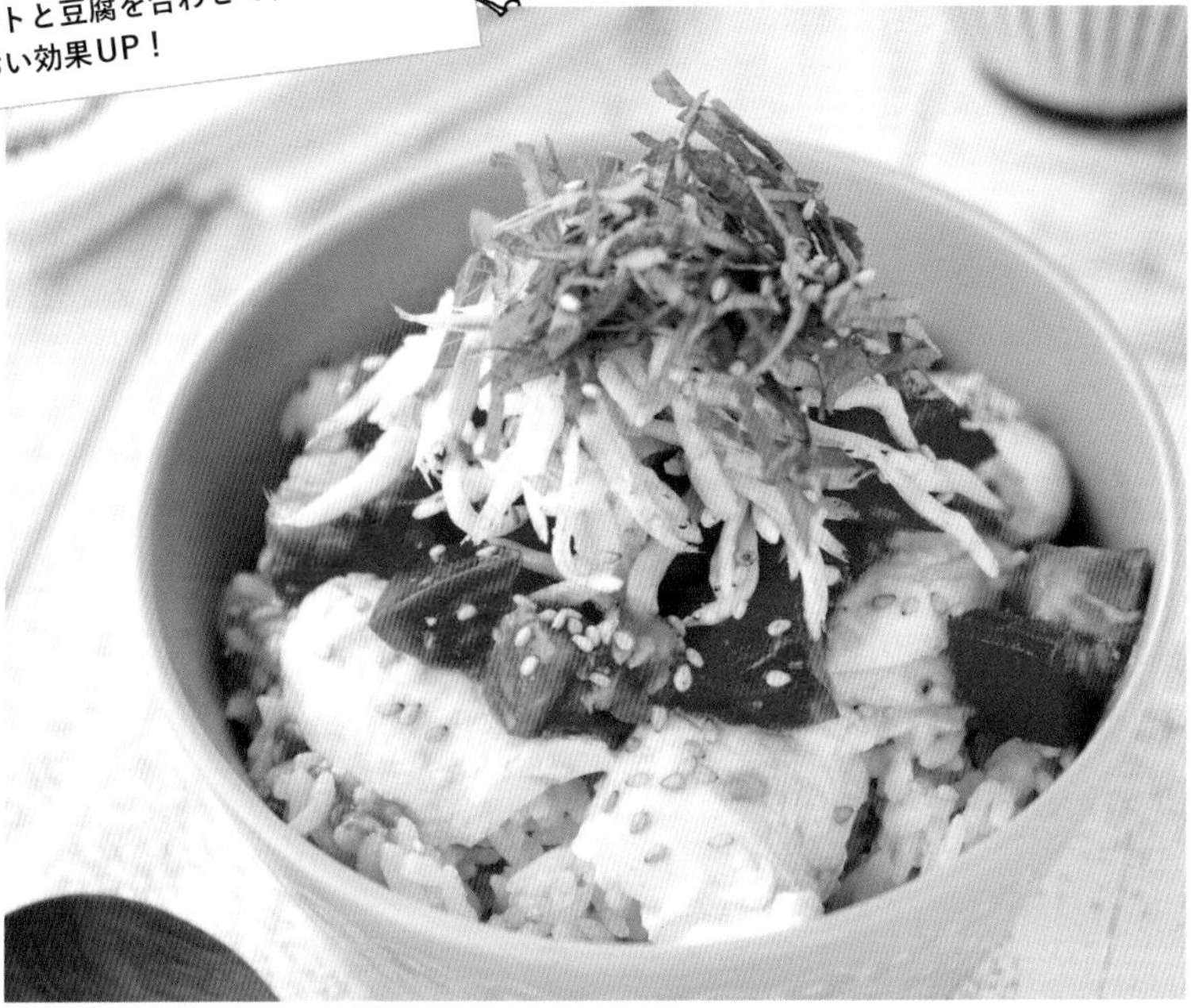

“食欲がなくてもさっとかきこめる”

しらすと豆腐のトマト漬け丼

材料 （1人分）
Cooking ingredients

- 温かいごはん…茶碗１杯分
- トマト（完熟）…1/2個
- 絹ごし豆腐…70～80ｇ
- しらす…ひとつかみ
- 大葉の千切り…適量
- 白ごま…適量

Ⓐ

- 醤油…大さじ1/2
- みりん…小さじ１
- ごま油…小さじ１
- おろし生姜…チューブで１cm

作り方 How to cook!

1. ボウルにⒶを入れて混ぜ、１cm角に切ったトマトを加えて混ぜる。
2. 器に温かいごはんをよそい、豆腐を一口サイズにスプーンですくい入れて、①のトマト、しらす、大葉を乗せる。
3. 白ごまを指できゅっとひねりながらふって、①のタレの残りも上からかける。

アボカドと味噌にも、胃腸を整える作用があります。

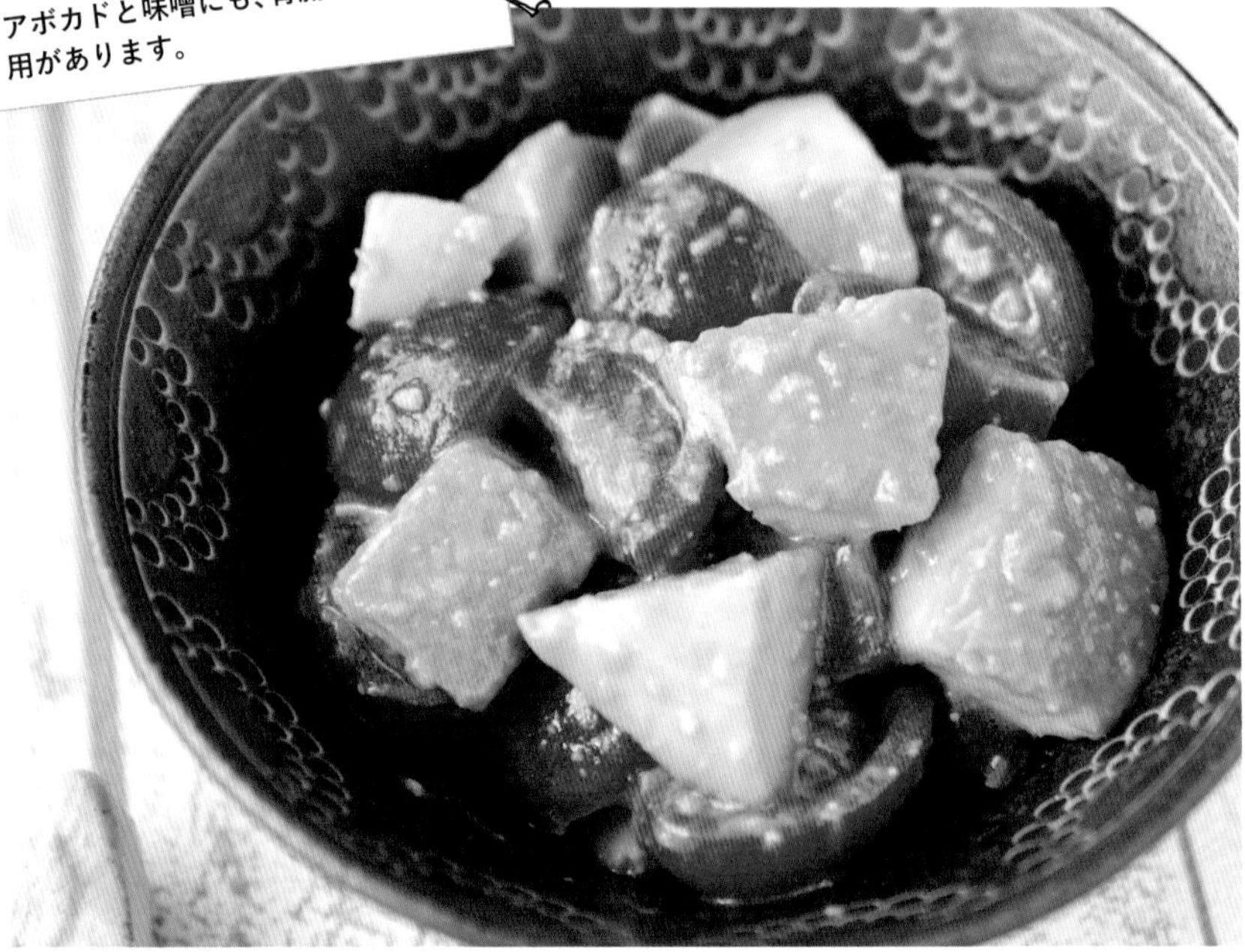

“まろやかな味わいで胃腸を整える”

ミニトマトとアボカドのオイル味噌和え

材料　（3人分）
Cooking ingredients

・アボカド…1個
・ミニトマト…10個前後
・レモン汁…小さじ1/2

Ⓐ

・味噌…大さじ1
・オリーブオイル…大さじ1
・レモン汁　…小さじ1/2
・はちみつ…小さじ1

作り方　How to cook!

1. 食べやすい大きさに切ったアボカドに、レモン汁小さじ1/2をかけて全体に馴染ませる。
2. ミニトマトを縦に4等分にカットして❶に加える。混ぜ合わせたⒶも加えて全体を混ぜる。

※時間が経つと水っぽくなるので、なるだけ早めに食べてください。

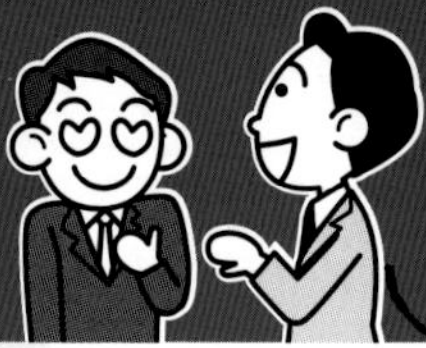

小学生からシニア世代まで たくさんの感想が 寄せられています！

中学受験のあとの
グループディスカッションで
自信を持って意見を言えました　（10代・小学生）

ずっと「自分は話すのが苦手」と思い込んでいました。でもこの本を読んで積極的に話したいと前向きになりました　（20代・会社員）

本書で紹介されていた「拡張話法」は「実践する価値アリだ！」と思いました
（50代・管理職）

日常生活でも活用できるコツがいっぱいありますよ。人と話すことが苦手な方に絶対オススメしたい１冊です！　（40代・主婦）

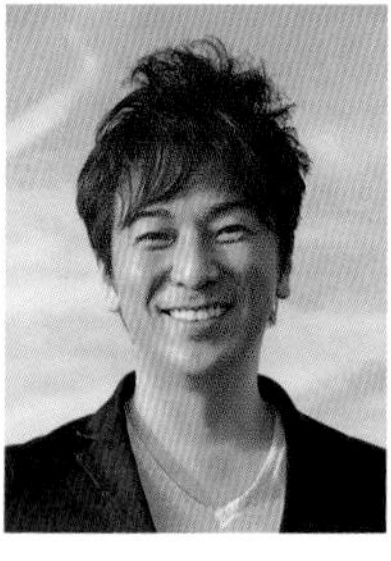

永松 茂久（ながまつ・しげひさ）

株式会社人財育成 JAPAN 代表取締役。永松義塾主宰。知覧「ホタル館富屋食堂」特任館長。大分県中津市生まれ。「一流の人材を集めるのではなく、今いる人間を一流にする」というコンセプトのユニークな人材育成法には定評があり、全国で数多くの講演、セミナーを実施。「人のあり方」を伝えるニューリーダーとして、多くの若者から圧倒的な支持を得ており、講演の累積動員数は延べ 40 万人にのぼる。経営、講演だけではなく、執筆、人材育成、出版スタジオ主宰、イベント主催、映像編集、経営コンサルティング、ブランディングプロデュース、自身のセオリーを伝える『永松義塾』の主宰など、数々の事業を展開する実業家。

レモンも、体をうるおし、食欲を増進してくれます。

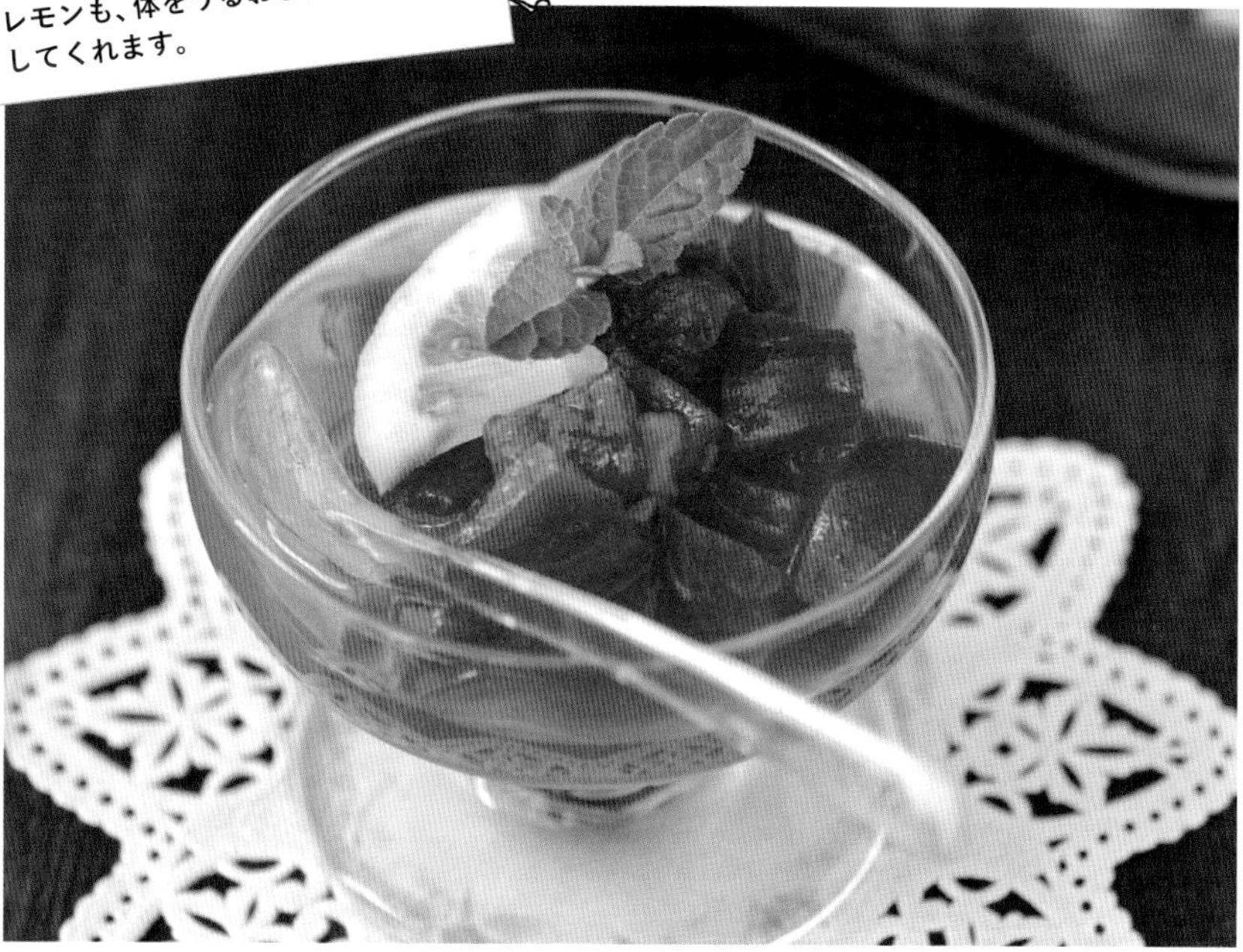

“体の内側からクールダウン&うるおい補給”

トマトのデザートマリネ

材料 （4人分）Cooking ingredients

- トマト…2個
- 薄切りレモン…2枚
- 白ワイン…150cc
- はちみつ…大さじ1と1/2
- 塩…少々

作り方 How to cook!

1. 白ワインを小鍋で煮立たせてアルコールを飛ばし、はちみつ・塩を加えてよく混ぜ、そのまま粗熱を取る。
2. ①を保存容器に移し、1cm角に切ったトマトを加え、レモンをのせて冷蔵庫でよく冷やす。

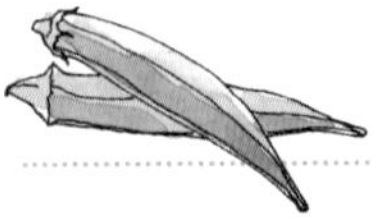

Yakuzen Recipe
薬膳的
らくらくレシピ

24

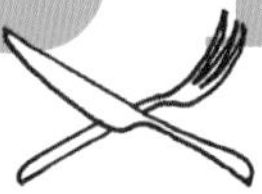

オクラ

ネバとろ食感が食べやすく、夏バテにも効く

[Okra]

Explanation

オクラは腎（生命力の源、老化に深く関わる）に作用し、体をうるおす効能がある食材で、疲労回復や滋養強壮に効き目があります。

胃腸の調子を整える効能もあり、夏バテ気味のときや、食欲不振なときにもおすすめ。お腹の張りが気になるときや、便秘の改善にもいいですよ。

板ずり（塩をまぶしてまな板のうえで転がす）してうぶ毛を取ると、色もきれいで口当たりもよくなります。新鮮なものなら生でも食べられます。

また、ヘタの周り（ガク）のかたい部分を面取りする要領でぐるっと削り取っておくと、見た目にも美しく、ヘタの部分もおいしく食べられます。

長めにゆでてやわらかく仕上げればネバとろ〜っとした食感に、さっとゆでてかために仕上げれば、シャキッとした食感になります。

まるごと使ったり、タテ半分に切ったり、ななめ切りや輪切りにするなど、お料理によって切り方を変えても、見た目や食感の違いを楽しめますよ。

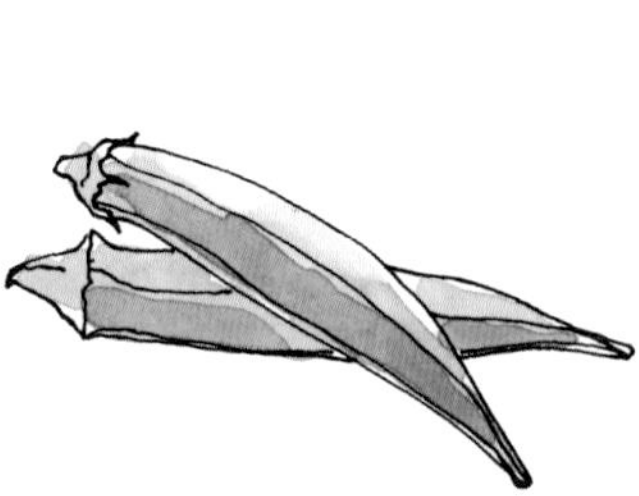

食材メモ

わが家では、七夕にお素麺を食べるときに、必ず輪切りのオクラをトッピングしています。星型が七夕っぽさを演出してくれます。

オクラ・長芋・鶏卵は、体をうるおし、
疲労回復効果がある食材です。

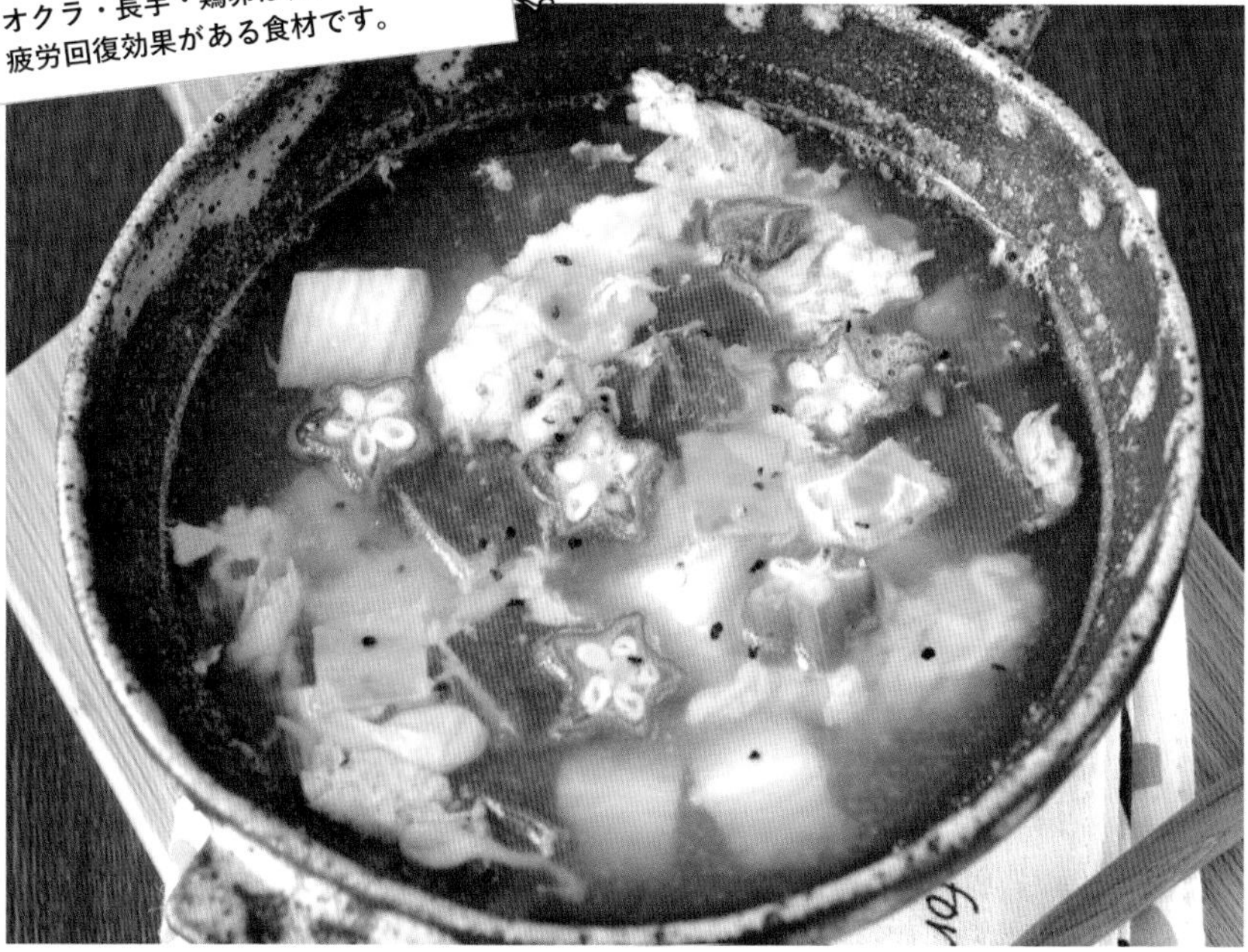

“疲れに効く！ 食感が楽しい栄養満点スープ”

オクラとトマトと長芋の卵スープ

材料 （2人分）
Cooking ingredients

- 水…400cc
- オクラ…3本
- トマト…1/2個
- 長芋…3cm分
- ベーコン…1枚
- 卵（溶きほぐす）…1個
- ブラックペッパー…適量

Ⓐ

- 顆粒コンソメ…小さじ1/2
- 塩…小さじ1/4
- おろしにんにく…チューブで少々
- 砂糖…ひとつまみ

作り方 How to cook!

1. オクラは塩（分量外）をふって板ずりし、5mm幅に切る。トマト、長芋、ベーコンは1cm角に切る。
2. 水を沸騰させた鍋にⒶと①の材料をすべて入れ、2〜3分煮る。
3. スープをぐつぐつさせた状態で溶き卵を回し入れ、卵がふんわりしたら火を止める。器に注いだらお好みでブラックペッパーをふる。

Yakuzen Recipe
薬膳的
らくらくレシピ

25

ピーマン・パプリカ

イライラや不安感を取り除き、心を落ち着かせてくれる

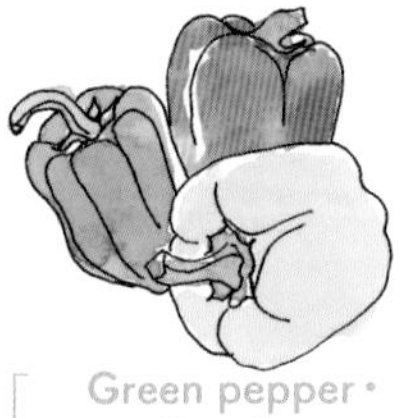

Green pepper・Paprika

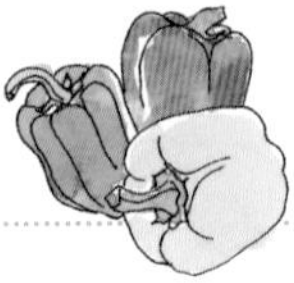

Explanation

ピーマンとパプリカは、どちらも同じナス科トウガラシ属。果肉の厚さや形、味わいには違いがありますが、栄養素もとても似ていて、どちらもビタミンCやカロテンを多く含みます(とくにパプリカのほうは含有量が多い)。

薬膳では、ピーマンはお腹を温め体の冷えを取る効能、上に上がろうとする気（頭にカァーッと血がのぼるような状態）を下に下げる効能、イライラや不安感を取り除く効能があります。

パプリカのほうは、気のめぐりをよくし、イライラや不安感を取り除く効能があります。

さらに、胃の働きを整え、食欲も増進させます。

効能に多少の違いはありますが、基本的には、気が上がったり滞ったりするのを解消し、イライラや不安感を取り除く食材だと捉えておくといいでしょう。

どちらも、生のままでも加熱してもおいしく食べられるので、心にイライラや不安があるときは、サラダや炒め物などいつものお料理にピーマンやパプリカを加えてみてください。

食材メモ

ピーマンの苦みは、「横方向ではなく、縦方向に切る」「油通しをする」ことで抑えられます。苦手な方はお試しください。

“昆布のうまみで、ピーマンがおいしく食べられる”

ピーマンと塩昆布のくたくた煮

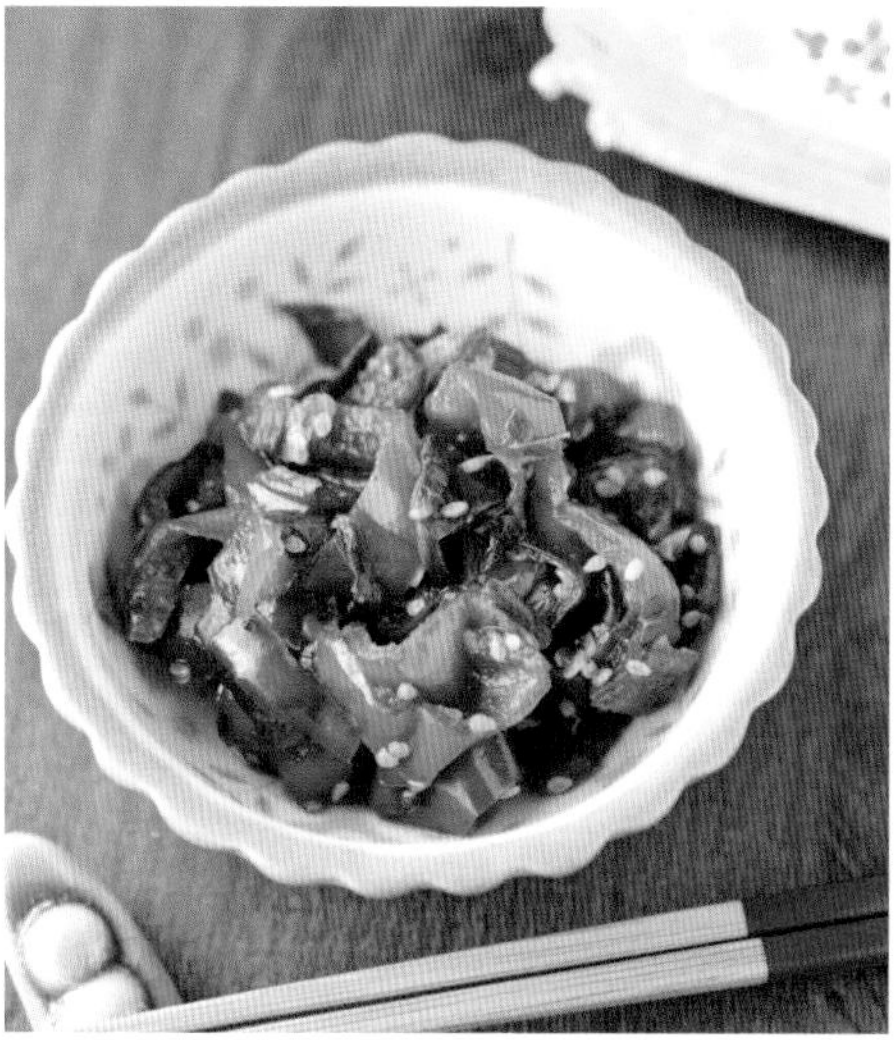

材料 （2人分）
Cooking ingredients

・ピーマン…5個
・米油（orサラダ油）…大さじ1
・塩昆布…5g
・水…100cc

Ⓐ
・砂糖…小さじ1
・醤油、みりん、白ごま…各大さじ1/2

作り方 How to cook!

細切りにしたピーマンを油でさっと炒め、塩昆布・水を加えて弱めの中火で5分煮る。Ⓐを加えて弱火～弱めの中火で5分煮る。

“「なんで私ばっかり！」と思ったら”

パプリカとツナの味噌マヨ炒め

材料 （4人分）
Cooking ingredients

・パプリカ…2個
・米油（orサラダ油）…大さじ1/2
・塩…少々
・ツナ缶（70g入り）…1/2缶

Ⓐ
・味噌、マヨネーズ…各大さじ1
・砂糖、醤油、みりん、白すりごま…各小さじ1
・おろしにんにく　チューブで1cm

作り方 How to cook!

パプリカを5mm幅に切り、塩をふってしんなりするまで油で炒め、さらに油を切ったツナ、Ⓐを順に加えて混ぜ炒める。

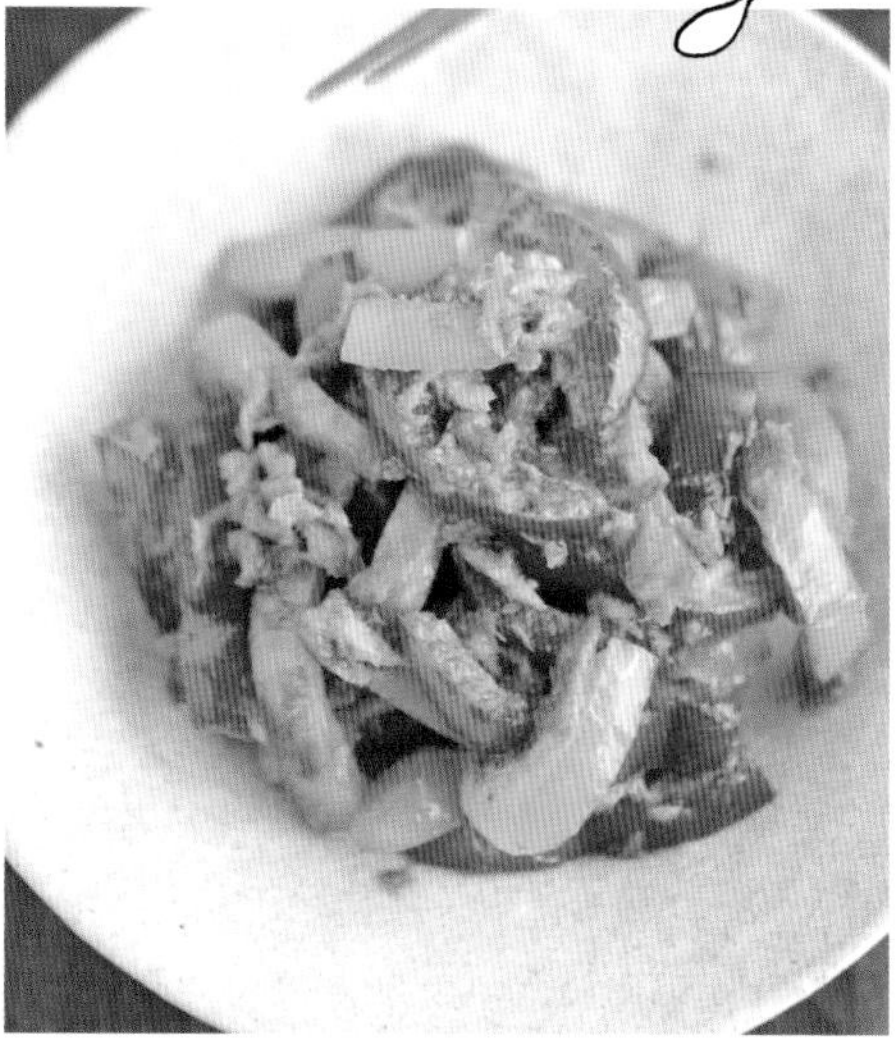

Yakuzen Recipe

薬膳的
らくらくレシピ

26

にがうり（ゴーヤ）

強い苦みは、体の熱取りやデトックスに◎

［ Bitter gourd ］

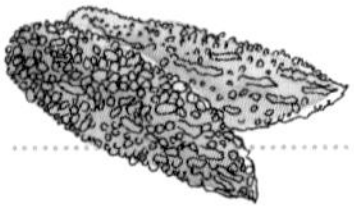

Explanation

薬膳では、苦みには体の熱を取り、体内の老廃物などいらないものを外に出す作用があるとされています。苦みの強い「にがうり（ゴーヤ）」は、その代表選手。

体の熱を取る効能があり、熱中症や夏バテの予防に効果的。湿疹や便秘も改善してくれます。情緒の安定や目と関係の深い肝に作用し、イライラや、目の疲れ・充血の改善にも効果があります。

また、にがうりの苦味成分には血糖値を下げる効果もあるとされています。

生で食べるほうが苦みが強く清熱効果が高いので、熱を取りたいときはスライスしてサラダや和え物などにするといいのですが、冷えが気になる方や苦みが苦手な方は加熱調理がおすすめです。

沖縄料理のゴーヤチャンプルは、豚肉や鶏卵など気・血を補い体をうるおすものを組み合わせているため、疲労回復や夏バテ予防に効果的ですし、うまみとまろやかさが加わってにがうりがおいしく食べられます。

かき揚げや天ぷらなどのように油で揚げても、苦みがやわらいで、かなり食べやすくなります。お好み焼きのようにしてもおいしいですよ。

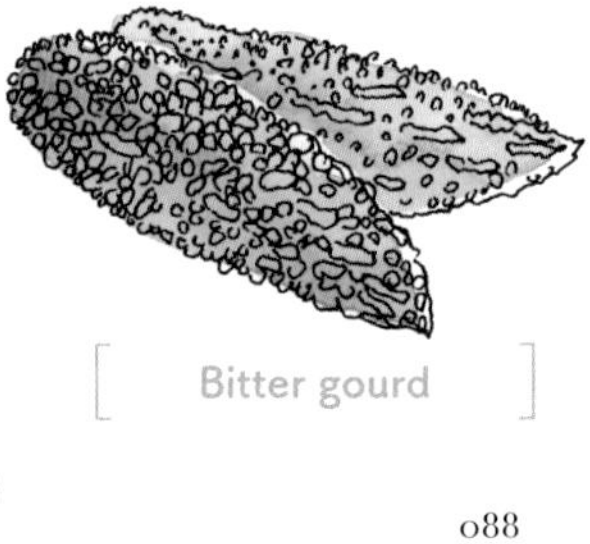

食材メモ

イボが細かく密集していて色が濃いゴーヤは苦みが強く、イボが大きく色が薄いゴーヤは苦みが弱いと言われています。

コクとまろやかさがあって、ゴーヤがとても食べやすい一品です。

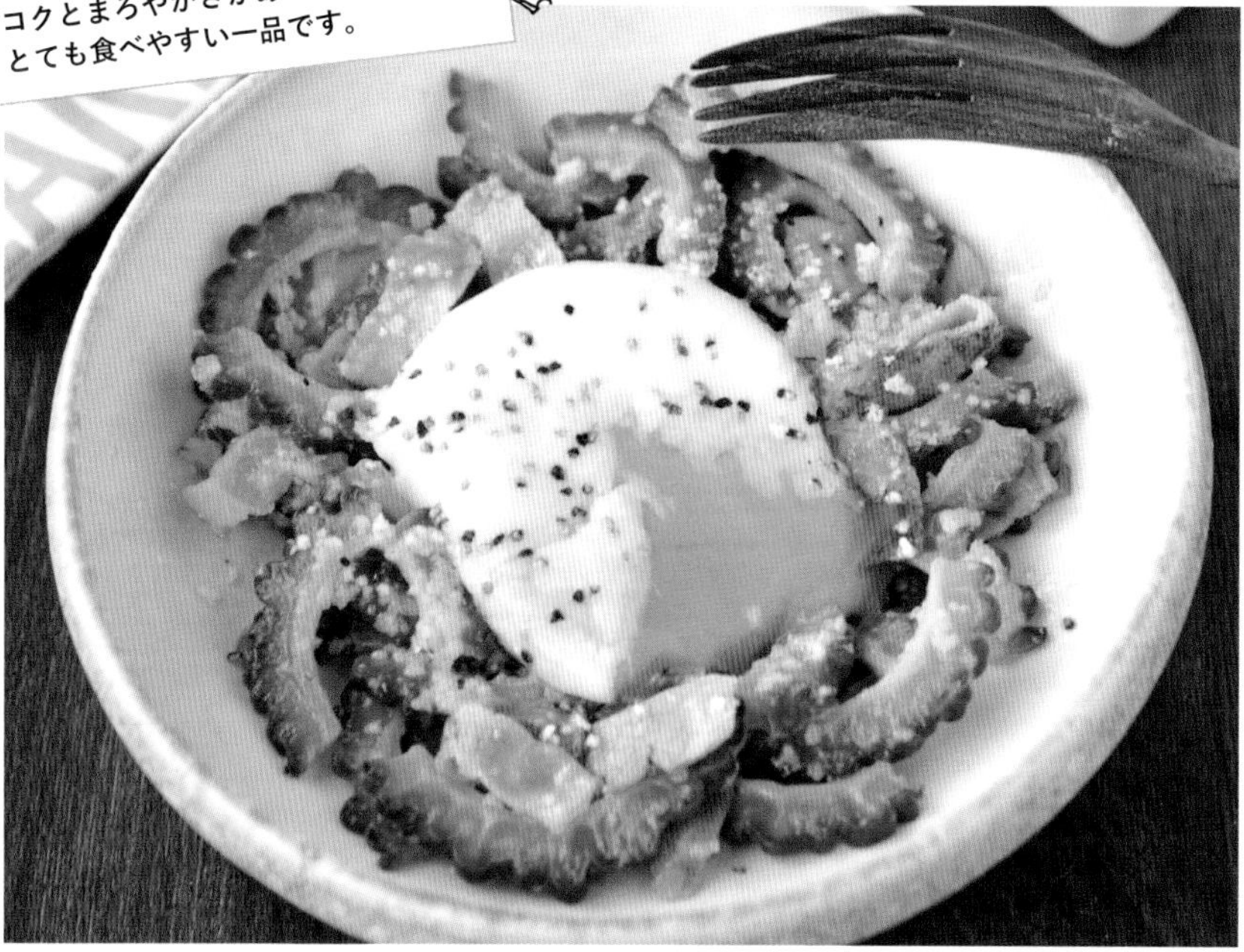

“ゴーヤ嫌いのためのゴーヤ料理”

ゴーヤのカルボナーラ風

材料 （2人分）
Cooking ingredients

- ゴーヤ…1/2本
- ベーコン…1枚
- オリーブオイル…大さじ1
- 塩…少々
- 粉チーズ…大さじ1
- バター…5g
- 温玉…1個
- ブラックペッパー…お好みで

作り方 How to cook!

1. ゴーヤをタテ半分に切り、種とワタを取る。薄くスライスして塩もみし、水で洗ってから、さっとゆでて水気を切る。
2. フライパンにオリーブオイルを入れ、1cm幅にカットしたベーコンを弱めの中火で炒める。脂が出てきたら、1のゴーヤと塩を加えて炒める。
3. 粉チーズとバターを加えて、全体に絡ませる。器に盛りつけ、温玉をのせ、ブラックペッパーをふる。

Yakuzen Recipe
薬膳的
らくらくレシピ

27

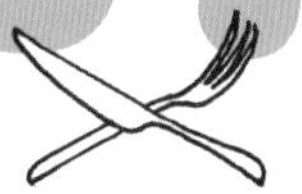

大葉（青紫蘇）

さわやかな香りでストレスや胃の不快感を軽減。冷えにも◎

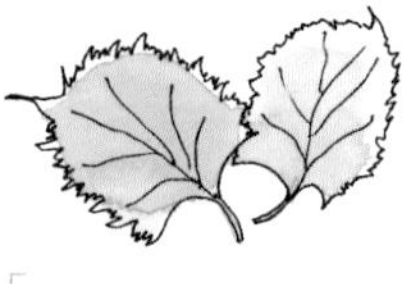

［ Green shiso ］

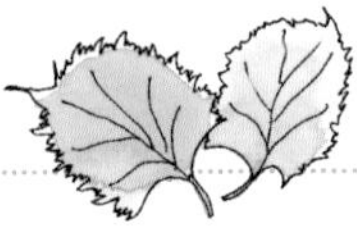

Explanation

大葉（青紫蘇）は、体を温めて発汗を促し、体の冷えを取ってくれる食材。寒気がする風邪のときや、冷え症の方にもおすすめです。

さわやかな香りで気のめぐりをよくし、お腹の調子を整えてくれるので、ストレスの解消、気の滞りによる喉の詰まり感や胃の不快感の改善、咳の緩和などにも効果があります。

よくお刺身に添えられているのは、魚介類による食中毒を予防する作用があるから。生の魚を食べるときは大葉も一緒にとるようにするといいでしょう。

なお、大葉の香りは加熱すると飛びやすい（香り成分が揮発しやすい）ので、生でとるか、加熱する場合は短時間で調理するのがベター。最後に加えてさっと仕上げれば、香りだけではなく色もきれいです。

乾燥に弱く、しおれたり変色したりしやすいので、すぐに使い切れないときは、保存食に加工するのがおすすめ。

紫蘇ジェノベーゼにしたり、塩漬けや味噌漬け、醤油漬けにすると、ある程度の期間はおいしく色鮮やかなまま保存できて便利です。

食材メモ

大葉、にんにく、白だし、オイル（米油 or オリーブオイル）をブレンダーやフードプロセッサーにかければ、和風な味わいの紫蘇ジェノベーゼになります。種をとった梅干しを入れても◎。

“おにぎりにもほかほかごはんにも◎”

大葉のちょっとピリ辛醤油漬け

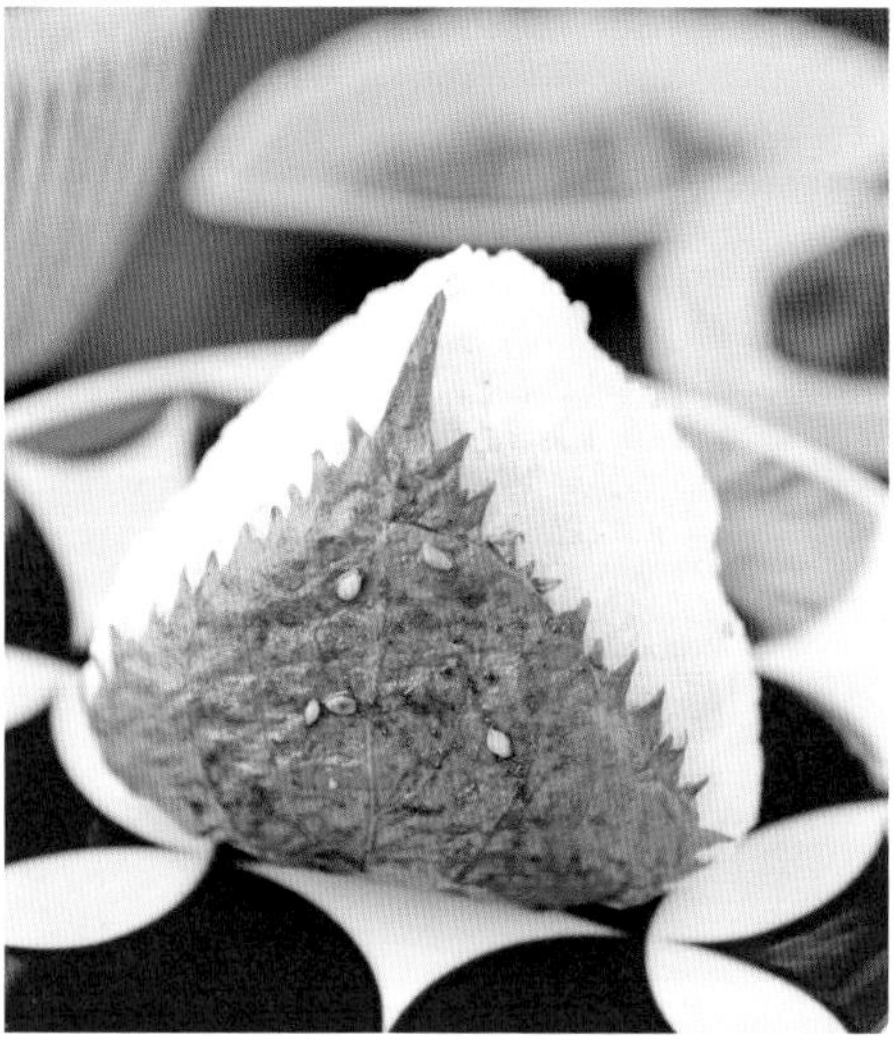

材料 （つくりやすい分量）
Cooking ingredients

・大葉…10枚

Ⓐ

・韓国唐辛子…小さじ1/2
（豆板醤や一味唐辛子で代用なら、少なめに）
・薄口醤油…大さじ2
・砂糖…大さじ1/2
・ごま油、白ごま…各小さじ1

作り方 How to cook!

Ⓐを入れた容器に、洗って水気をふきとった大葉を一枚ずつ漬け汁を塗りながら重ねていく。最後にラップを重ねて（落としラップ）ふたをし、一晩冷蔵庫で寝かせる。

“これ一枚でごはん一膳ペロリ”

大葉のコチュ味噌漬け

材料 （つくりやすい分量）
Cooking ingredients

・大葉…１５～２０枚

Ⓐ

・コチュジャン…大さじ3
・味噌…大さじ１と1/2
・砂糖、醤油、ごま油…各小さじ１
・おろしにんにく…チューブで２cm

作り方 How to cook!

Ⓐを混ぜ合わせ、1枚目の大葉の両面に少量塗り、ラップの上に置く。その上に次の大葉を重ね、上面にⒶをぬり、それを繰り返す。ラップで全体を包み、冷蔵庫で2日寝かせる。

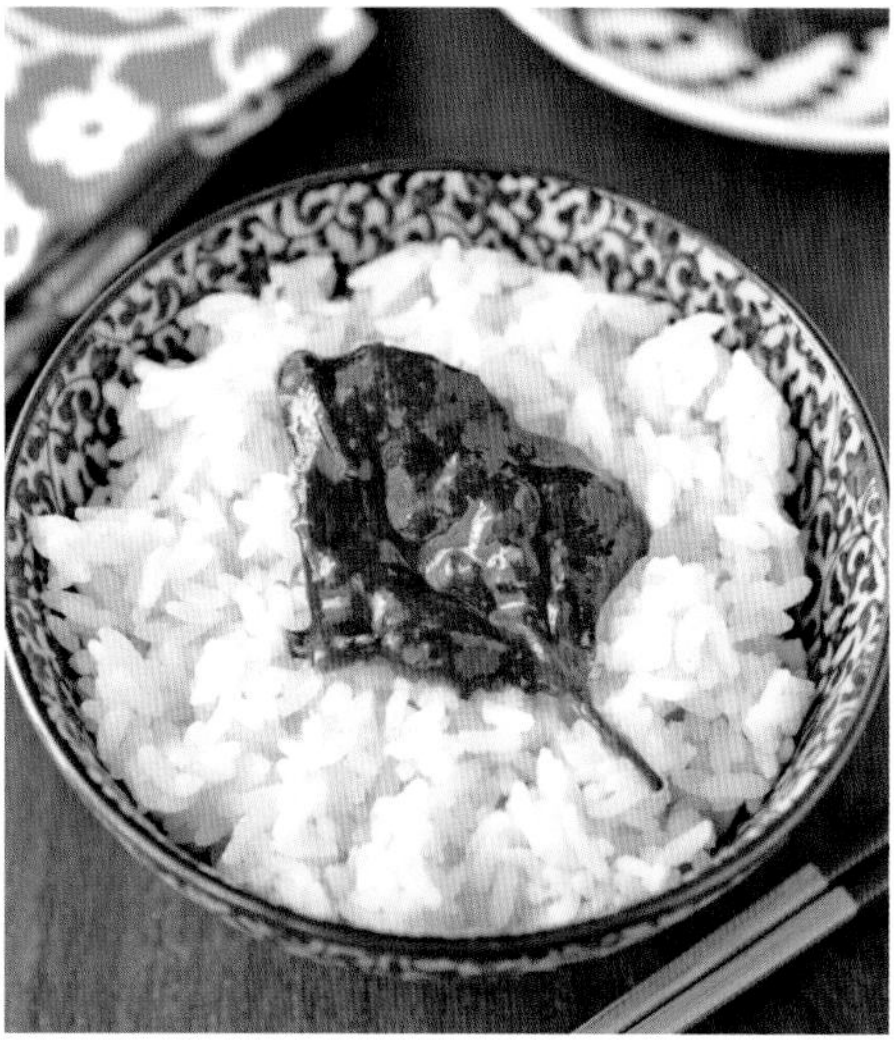

Yakuzen Recipe
薬膳的
らくらくレシピ

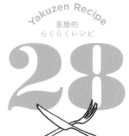

28

緑豆もやし・緑豆春雨

体から湿気を出し、むくみを取ってくれる

[Mung bean sprouts・
Mung bean noodles]

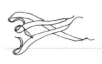

Explanation

もやしにも春雨にも種類があり、効能が少しずつ違いますが、スーパーに主に並んでいるのは「緑豆もやし」と「緑豆春雨」。緑豆そのものはあまり見かけないですが、緑豆を使った食材はとても身近にあります。

緑豆には、体の熱を取る効能、体内の余分な水分を取る効能があり、体内に湿気がたまってむくみやすい梅雨どきや、熱がこもりやすい夏に食べると体調が整いやすいです。

解毒作用もあり、吹き出物や口内炎、二日酔いなどにも効果があります。

ただ、体の熱を取る力が強いので、冷房などで体の冷やし過ぎが気になる場合は、体を温めるものを組み合わせて食べましょう。胃腸が弱い方や冷えている方、お腹がゆるいときなどは控えめにしたほうが安心です。

もやしや春雨は、手頃で扱い方も簡単なので、日々の食卓の強い味方です。

火の通りが早く、料理のボリュームもぐっとアップします。

クセがないので、ナムル、スープ、炒め物、生春巻き、チヂミやお好み焼きなど、たいていの料理に合うのもうれしいポイントです。体にむくみや熱のこもりを感じたら、いつもの食事に取り入れてみてください。

食材メモ

緑豆春雨は主に中国産で、緑豆のデンプンが原料。国産の春雨（普通春雨と呼ばれる）は、じゃがいもやさつまいものデンプンが原料。火の通りや食感、効能も違います。

もやしに片栗粉をまぶすと、べちゃっと水っぽくなりにくいです。

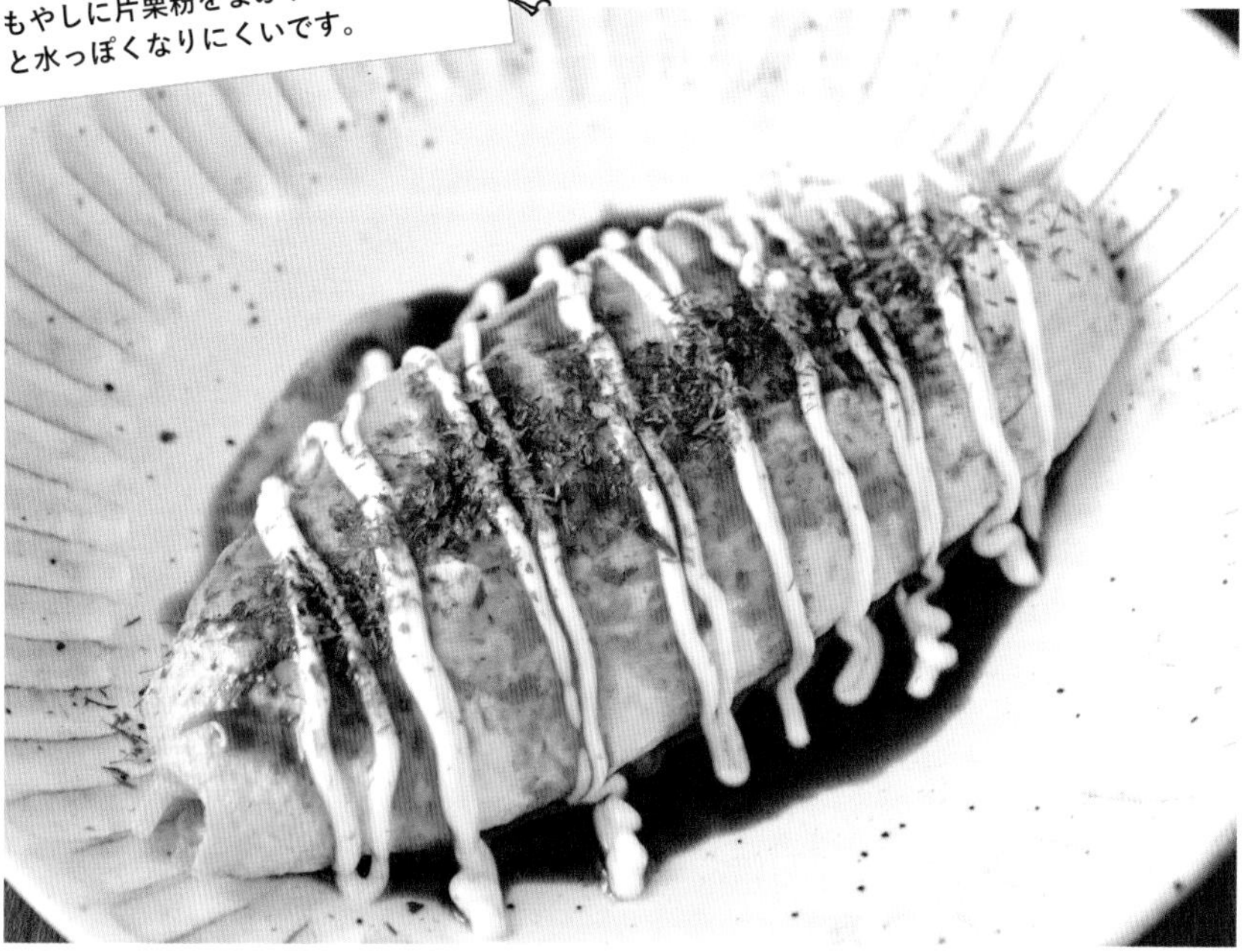

“包丁・まな板不要！ 節約にもお役立ち”

もやしとひき肉のとんぺい焼き

材料 （1人分）
Cooking ingredients

- 豚ひき肉…50 g
- もやし…1/2袋
- 片栗粉…小さじ1
- 塩・こしょう…少々
- 米油（or サラダ油）…大さじ1と1/2
- ソース、マヨネーズ、青のりなど
  …適量（お好みで）

Ⓐ

- 卵…2個
- 塩…少々
- 砂糖…少々

作り方 How to cook!

1. もやしに片栗粉をまぶしておく。
2. フライパンに油大さじ1/2を熱し、ひき肉を加え、塩・こしょうをふって炒める。ひき肉の色が完全に変わったら、1を加えてさっと炒めて塩・こしょうで軽く味付けし、いったん取り出す。
3. フライパンをさっと拭いて、油大さじ1を熱し、混ぜ合わせたⒶを流し入れてざっとかき混ぜる。半熟状になったら2を真ん中に乗せ、両端を折りたたんで包む。お好みで、ソースなどをかける。

“さっぱりつるんと食べやすい”

春雨と豚肉とピーマンの黒酢炒め

材料 （2人分） Cooking ingredients

・緑豆春雨…40g
・豚ばら薄切り肉…80g
・ピーマン…2～3個
・米油（or サラダ油）…大さじ1
・ごま油…小さじ1/2
・塩、こしょう　各少々

Ⓐ

・ぬるま湯…50cc
・黒酢…大さじ1
・みりん…大さじ1
・醤油…大さじ1
・砂糖…大さじ1/2
・オイスターソース…大さじ1/2
・白ごま…大さじ1/2
・おろし生姜…チューブで2cm
・片栗粉…小さじ1/2

作り方 How to cook!

1. 春雨をたっぷりの熱湯に5分浸してもどし、水で洗って食べやすい長さに切る。ピーマンは細切りにし、豚肉も細めに切る。Ⓐをよく混ぜ合わせておく。
2. フライパンに油を熱し、中火に落として豚肉とピーマンを炒める（塩、こしょうをふる）。
3. 肉の色が変わってピーマンがしんなりしたら、Ⓐと春雨を加え、混ぜながら軽く煮て、ゆるいとろみがついたら、仕上げにごま油を回しかける。

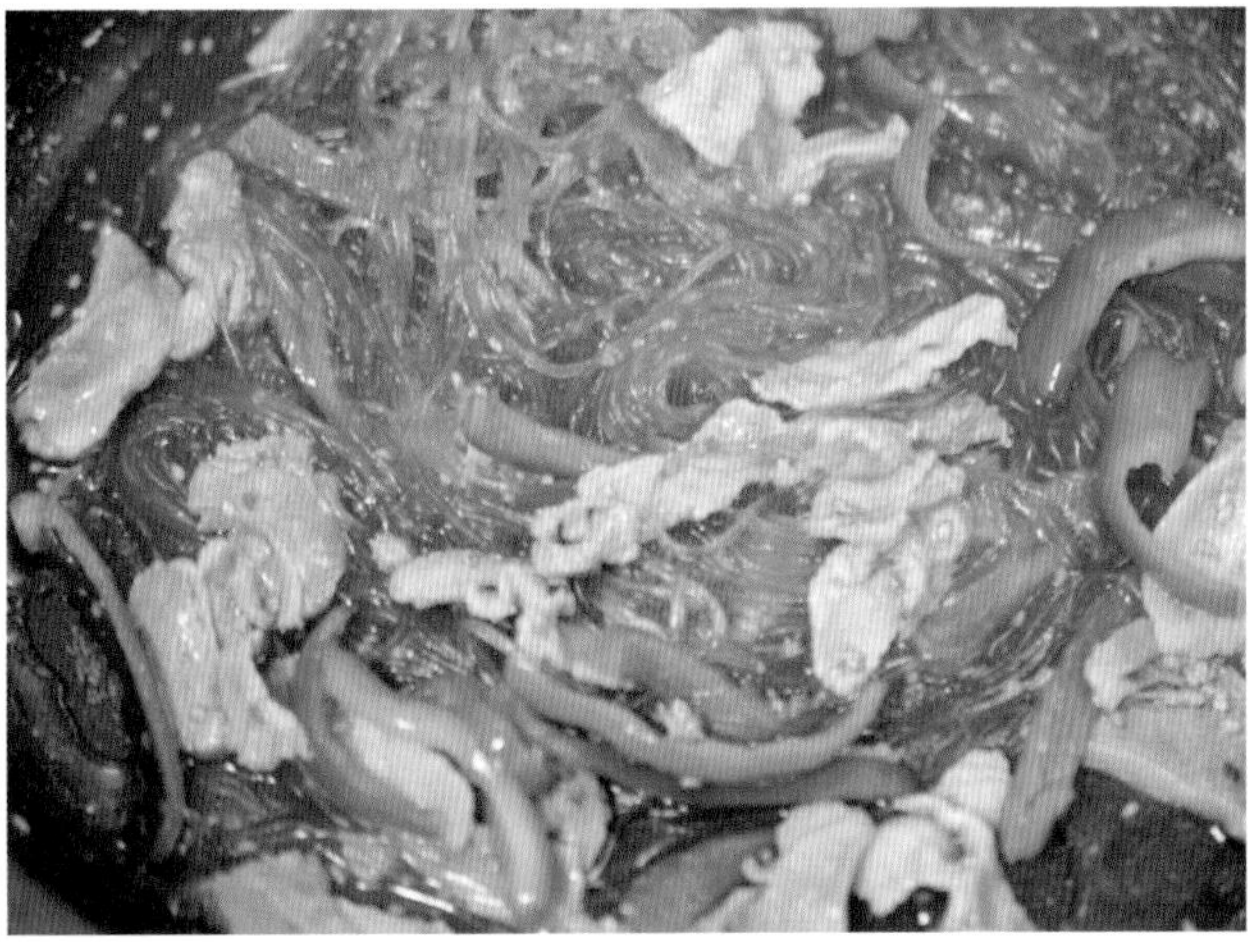

調味料を煮詰めないように
注意してください。
少し水分が残っていて、
ゆるーくとろみがついている
くらいで火を止めるのがポイント。

米酢や穀物酢でもOKですが、黒酢のほうが疲労回復効果が高いです。

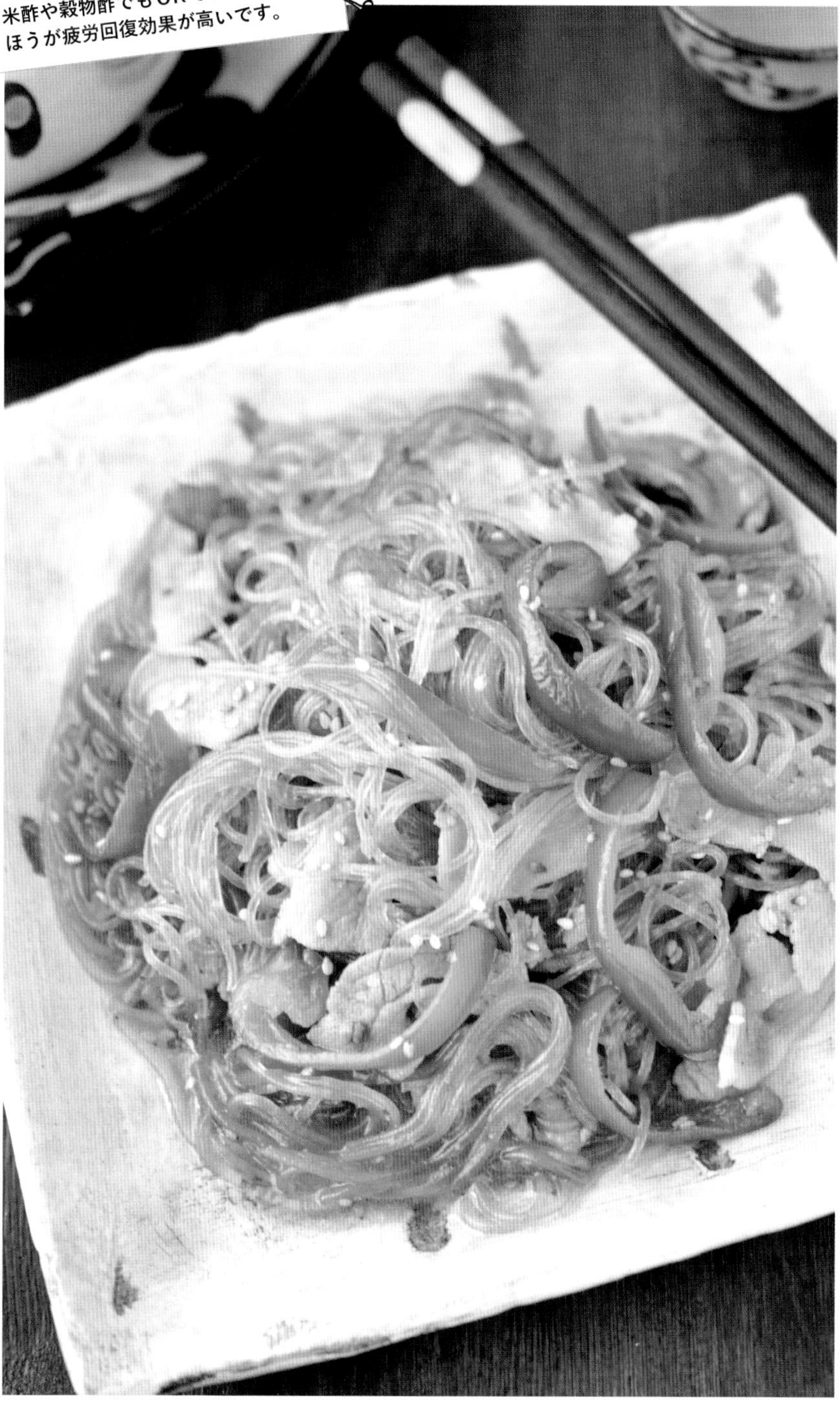

“もやし×春雨のWパワー”

もやしと春雨のツナ卵炒め

材料 （3～4人分） Cooking ingredients

・緑豆春雨…40g
・もやし…1袋
・卵…2個
（下味：塩ひとつまみ・砂糖少々）
・米油（or サラダ油）…大さじ1
・ごま油…大さじ1＋小さじ1
・ツナ缶…1缶（70g入り）
・刻みねぎ、ブラックペッパー…適量

Ⓐ
・めんつゆ（2倍濃縮タイプ）…大さじ3
・酒…大さじ1/2

作り方 How to cook!

1. 春雨をたっぷりの熱湯に5分浸してもどし、水で洗って食べやすい長さに切る。もやしは洗って水気を切る。
2. 卵に下味を加えて混ぜる。フライパンに油を熱し、ふんわりとした炒り卵をつくって取り出す。
3. フライパンをさっと拭き、ごま油大さじ1を熱してもやしをしんなりするまで炒め、油を切ったツナを加えてさっと炒める。春雨とⒶを加えて混ぜ炒め、炒り卵とごま油小さじ1を加えてさっと混ぜ炒める。刻みねぎとブラックペッパーをかける。

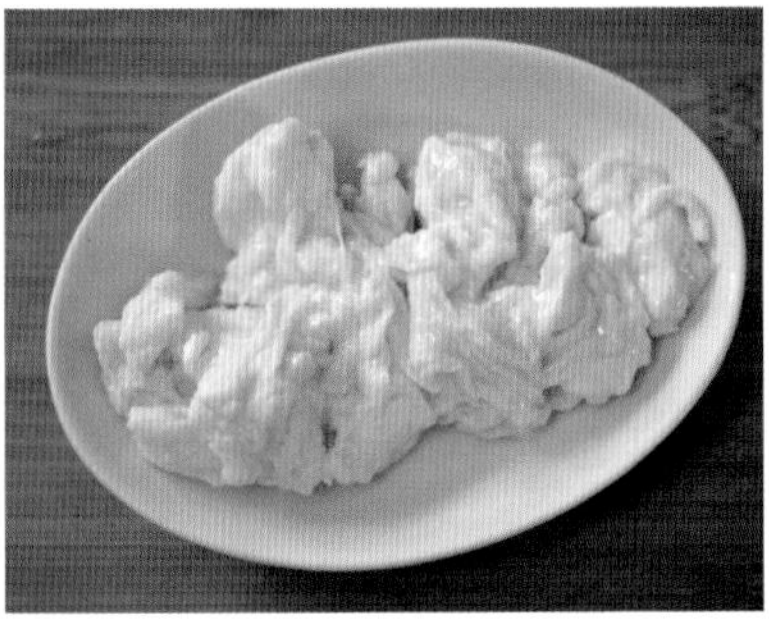

炒り卵はこれくらいのふわふわ加減がおすすめです。

さっと混ぜたらばらける炒り卵。仕上げのごま油が味の決め手です。

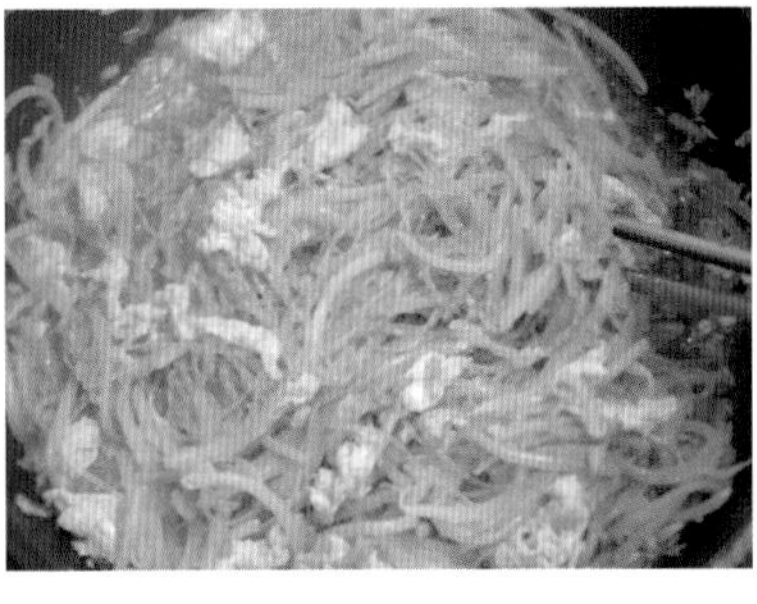

体を温めるこしょうとねぎで、冷やし過ぎをカバー。

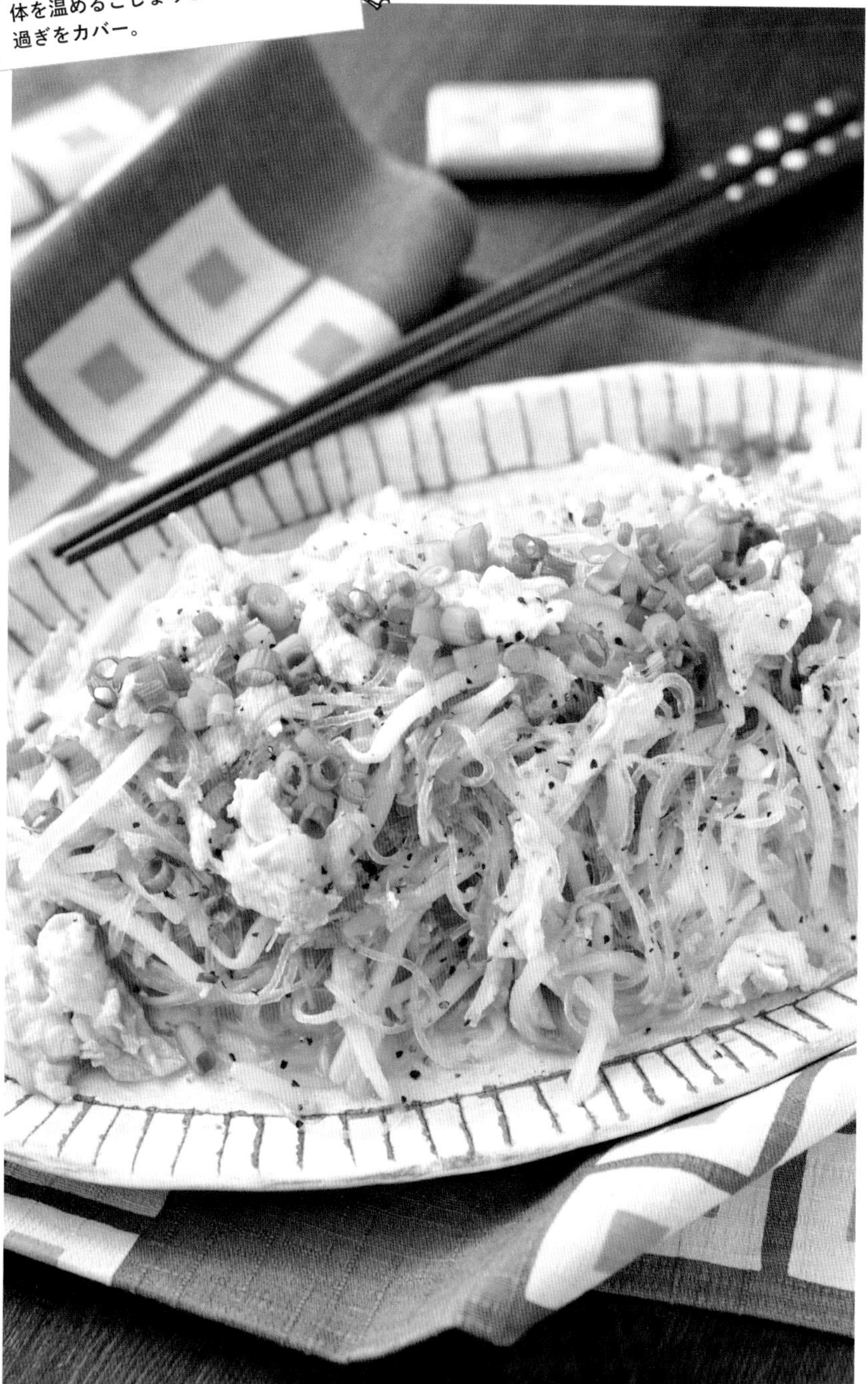

Yakuzen Recipe
薬膳的
らくらくレシピ

29

山芋（長芋）

味わいたい食感やほしい効能で調理法を変えてみる

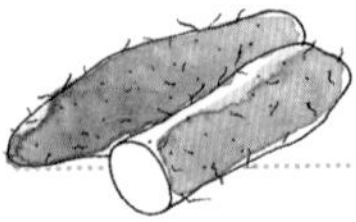

Explanation

山芋には、長芋、自然薯、大和芋などさまざまな種類がありますが、中でもスーパーで手軽に手に入りやすく毎日のお料理にも使いやすいのが長芋です。

気を補う効能、体をうるおす効能、胃腸の調子を整える効能があり、疲労回復、風邪予防、乾燥によるトラブル（肌荒れや便秘、ほてり、口や喉の渇き、咳など）の緩和、消化促進に効果的です。

また、腎（生命力の源、老化と深く関わる）に作用し、老化防止にも効果が期待できます。

長芋は、すりおろすと、ネバとろ～っとした食感、短冊や棒状に切るとシャキっとした食感、炒めたり煮たりするとホクッとした食感になり、切り方や調理の仕方で食感の違いを楽しめるので、一本丸ごと買っても飽きずに使い切ることができます。

その日の気分で調理するもよし、ほしい効能によって調理する方法を決めるのもよしです。

うるおいを補いたい場合はなるだけ加熱せず生で食べるようにし、気を補いたい場合は加熱して食べるのがおすすめです。

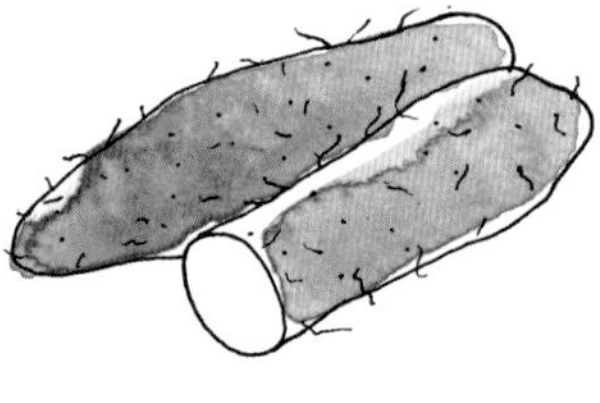

食材メモ

山芋は、漢方薬の原料となる生薬としても使われるほど薬効が高い食材です。生薬名は「山薬（さんやく）」といい、エネルギーを補う補気薬として使われます。

［ Yam ］

“ツンとした風味がさわやか”

長芋のわさび漬け

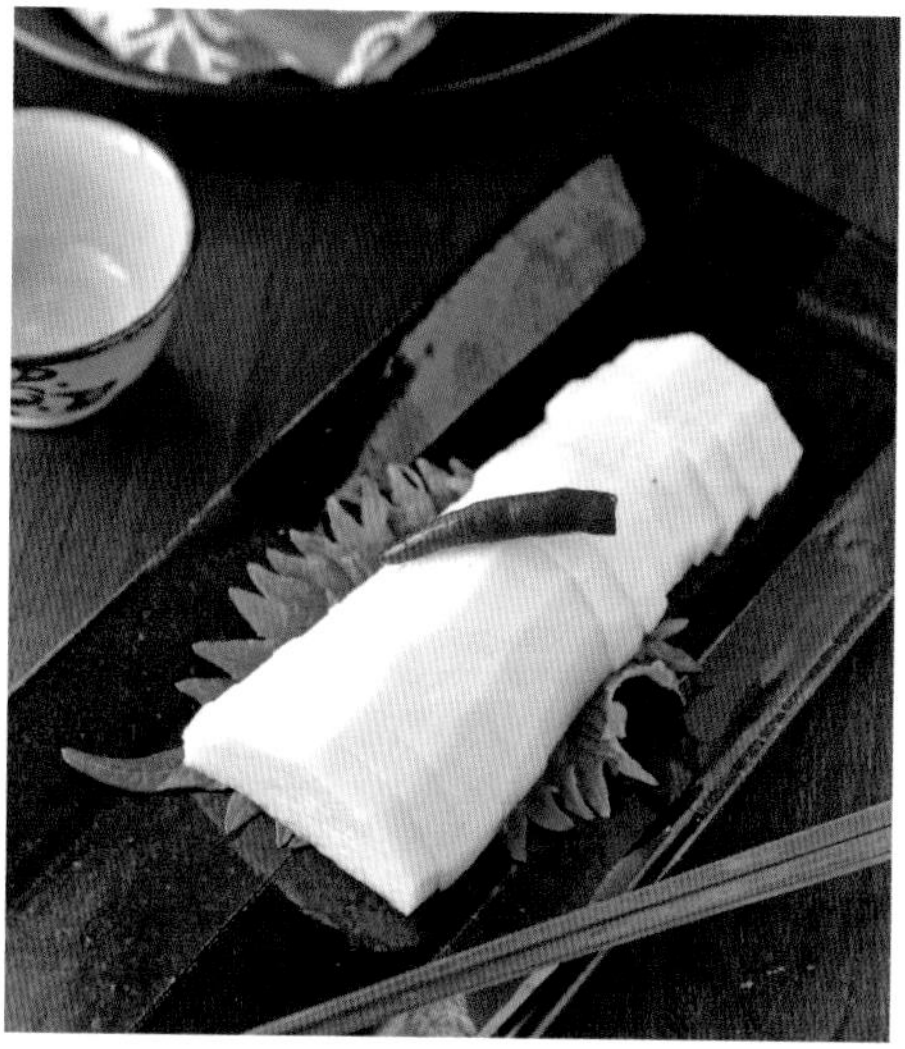

材料 (4人分) Cooking ingredients

・長芋…300g

Ⓐ

・水…100cc
・白だし…大さじ2
・昆布茶…小さじ1/2
・わさび…チューブで3cm
・赤唐辛子…1本

作り方 How to cook!

長芋の皮をむいて、タテに半分に切る。保存袋によく混ぜたⒶと長芋を入れて密封し、2～3日冷蔵庫で寝かせる。

“シャクホクッとした食感の甘辛味”

長芋の柚子こしょうきんぴら

材料 (4人分) Cooking ingredients

・長芋…400g
・米油（or サラダ油）…大さじ1
・ごま油…小さじ1

Ⓐ

・醤油、みりん…各大さじ1と1/2
・酒、白ごま…各大さじ1/2
・砂糖…小さじ1
・柚子こしょう…小さじ1/2～（お好みで）

作り方 How to cook!

長芋の皮をむいて5mm角の千切りにし、中火で焼きつけるように油で炒める。ほっくりしてきたらⒶを加えて混ぜ炒め、仕上げにごま油を回しかける。

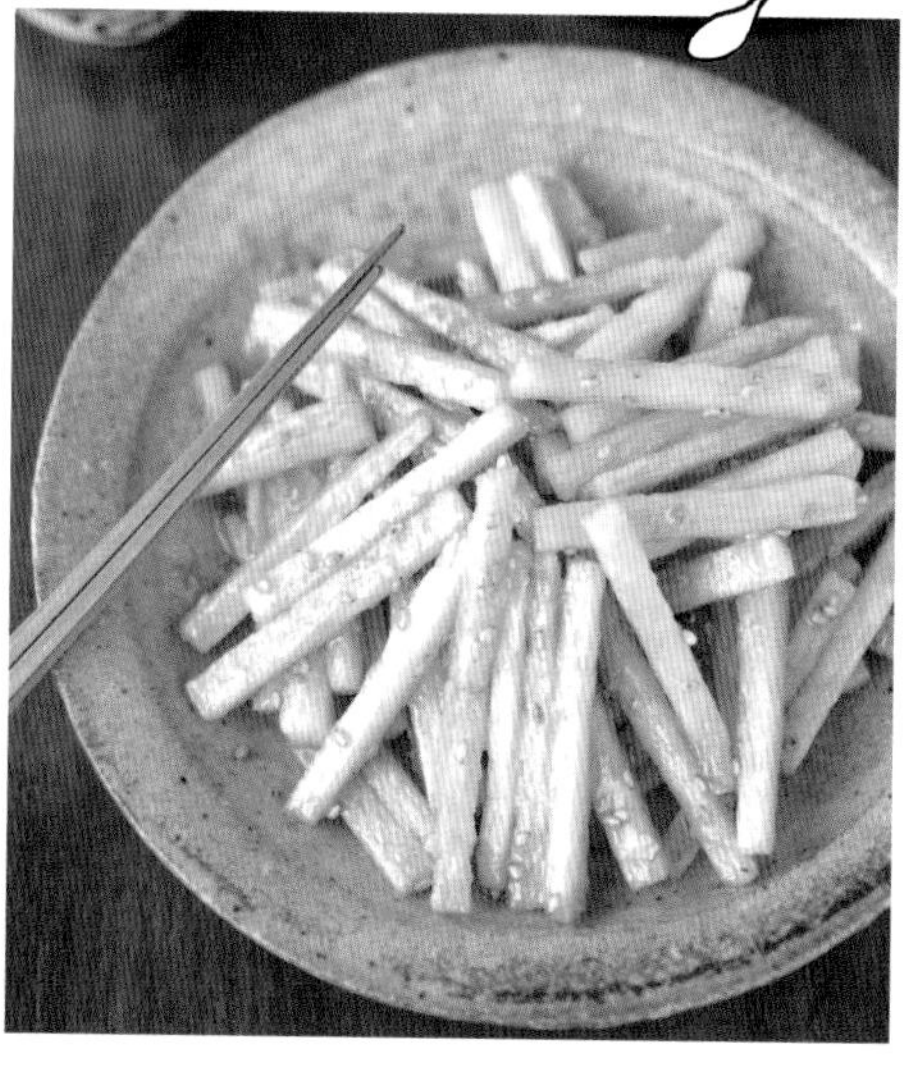

Yakuzen Recipe
薬膳的
らくらくレシピ

30

アボカド

“映え食材”は、美容にも疲労回復にも◎

[Avocado]

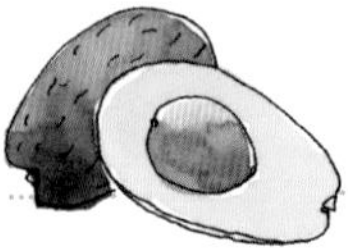

Explanation

ビタミンやミネラルを多く含み、抗酸化作用があって、美容にいいアンチエイジング食材として人気のあるアボカド。

調理も簡単で、濃厚リッチな味わいと食感が楽しめ、グリーンの鮮やかな色合いが写真映えするのも人気のポイントです。

薬膳でも、胃腸の機能を高め、腸をうるおす効能があり、便通を整え、美肌にも効果があるとされています。

さらに、気を補い、疲労回復にも威力を発揮するので、「疲れたなぁ〜」というときや、「便秘気味でお肌の調子が悪いなぁ〜」というときは、ぜひ取り入れてみてください。

シンプルにわさび醤油で食べてもいいですし、サラダに加えたりディップにするのも◎。テーブルに並べるだけで、カフェメニューっぽいオシャレな一品になります。

炒め物や揚げ物など加熱料理に使っても、とろ〜っととろける食感になって、とってもおいしいですよ。

「そろそろ食べ頃かと思って切ってみたら、まだ熟し切っていないアボカドだった！」なんていうときに加熱料理はとくにおすすめ。生のままよりぐっとおいしく消費できます。

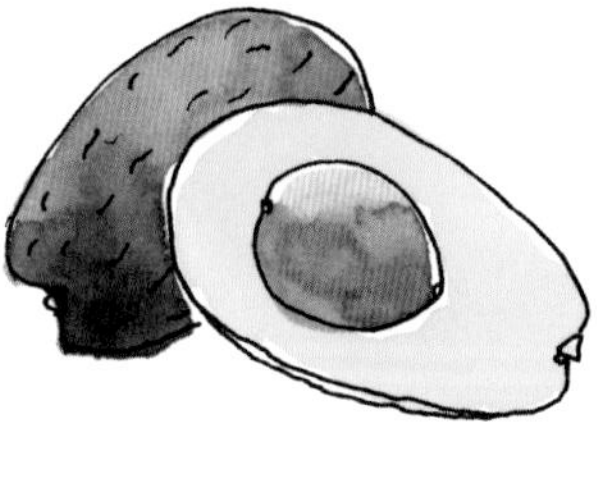

食材メモ

アボカドの変色を防ぐ方法として、レモン汁をかけることがよく知られていますが、電子レンジで加熱するのも効果があります（ラップなしで20秒程度）。

白米とうずらの卵をプラスして、疲労回復効果さらにUP！

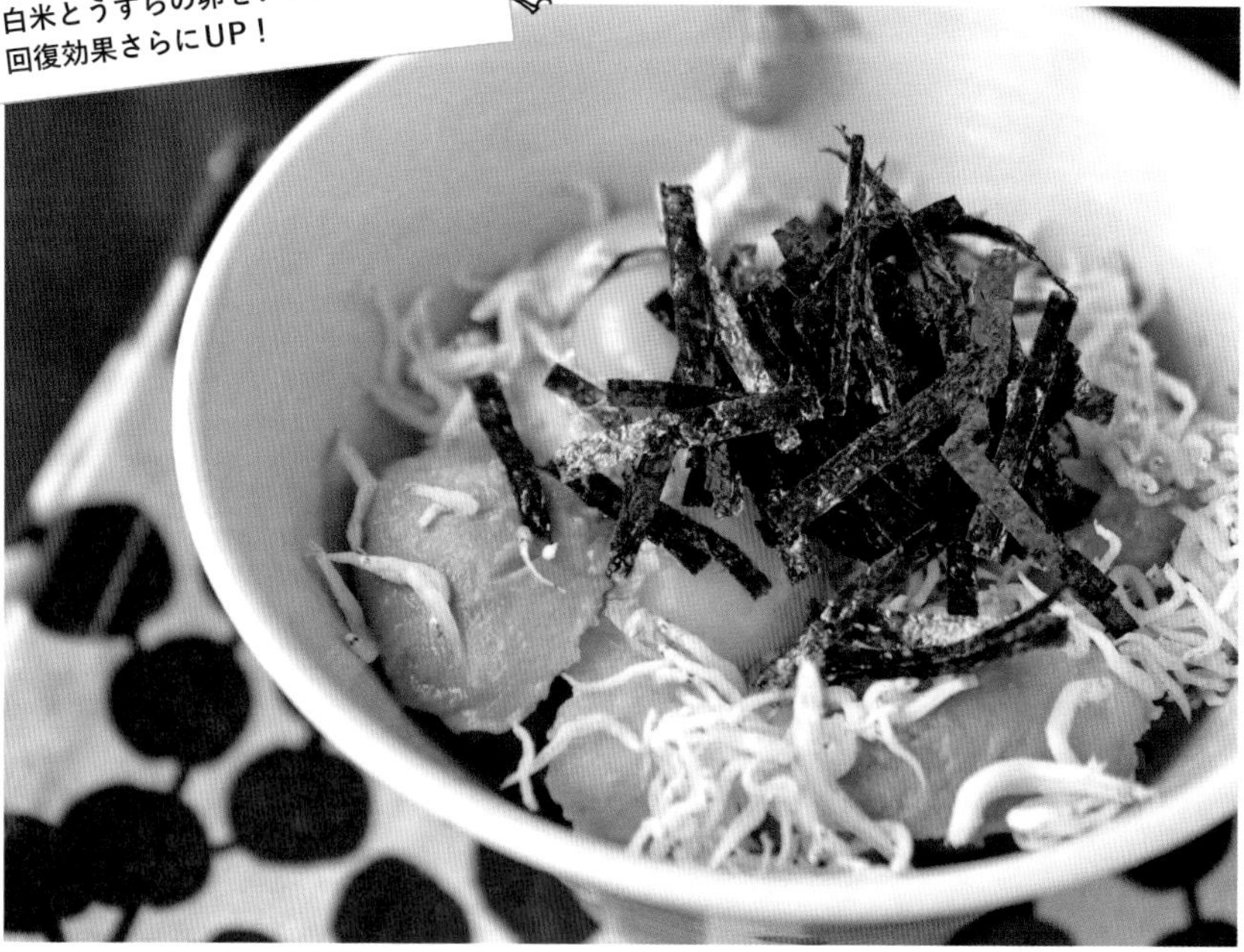

“濃厚！手軽にパパッとエネルギー補給”

アボカドとうずら卵のめんつゆかけ丼

材料 （1人分）
Cooking ingredients

・温かいごはん…茶碗１杯分
・アボカド…1/2個
・(あれば) しらす…ひとつかみ
・うずらの卵…1～2個
・刻み海苔…適量
・わさび…適量
・めんつゆ (2倍濃縮) …適量

作り方 How to cook!

1. 器に、温かいご飯をよそう。
2. アボカドをスプーンで食べやすい大きさにすくってごはんの上にのせる (あれば、しらすものせる)。
3. うずらの卵を割り入れ、刻み海苔を散らし、わさびを添える。最後にめんつゆをかける。

Yakuzen Recipe
薬膳的
らくらくレシピ

31

ナス

熱を取り、むくみも取る。血もサラサラに

Eggplant

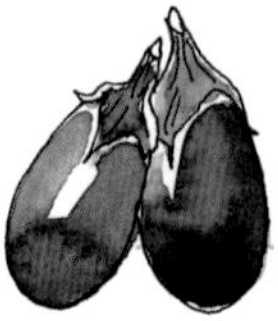

Explanation

ナスは体の熱を取ったり、胃腸の調子を整える効能があり、夏バテや食欲不振の改善に効果的な食材です。

また、利尿作用があってむくみを改善したり、血のめぐりをよくする効能もあります。

夏は水分のとり過ぎでむくんだり、暑さで津液(血や水分)を消耗して血がドロドロになりやすいので、体内の水分と血のめぐりをよくするナスは、とてもおすすめです。

ただ、体に冷えのある方や胃腸が弱い方がナスを食べ過ぎると、下痢を起こしやすくなるので注意してください。「秋なすは嫁に食わすな」ということわざの意味は諸説ありますが、お嫁さんの体をいたわるという意味はここから来ています。

体を温めるものと組み合わせたり、油を使って火を通すようにすると、体を冷やす作用を緩和できます。

油をまとわせて火を通すことで、色鮮やかになり、甘くてやわらかジューシーな食感になりますよ。

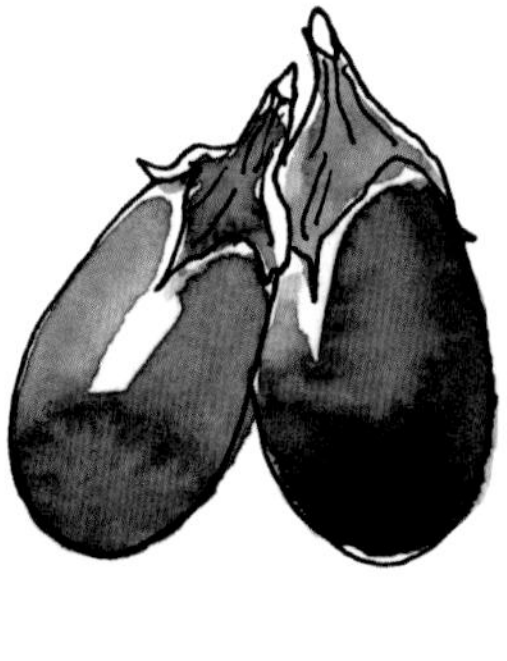

食材メモ

ナスは「油を吸いやすい」「長時間加熱調理すると変色しやすい」というのが難点ですが、電子レンジを使えば、少量の油と短時間の加熱で済み、色よく仕上がります。

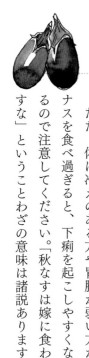

みりんは煮切ったものなら、よりおいしい（26ページ参照）。

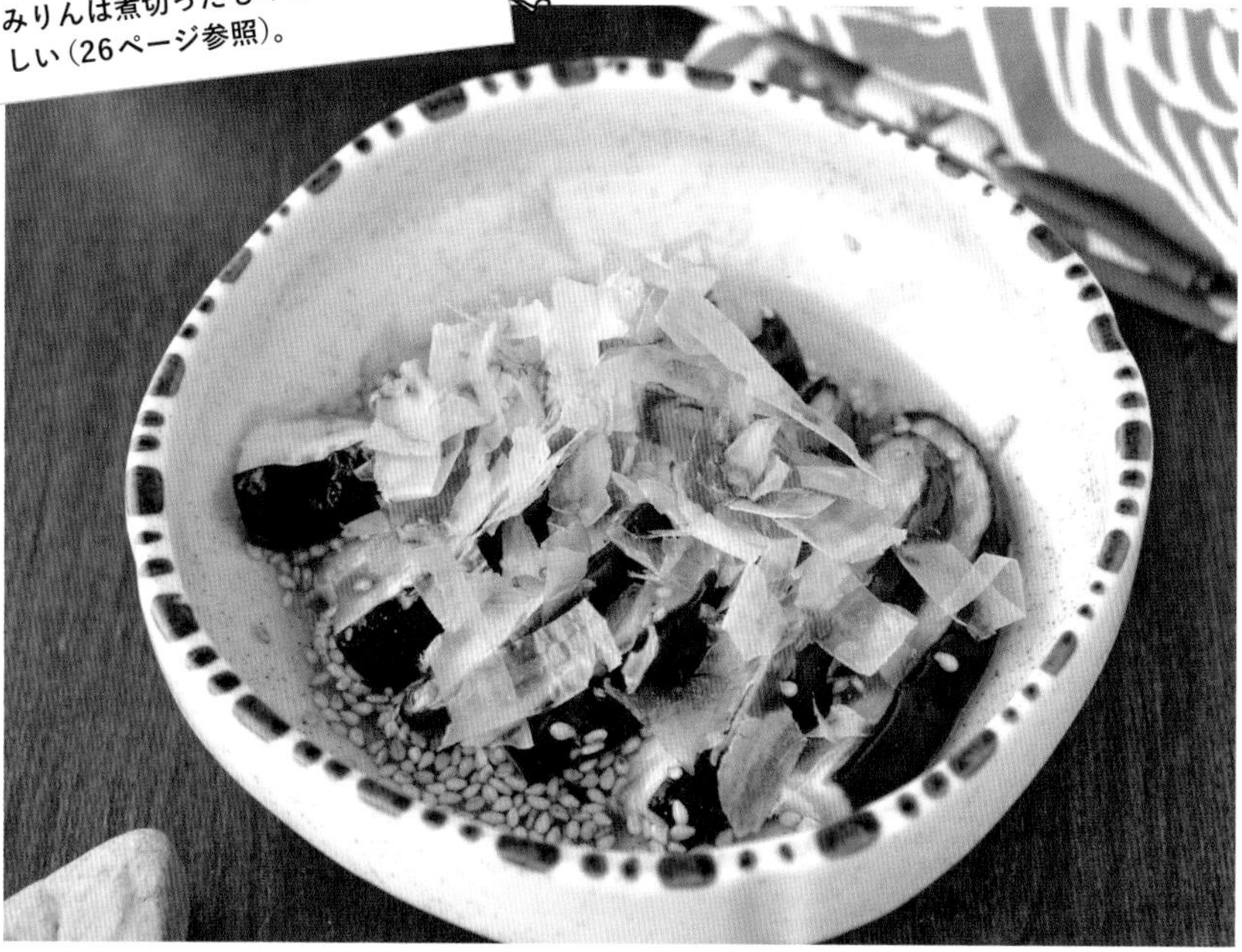

“レンジで簡単！ ジューシーな味わい”

蒸しナスのおかかごまラー油

材料（2人分） Cooking ingredients

・ナス（小さめ）…2本
・米油（or サラダ油）…大さじ1/2
・かつお節…お好みの量

Ⓐ
・白だし…大さじ2
・みりん…大さじ1
・白ごま…大さじ1/2
・ラー油…お好みの量

作り方 How to cook!

1. ナスをくし形に切り、塩水（海水程度）に5分ほど浸したら、水気をキッチンペーパーで拭き取る。
2. 1を耐熱容器に入れて油をかけて混ぜ、全体に油を馴染ませる（とくに皮の部分）。ラップをふんわりかけ、電子レンジで4分加熱する。
3. 2に混ぜ合わせたⒶをかけて混ぜる。食べるときに、かつお節をかける。

32

人参

貧血や目のトラブルに効く食材。ひと手間で食べやすく

Carrot

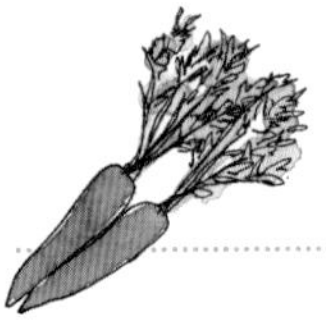

Explanation

人参は、血を養い、日と関係の深い肝の働きを整える食材で、貧血や目のトラブル（ドライアイや疲れ目、かすみ目など）を改善してくれます。肝が弱りやすく、目のトラブルが起こりやすい春先に、積極的にとりたい食材です。

また、胃腸の働きを高め、消化不良を改善する効能もあるため、胃腸が弱っている方や消化不良を起こしやすい小さいお子さんにおすすめです。

人参が苦手な場合は、じっくりと煮る、あるいは、油をまとわせてしっかりと炒めると、甘みが際立ち人参の独特の風味を感じにくくなるので、食べやすくなります。

時間がないときは、油と塩をまとわせて電子レンジで加熱するだけでも、十分甘みが出ておいしくいただけます。

人参と同じく血を補う効果がある鶏卵やツナ缶を合わせるのもおすすめ。うまみやまろやかさが加わってより食べやすくなり、効能もアップします。

ちくわなどの練り物も相性がよく、おいしく仕上がりますよ。

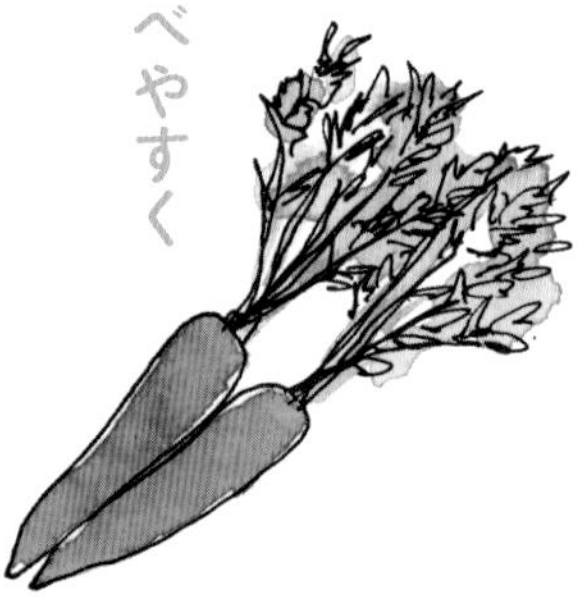

食材メモ

人参は、太くて色鮮やかで表面がなめらかなもの、葉を落とした断面が小さいものが、新鮮です。断面が大きすぎるものは、内部に空洞ができていることがあります。

“脳を活性化するじゃこと一緒に”

人参とじゃこのぽん酢きんぴら

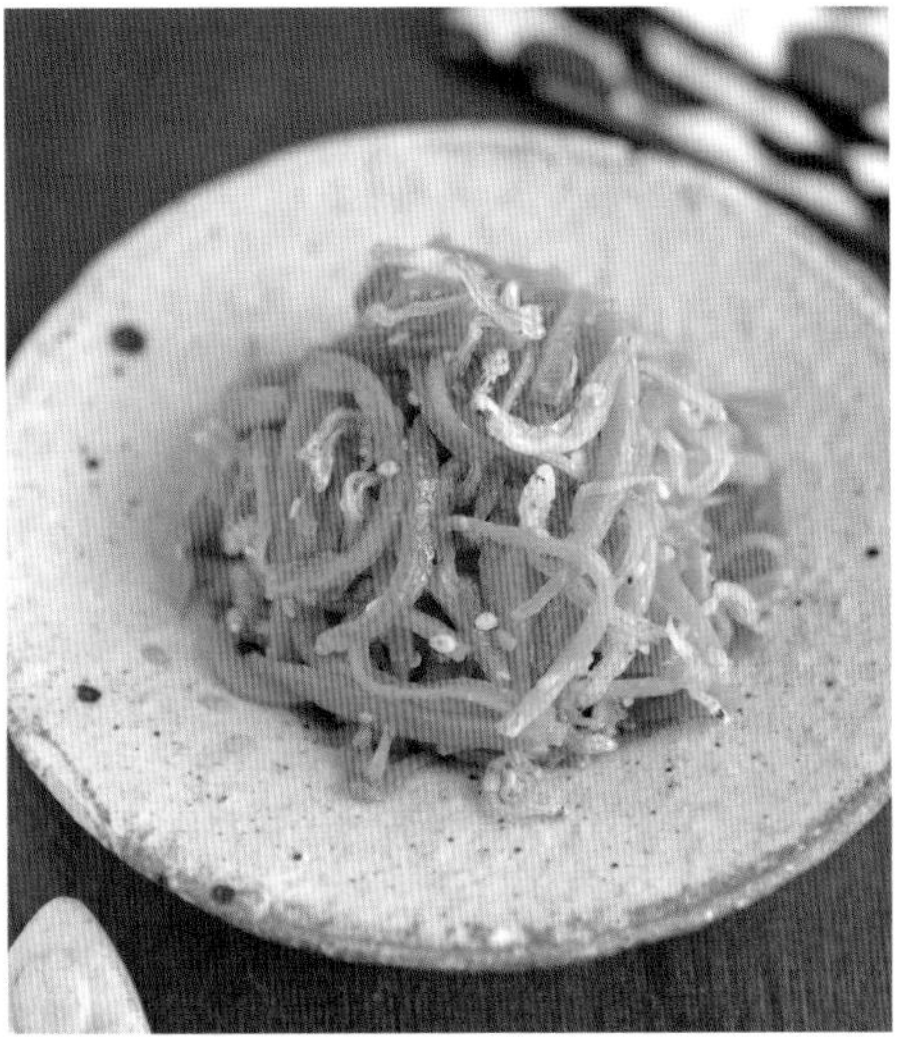

材料 （2人分）
Cooking ingredients

- 人参… 1本
- 米油（or サラダ油）…大さじ1
- 塩…少々
- ちりめんじゃこ…ひとつかみ
- ごま油…小さじ1

Ⓐ

- ぽん酢、みりん…各大さじ1と1/2
- 白ごま…大さじ1

作り方 How to cook!

人参を食べやすく千切りにする。フライパンに油を熱して弱めの中火にし、人参を塩をふって5分ほど炒める。じゃことⒶを加えて水分を飛ばすように炒め、ごま油を回しかける。

“人参嫌いでも食べやすい”

人参のチーズガレット

材料 （3〜4人分）
Cooking ingredients

- 人参…1本
- 片栗粉…大さじ1
- 塩…ひとつまみ
- 米油…大さじ1〜2
- シュレッドチーズ…ふたつかみ

作り方 How to cook!

千切りにした人参と片栗粉、塩をポリ袋に入れてシャカシャカ振り、油を熱したフライパンに広げて弱火で焼く。3分したらその上にシュレッドチーズをのせて、ヘラで軽く押さえてなじませ、1分ほどでひっくり返し、チーズがカリッとなるまで3〜4分焼く。

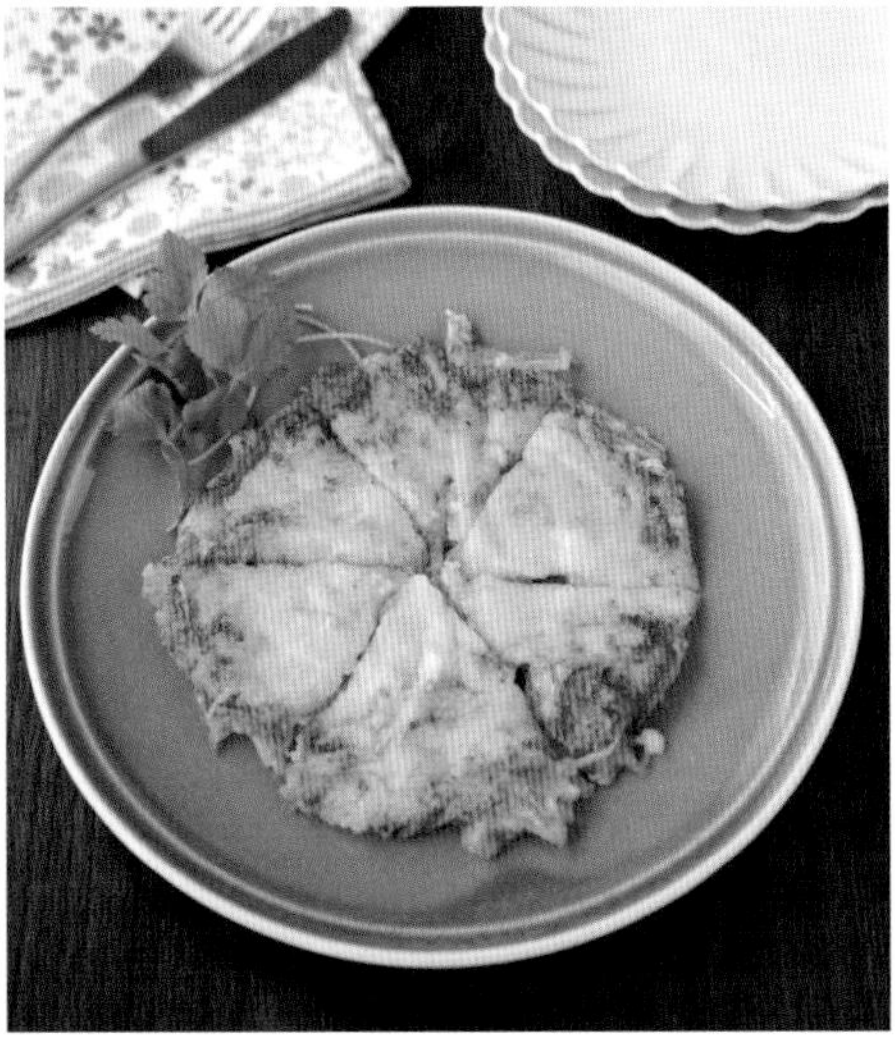

Yakuzen Recipe
薬膳的
らくらくレシピ

33

きのこ

疲れ知らず、風邪知らずの体をつくる

Mushroom

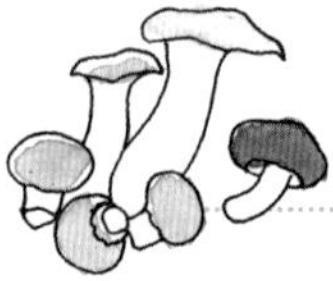

Explanation

きのこ類には、全般的に気を補い免疫力を高める効能があり、疲れにくく風邪をひきにくい体づくりができます。また、食物繊維が豊富で便通もよくしてくれます。

主なきのこの効能を紹介しましょう。

◉椎茸……気を補い、胃腸の働きを高める効能があるため、疲労を回復し食欲不振を改善します。生のものより干したもののほうが栄養価もうまみもアップします。

◉しめじ……気・血ともに補い、胃腸の働きを高める効能があるため、たまった疲れや貧血、消化不良などを改善します。美肌にも効果的です。

◉えのき……気を補い、体のうるおいを補う効能があり、疲労回復、風邪予防、肌荒れ、乾燥による咳や便秘の改善に効果があります。

◉舞茸…気を補い、胃腸の調子をととのえて余分な水分を尿として排出する効能があるため、疲労回復やむくみの解消に効果的。とりわけ免疫力を高める力が強いといわれます。

きのこは年中通して買いやすい価格なのがうれしいところ。カロリーも低く、うまみたっぷりです。数種類のきのこを使うと、うまみの相乗効果でよりおいしくなりますよ。

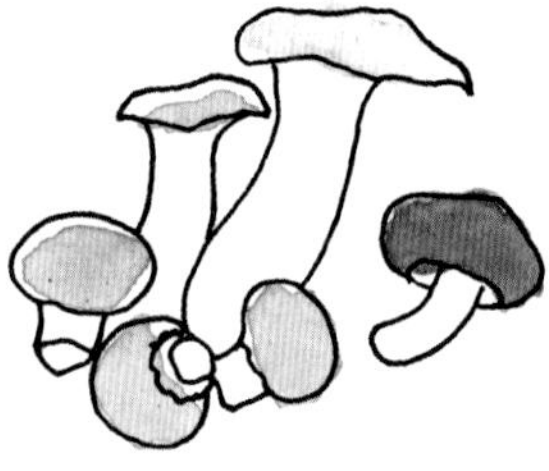

食材メモ

舞茸には、タンパク質分解酵素が含まれるため、お肉をやわらかくする作用があり、一緒に調理することで、安くてかたいお肉でも食べやすくなります。

柚子こしょうの代わりに、わさびでも
おいしくつくれます。

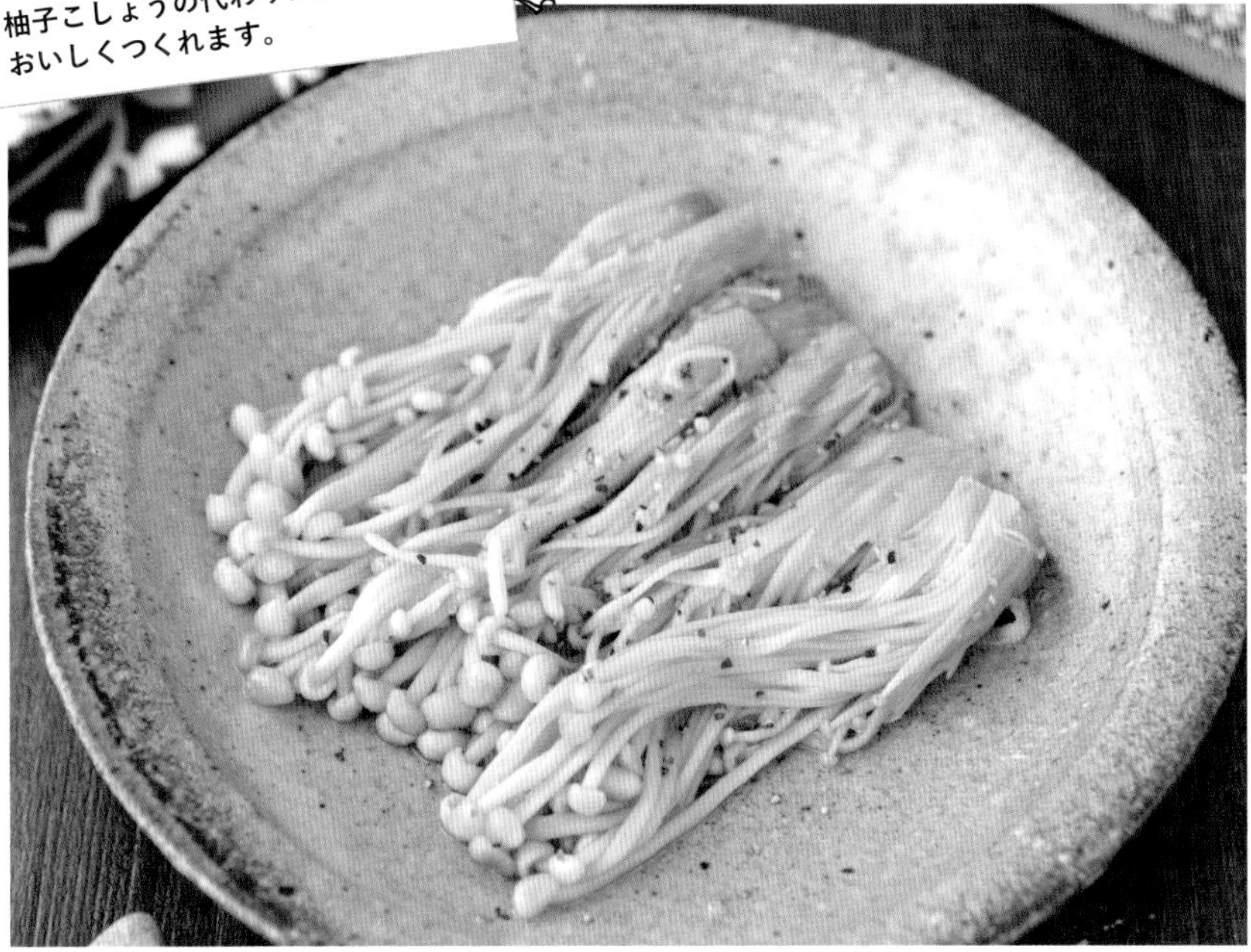

“体をうるおし肌荒れを改善”

えのきの柚子こしょうバター照り焼き

材料 （2人分）
Cooking ingredients

・えのき…1パック
・米油（or サラダ油）…大さじ1/2
・バター…10 g
・ブラックペッパー…適量

Ⓐ
・酒…大さじ1/2
・柚子こしょう…小さじ1/4（お好みで増量）
・みりん…大さじ1
・醤油…小さじ1

作り方 How to cook!

1. フライパンに油を熱し、根元を落として大きめに分けたえのきを入れ、中火であまり触らずに焼く。
2. 片面に焼き色が付いたらひっくり返し、裏面にも焼き色が付いたら弱火にしてⒶを加え、フライパンをゆすりながら味を絡める。
3. 汁気がある程度飛んでタレがまったりしてきたら火を止め、バターを加えて予熱で溶かし、全体に絡める。器にもりつけてブラックペッパーをふる。

冷蔵庫に余りがちなきのこの使い切りにぴったり。

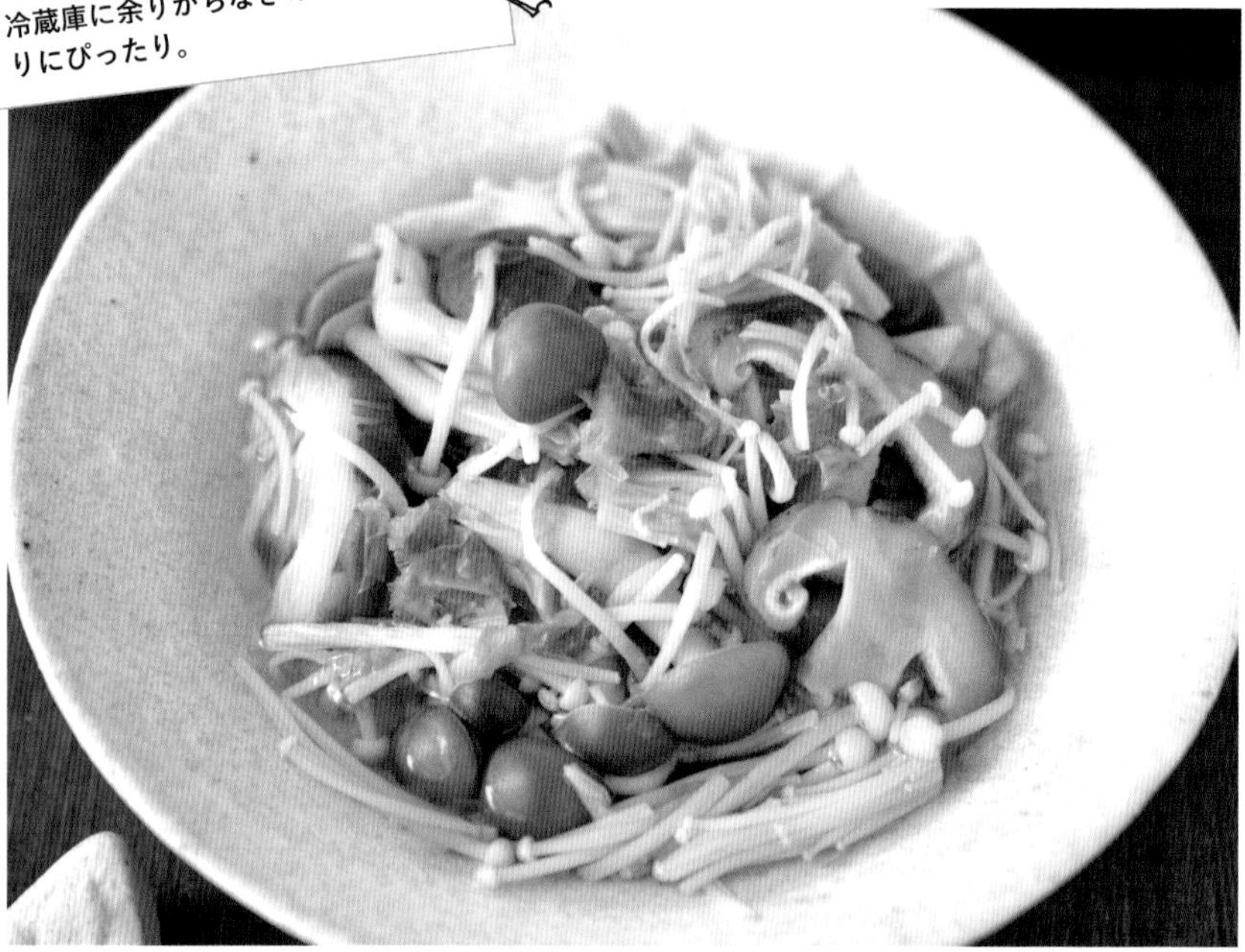

“数種のきのこでうまみも効能もUP！”

たっぷりきのこのおかか煮

材料 （2人分）
Cooking ingredients

・えのき…1/2パック
・しめじ…1/2パック
・椎茸…3～4枚
（お好みのきのこでOK。合計200g程度）
・かつお節…小分けパック1袋（2.5ｇ）

Ⓐ
・水…300cc
・白だし…大さじ2
・酒…大さじ1
・みりん…大さじ1

作り方 How to cook!

1. きのこは石づきのあるものは取り除き、食べやすくカット。
2. 小鍋にⒶを煮立たせ、①を加えて中火でしんなりするまで煮る。
3. かつお節を加えてひと煮し、味をみて薄ければ塩（分量外）で整える。

ほたては、体をうるおす効能があり、
疲労回復と老化防止にも◎。

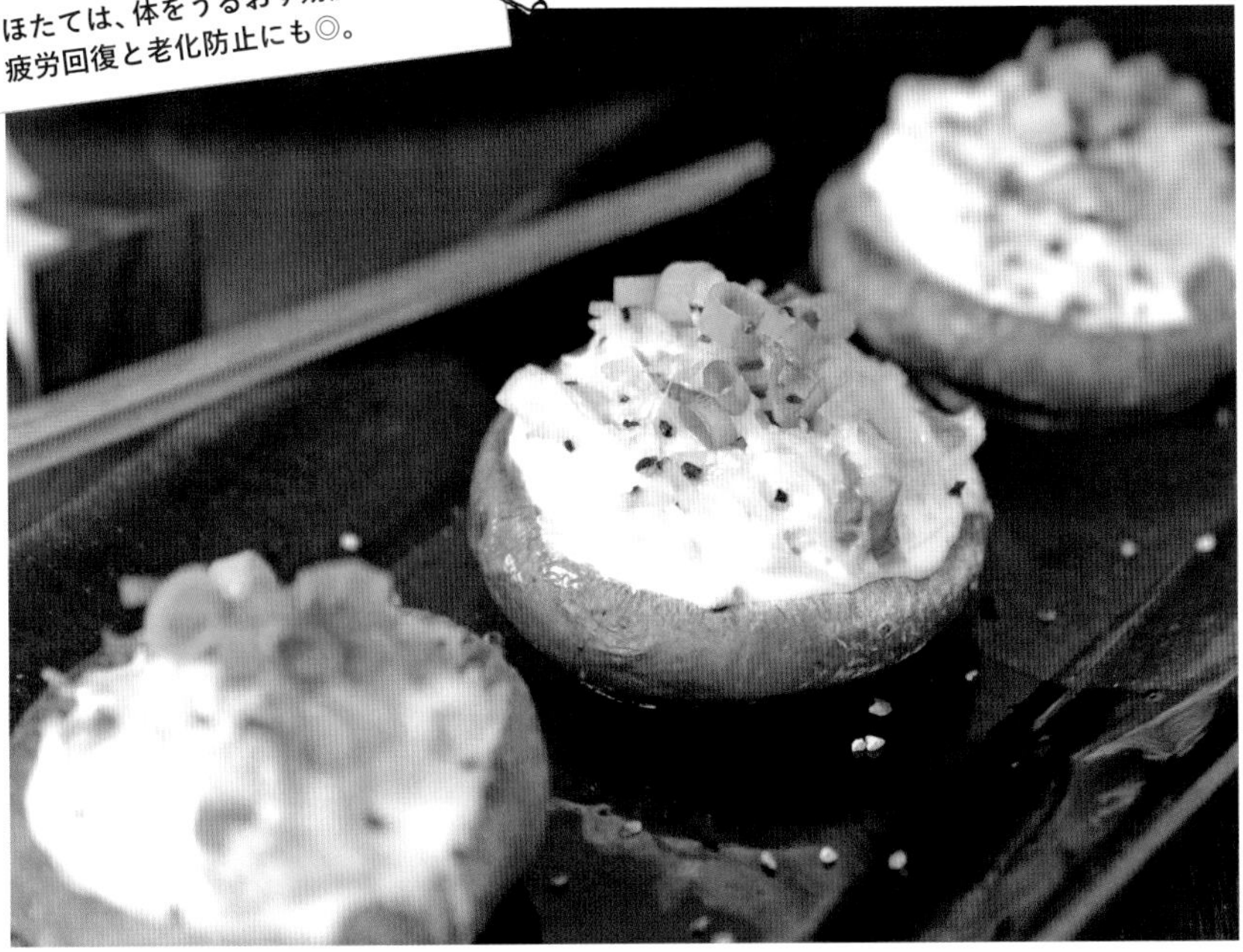

“疲労回復＆アンチエイジングおつまみ”

椎茸の和風ほたてタルタルのっけ焼き

材料（2人分）Cooking ingredients

- ほたて水煮缶…1缶
  （ツナ缶でもOK）
- 椎茸…6枚
- サラダ油…少量
- 酒…大さじ2
- 刻みねぎ…適量
- ブラックペッパー…適量

Ⓐ

- マヨネーズ…大さじ2
- 薄口醤油…小さじ1
- レモン汁…小さじ1

作り方 How to cook!

❶ ボウルに軽く汁気を切ったほたてを入れてほぐし、刻みねぎとⒶを入れて混ぜる（刻みねぎは、トッピング用に少し取り分けておく）。

❷ 椎茸の石づきをキッチン鋏で切り落とし、油を塗って酒を入れた耐熱容器に並べ入れて、❶を6等分してのせる。

❸ 予熱したオーブントースターで2分ほど焼いたら、アルミホイルを被せ、8分ほど蒸し焼きにする（フライパンでもOK）。最後に、刻みねぎとブラックペッパーを散らす。

Yakuzen Recipe
薬膳的
らくらくレシピ

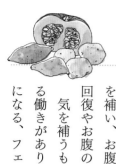

34 じゃがいも・さつまいも・かぼちゃ

エネルギーを補給し、たるみを防止する、似たもの三銃士

[Potato・Sweet potato・Pumpkin]

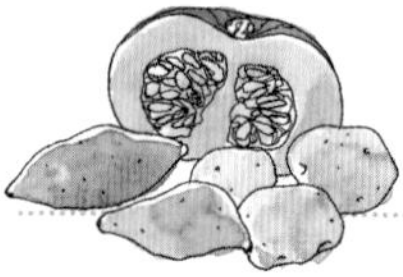

Explanation

じゃがいもとさつまいもは、ともに体を温めも冷やしもしない、平性の食材です。気を補い、胃腸の働きを高める効能があるため、疲れやすい、食が細っている、胃腸の調子が悪いといった状態を改善します。

どちらも、便秘の改善にも効果があります。また、似た効能をもつ野菜にかぼちゃがあり、こちらは瓜類で体を温める温性です。気を補い、お腹を温める効能があるので、疲労回復やお腹の冷えの改善に役立ちます。

気を補うものには、筋肉のゆるみを改善する働きがあります。年齢を重ねるにつれて気になる、フェイスラインやボディラインのたるみの原因は筋肉のゆるみなので、気を補うじゃがいも、さつまいも、かぼちゃを食べることで、たるみの予防・改善効果が期待できます。

また、効能面で似た部分が多いこの3点は、料理でも同じような使い方ができます。ポタージュスープやバター焼き、揚げ物や炒め物、煮込み料理や、自然な甘みをいかしたおやつまで、それぞれのレシピを応用すれば、料理の幅がぐっと広がりますよ。

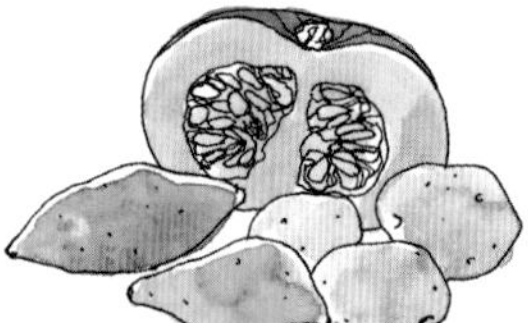

食材メモ

じゃがいも・さつまいもは、気の不足による便秘（体力のない方や高齢の方に多い）の改善に、とくに効果があります。

気・血を補う豚肉と合わせて、しっかりエネルギーを補給します。

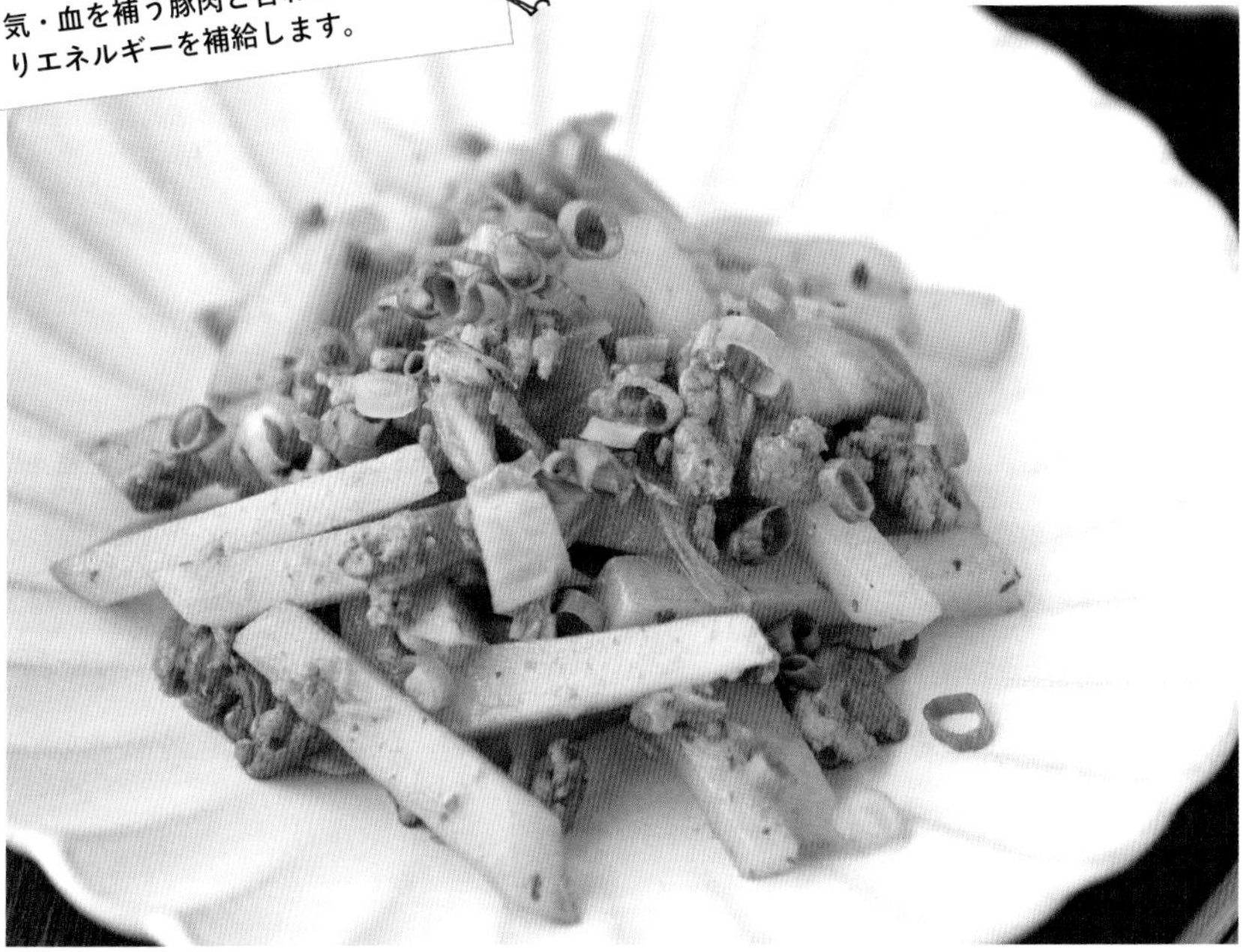

“気力・体力がスカスカのときに”

じゃがいもとひき肉のキムチバター炒め

材料（3～4人分） Cooking ingredients

- じゃがいも…2個
- 豚ひき肉…100g
- 米油（or サラダ油）…大さじ1
- キムチ…50g
- 塩、こしょう…各少々
- バター…5～10g
- 刻みねぎ…（お好みで）適量

A

- 鶏がらスープのもと…小さじ1
- 醤油…小さじ1
- 砂糖…ひとつまみ

作り方 How to cook!

1. じゃがいもは皮をむいて4cmの細切りに。さっと水にさらしてざるにあげる。
2. フライパンに油を入れて中火にかけ、ひき肉を加えて塩・こしょうをふって炒める。
3. ひき肉の色が8割変わったら、1を加えて炒め、透き通ったらキムチを加えて炒める。Aを加えてざっと混ぜ炒め、仕上げにバターを加えて混ぜ溶かす。お好みで刻みねぎをふる。

自然なやさしい甘みで、おやつにもぴったり。

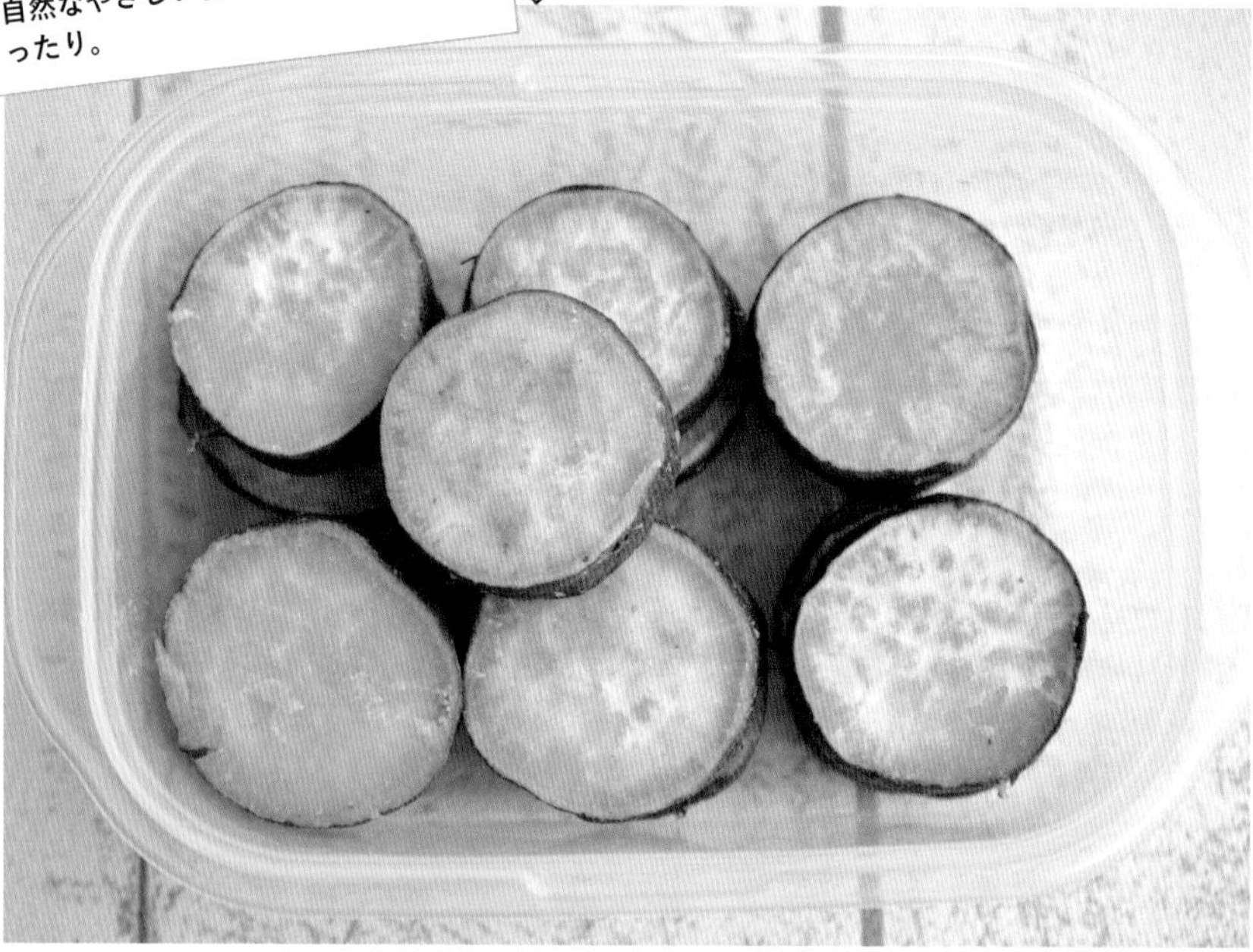

“「最近、食が細くなってきた…」も解決”

さつまいもの塩バター焼き

材料 （つくりやすい分量）
Cooking ingredients

・さつまいも…1本
（じゃがいもやかぼちゃでもOK）
・米油（or サラダ油）…大さじ1
・バター…10g
・塩…適量

作り方 How to cook!

1. さつまいもを5mm幅の輪切りにし、水にさらして水気を拭き取る。
2. 油を熱したフライパンで弱めの中火で両面じっくり焼く。
3. 爪楊枝がすっと通るくらいになったらバターを加えて全体に絡め、塩で味を整える。

プロセスチーズをはさんで、
ベーコンで巻き、
フライパンで焼けば、
ボリュームおかずに変身します。

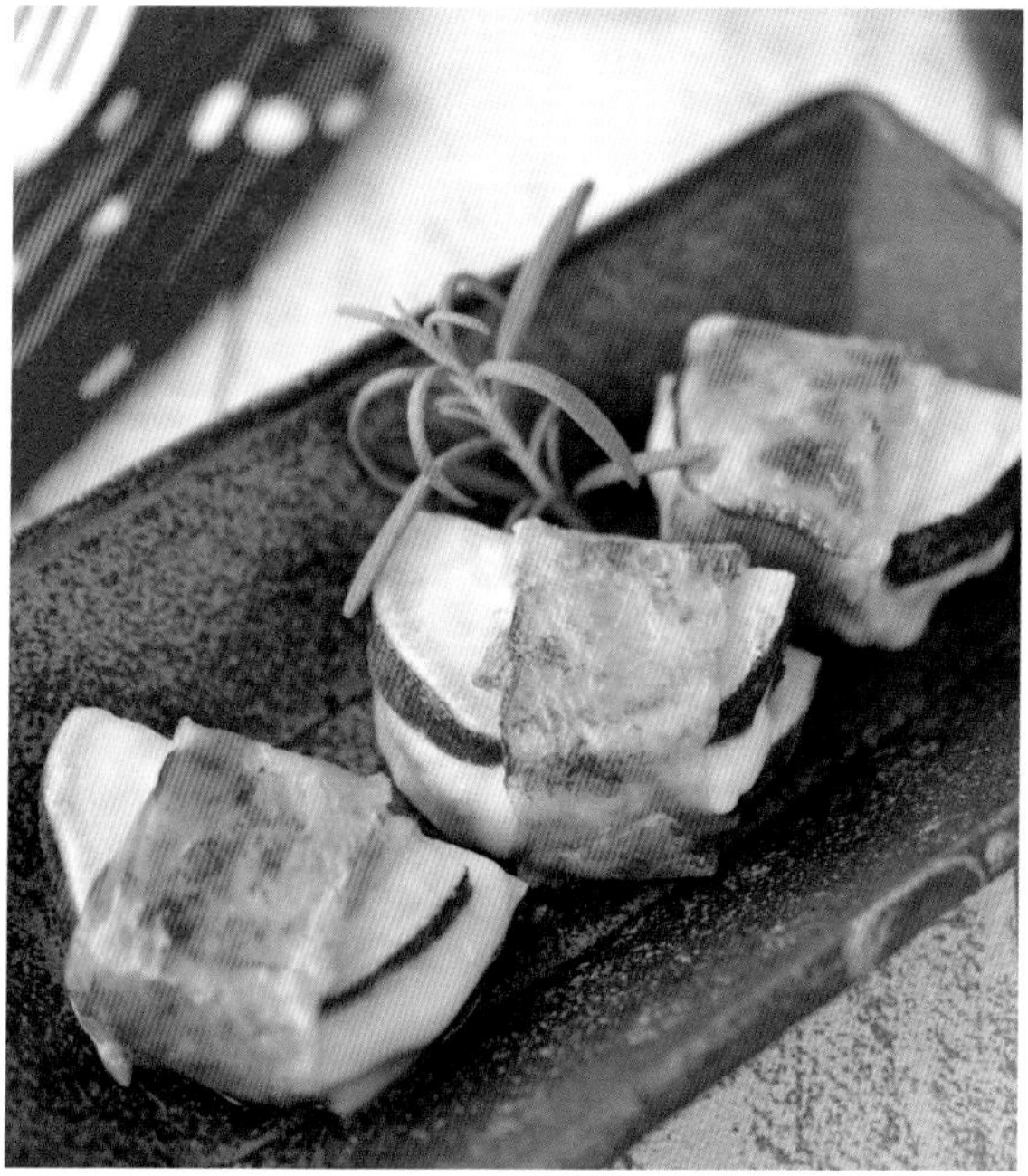

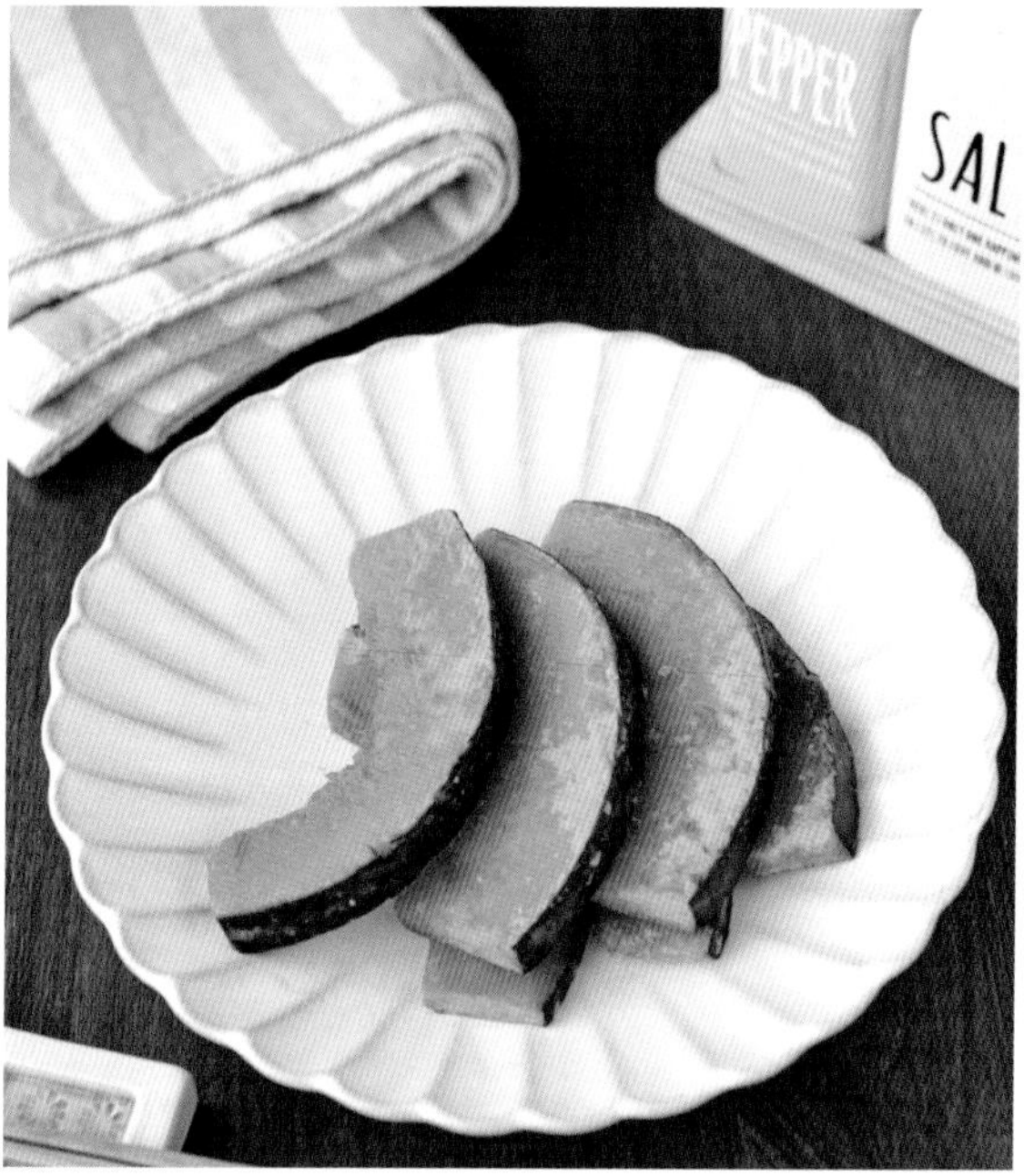

かぼちゃでつくる場合は、
水にさらしません。
生はかたいので、ラップで包んで、
レンジで2～3分加熱しておくと、
切りやすくなります。

“いつも冷え気味なおなかを温める”

濃厚かぼちゃスープ

材料　（つくりやすい分量）
Cooking ingredients

- かぼちゃ…1/4個
- 玉ねぎ…1/2個
- バター…10 g
- オリーブオイル…大さじ1/2
- 水…300cc
- 塩…小さじ1/2
- 顆粒コンソメ…小さじ1/2
- 牛乳…200cc（お好みで調整）

※お好みで生クリームやパセリなどを浮かべると華やかになります。

作り方　How to cook!

1. かぼちゃは種とわたを取って洗い、ラップで包んで電子レンジで３分加熱。皮を包丁でそぎ取り、5 mm幅にスライスする。玉ねぎも薄くスライスする。
2. 鍋にバターとオイルを入れて中火にかけ、玉ねぎを加えて炒め、しんなりしたら、かぼちゃを加えて炒める。
3. 水を加えて、煮立ったらアクを取り、塩とコンソメを加えてふたをし、弱火でやわらかくなるまで煮込む。
4. 粗熱をとってミキサーやブレンダーなどでなめらかにし、再度火にかけて牛乳を少しずつ加えてのばす。味をみて塩で整える。

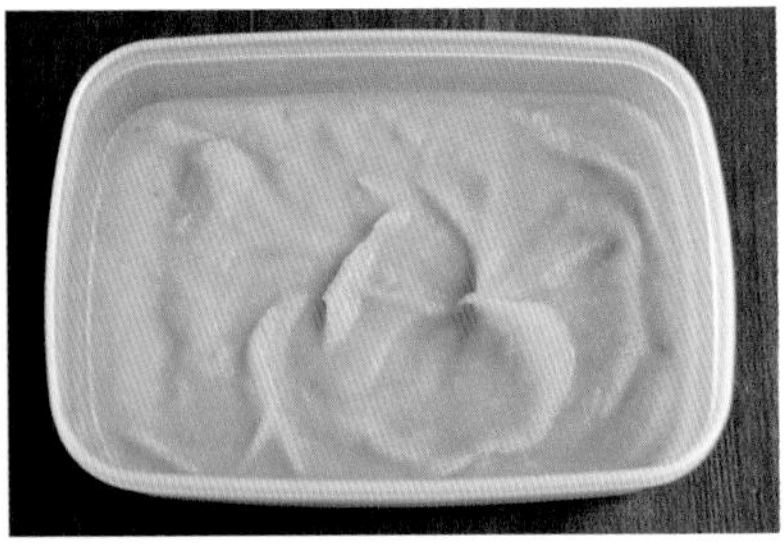

牛乳を加える前の「かぼちゃスープの素」。この状態で冷蔵庫に保存しておくこともできます。

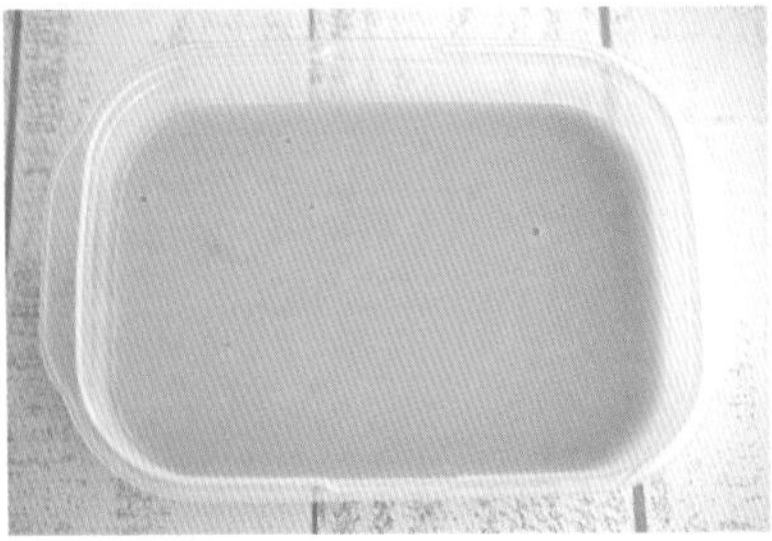

火にかけて牛乳でのばした状態。スープの素は濃いめにつくっているので、牛乳で好みの濃さに調整してください。

牛乳の代わりに豆乳でもOK。どちらも体をうるおしてくれます。

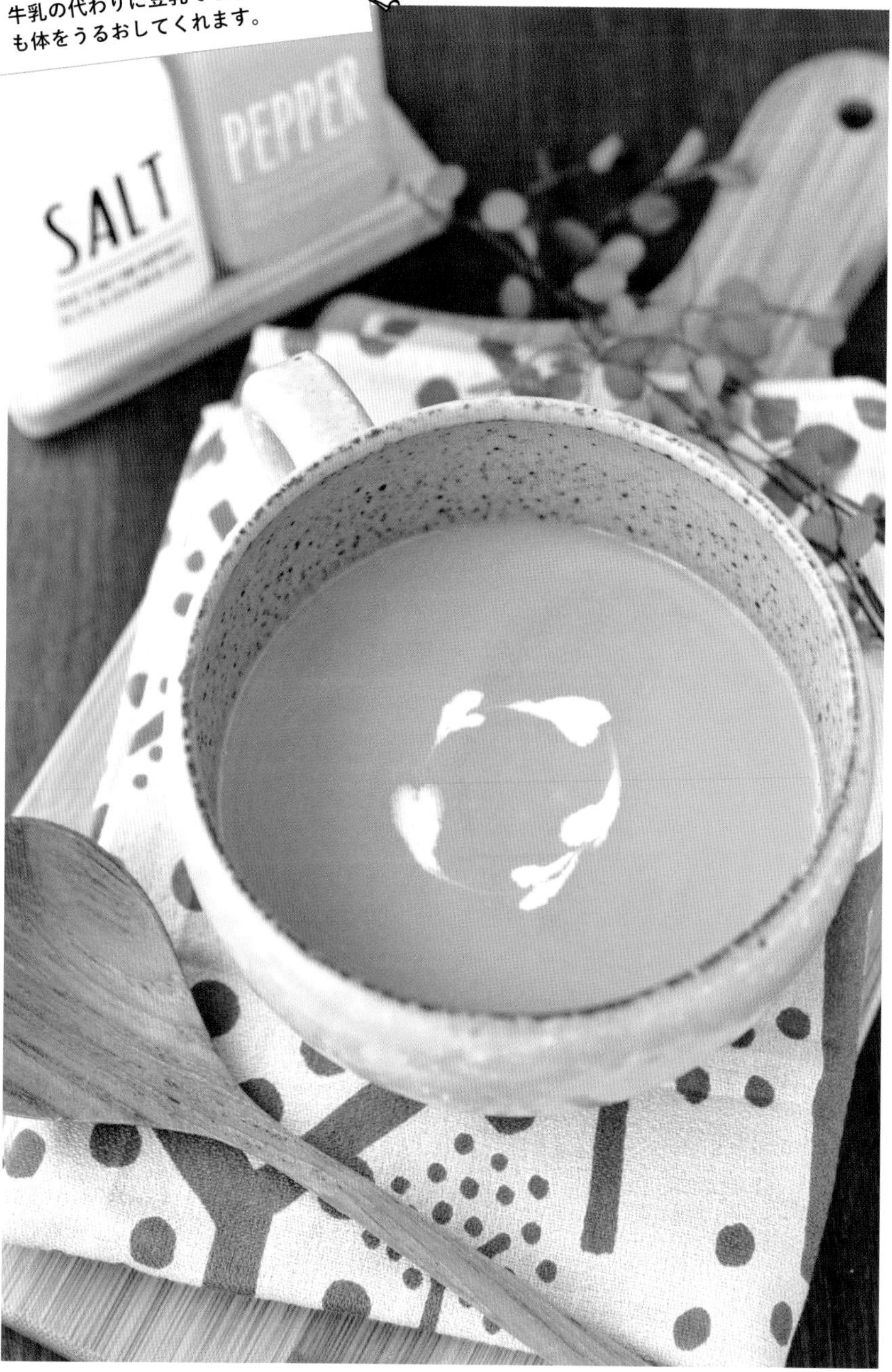

35 白菜

胃腸を整え、むくみを取る。熱っぽさがあるときにも◎

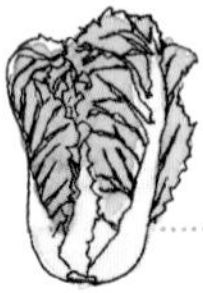

Explanation

白菜は、胃腸の調子を整える効能がある食材。便秘を改善したり、体内の余分な水分を排出してむくみを改善してくれます。

お酒の毒も出してくれるので、「ちょっと飲み過ぎたなぁ〜」というときに食べるとラクになります。

また、清熱作用もあり、体の余分な熱を取ってくれるので、口の渇きや熱っぽさ、喉の痛みなどがあるときにおすすめです。

イライラをしずめてくれる効果もあります。

ただ、胃腸が弱い方や冷えがある方、おなかがゆるいときなどは、サラダやお漬物など、白菜を生で食べるのは控えるのがベター。体を温めるものと合わせたり、火を通して食べるようにしましょう。

火を通すと体を冷やす作用がゆるやかになり、かさも減ってたっぷり食べられます。

冬の定番、お鍋に入れたり、お味噌汁やスープに入れたり、煮物や蒸し物にしたり、シチューやグラタンなどの洋風のお料理にしてもおいしいですよ。

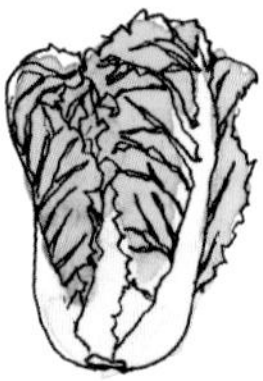

[Chinese cabbage]

食材メモ

白菜など、野菜が余ったら天日に干して「干し野菜」にするのがおすすめ。甘みやうまみがアップし、調理のときに余分な水分も出にくくなります。

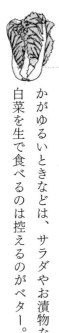

味噌にも、胃腸の調子を整える作用があります。

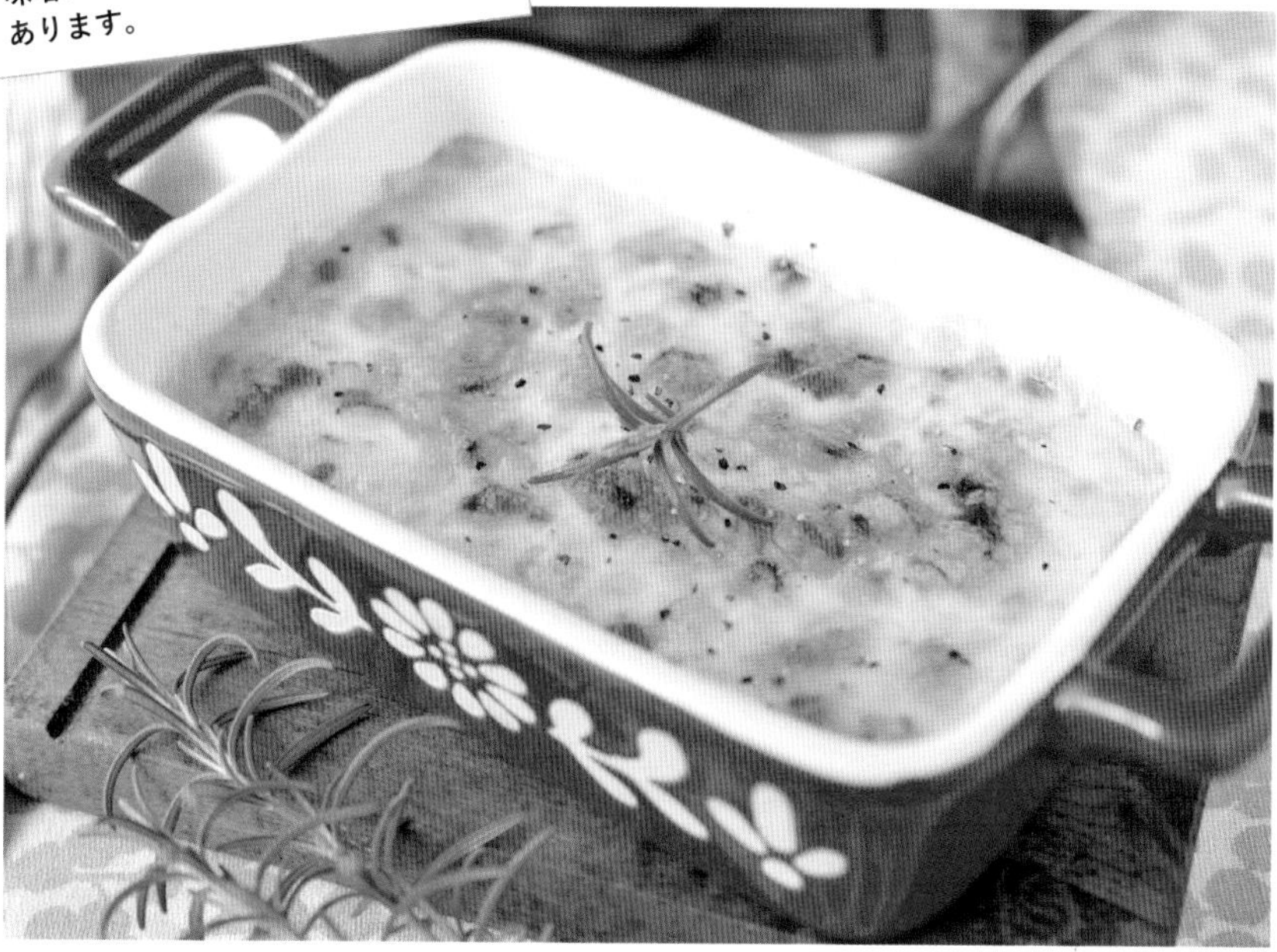

“ほんのり味噌風味がおいしい”

白菜とベーコンの味噌マヨグラタン

材料 (2人分) Cooking ingredients

- 白菜…3枚 (200g)
- ベーコン…2枚
- オリーブオイル…大さじ1
- バター…10g
- 塩…少々
- 薄力粉…大さじ2
- 牛乳…350cc
- シュレッドチーズ…適量
- ブラックペッパー…適量 (お好みで)

Ⓐ

- 味噌…大さじ1/2
- マヨネーズ…大さじ1/2
- 砂糖…ひとつまみ
- おろしにんにく…チューブで5mm

作り方 How to cook!

1. 白菜、ベーコンをそれぞれ1cm幅に切る。分量の牛乳から大さじ1を取り分け、Ⓐと混ぜ合わせておく。
2. フライパンにオイルとバターを入れて、白菜の芯の部分を塩少々をふり中火で炒め、しんなりしたら葉の部分とベーコンを加えて同様に炒める。薄力粉を加え、粉っぽさがなくなるまで炒める。
3. ②に牛乳を加え、弱火でとろみがつくまで煮て (2〜3分)、Ⓐを混ぜる。耐熱皿に移し、チーズをかけてトースターで焼き色がつくまで焼く。ブラックペッパーをふる。

Yakuzen Recipe
薬膳的
らくらくレシピ

36

ブロッコリー

疲れやすい、胃がもたれやすい、すぐ風邪をひく…を改善する

Broccoli

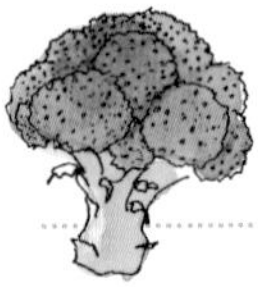

Explanation

ブロッコリーは腎（生命力の源、老化と深く関わる）を補い、五臓（肝・心・脾・肺・腎）に働きかける食材。

体を丈夫にし、虚弱体質の改善や、老化防止に効果が期待できます。また、胃腸の働きを高める効能もあり、お子さんやご年配の方にも向いています。

ゆですぎるとビタミンCが流出するので、かためにゆで上げるか、電子レンジで加熱するのがおすすめです（胃腸が弱い方や、小さいお子さん、ご年配の方にはやわらかめに調整してください）。

生のまま、もしくは子房に分けてゆでてから冷凍するのが、長期保存できる簡単な方法ですが、食感が変わったり水っぽくなりがち。

わが家では、さっと塩ゆでに（もしくは電子レンジで加熱）して、しっかり水気を取り除き、2枚重ねにしたキッチンペーパーで包んで保存袋に入れて、冷蔵庫で保存しています。

冷凍のように長期保存はできませんが、4日はおいしく保存できます。

冷蔵庫にストックしておけば、サラダや和え物にしたり、炒め物や煮物にも使えるのでとても便利！　ブロッコリーの薬効を毎日手軽に取り入れられますよ。

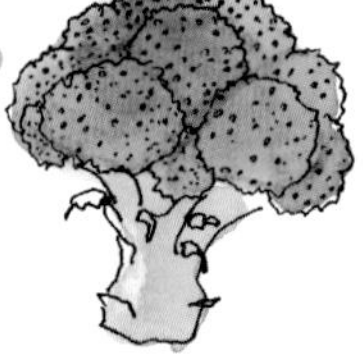

食材メモ

ブロッコリーはつぼみ（花蕾）の部分だけでなく、茎もおいしく食べられます。皮はかたいので厚めにむいてから使いましょう。ぬか漬けにしてもおいしいですよ。

コンソメ・粉チーズで味つけしても◎。

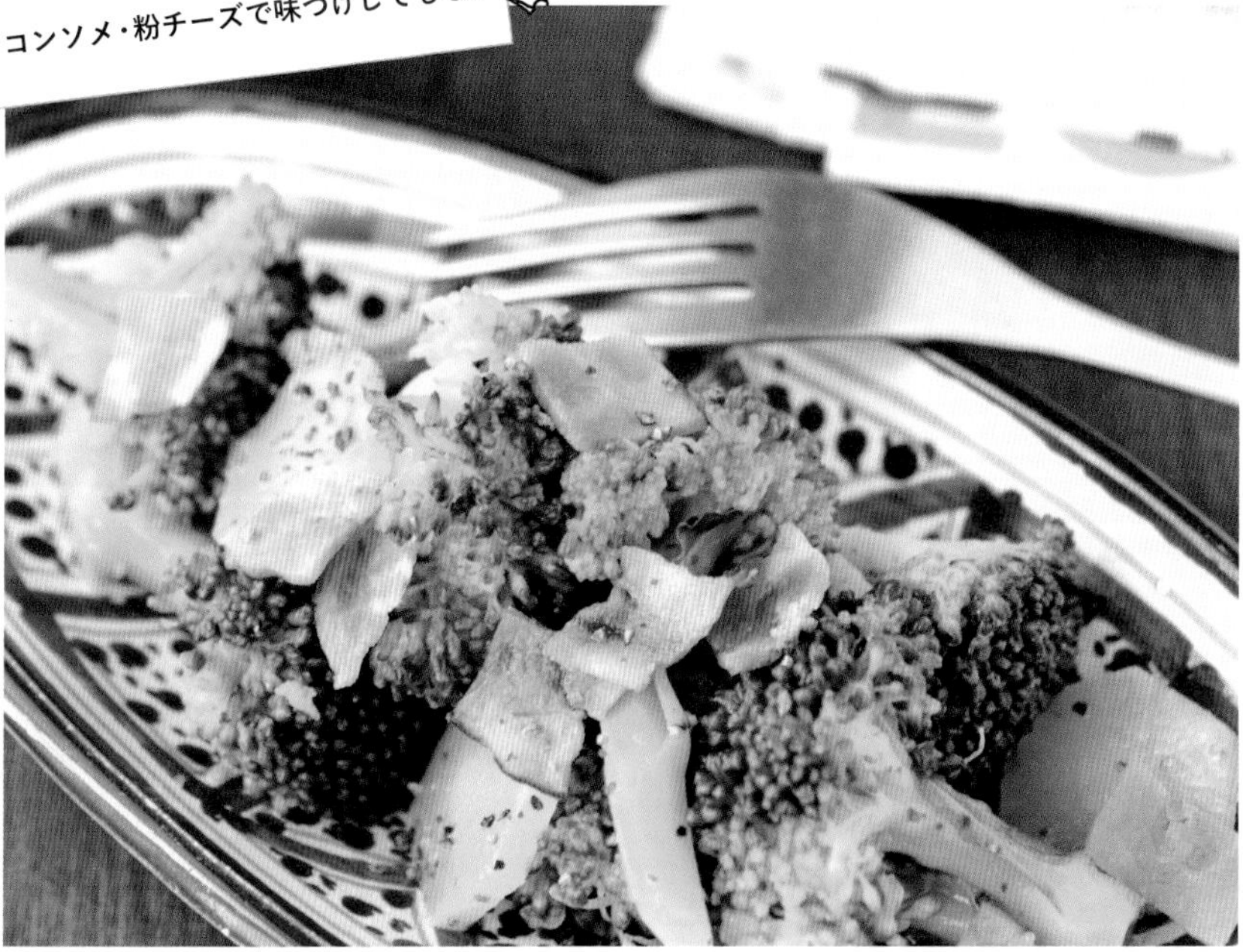

“おいしく食べながらアンチエイジング”

ブロッコリーのペペロン風

材料 （2～3人分）
Cooking ingredients

・ブロッコリー…1/2株分
・ベーコン…1枚

Ⓐ
・塩…ひとつまみ
・おろしにんにく…チューブで1cm
・米油（or オリーブオイル）…大さじ1
・ブラックペッパー…適量
・一味唐辛子…適量

作り方 How to cook!

1. ブロッコリーを小房に分け、好みのかたさに塩ゆでする。
2. ベーコンを1cm角に切り、キッチンペーパーで上下をはさんで耐熱皿にのせ、電子レンジでかりっとなるまで加熱する（40～60秒）。
3. ボウルに1のブロッコリーを入れ、Ⓐと2のベーコンを加えて混ぜる。味を見て薄ければ塩で調整する。

Yakuzen Recipe
薬膳的
らくらくレシピ

37

ほうれん草

貧血、イライラ、便秘…女性に多い悩みを改善

Spinach

Explanation

ほうれん草＝鉄分が多い食材、というイメージがありますが、薬膳でも血を補う効能があり貧血の改善に効果があるとされています。

また、情緒の安定や目と関わりの深い肝に作用し、体の余分な熱を取る効能、体をうるおす効能があり、ほてり、イライラ、ドライアイや疲れ目などを改善し、腸をうるおして便秘を改善してくれます。

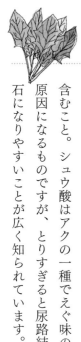

ただし、注意が必要なのはシュウ酸を多く含むこと。シュウ酸はアクの一種でえぐ味の原因になるものですが、とりすぎると尿路結石になりやすいことが広く知られています。

シュウ酸はゆでてアク抜きすることで減らせますが、ゆですぎたり水にさらしすぎたりするとビタミンも流出し、食感も損なわれるため、いずれもさっと短時間で済ませましょう。

ほうれん草は、旬の冬に甘みが多くなります。とくに根元の赤い部分は甘く、骨の形成を助けるマンガンが含まれているので、切り落とさずに一緒にゆでて食べましょう。

生で食べられるサラダほうれん草や甘みが強いちぢみほうれん草など種類も豊富なので、お好みによって使い分けてもいいですね。

食材メモ

ほうれん草を丸ごとゆでるときは、根元の先端を切り落とし（根元の赤い部分は残す）、その切り口に十字に切り込みを入れておくと、火の通りがよくなります。

“かつおを合わせて貧血改善効果UP”

ほうれん草のめんつゆマヨ和え

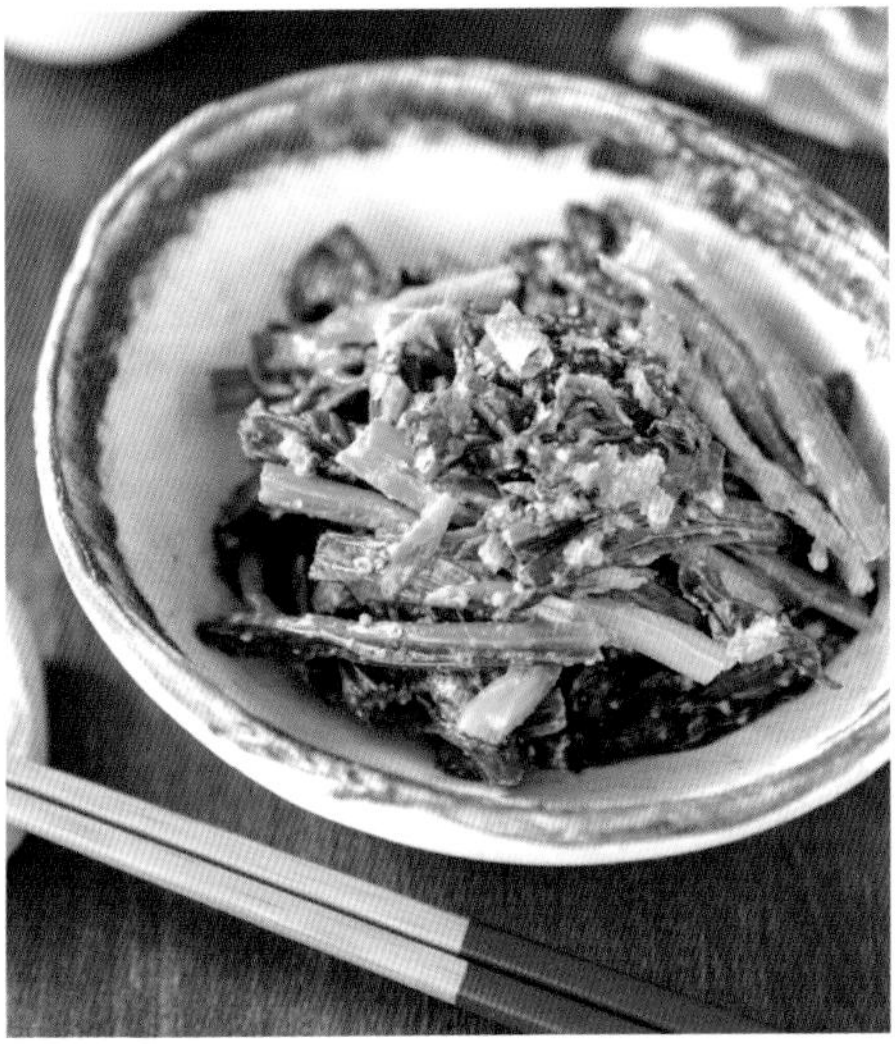

材料 (2〜3人分)
Cooking ingredients

- ほうれん草…1把
- かつお節…小分けパック1袋(2.5ｇ)

Ⓐ
- マヨネーズ、めんつゆ(2倍濃縮)、白すりごま…各小さじ2
- 醤油…小さじ1
- 砂糖…小さじ1/2

作り方 How to cook!

ほうれん草をさっと塩ゆでして水にとって冷まし、しっかり絞って4cmの長さに切り、再度しっかり絞る。混ぜ合わせたⒶに、ほうれん草・かつお節を加えて混ぜる。

“長芋を合わせてうるおい効果UP”

ほうれん草と長芋の梅ぽん酢

材料 (2〜3人分)
Cooking ingredients

- ほうれん草…1把
- 長芋…250g
- 種を取った梅干し(大)…1個

Ⓐ
- かつお節…小分けパック1袋(2.5g)
- ぽん酢、みりん…各大さじ2

作り方 How to cook!

長芋は皮をむいて長さ4cmの短冊切りに。ほうれん草はさっと塩ゆでして水にとって冷まし、しっかり絞って4cmに切り、再び絞る。梅干しを叩いてペースト状にし、Ⓐとよく混ぜ、長芋・ほうれん草と混ぜる。

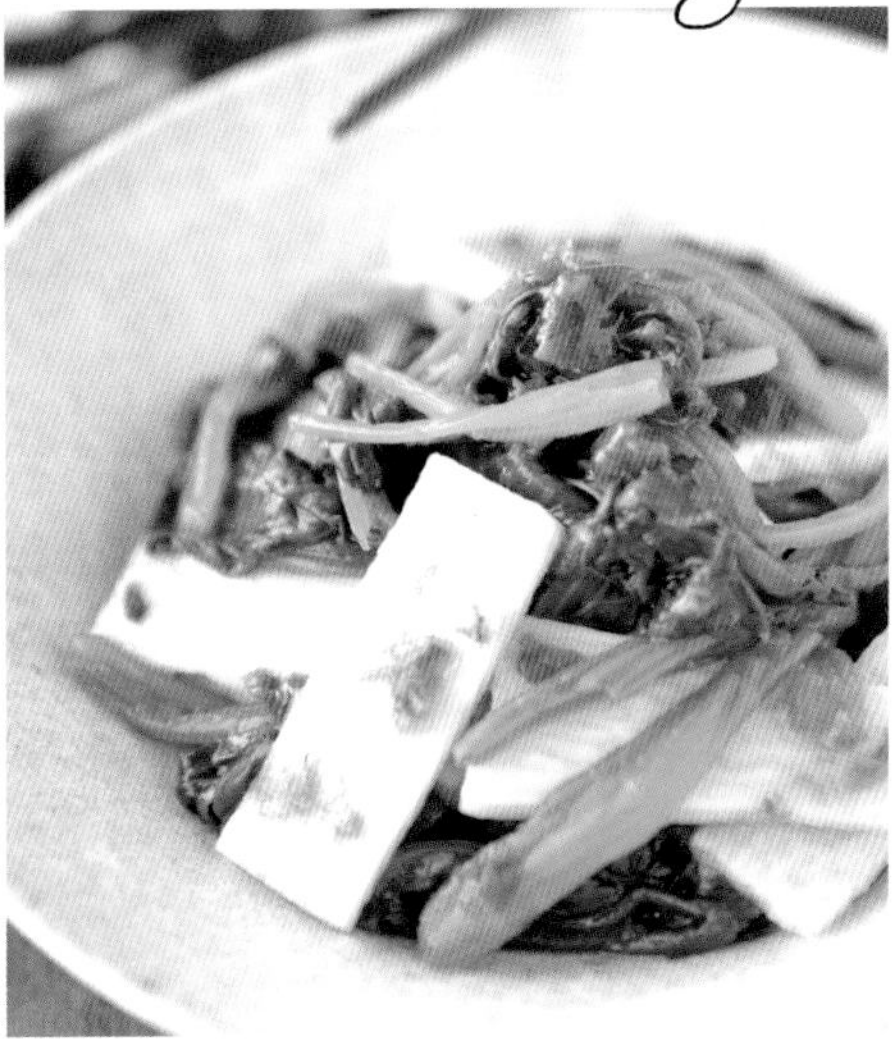

Yakuzen Recipe
薬膳的
らくらくレシピ

38

レンコン

食べ方で、食感も効能も違うおもしろい食材

[Lotus root]

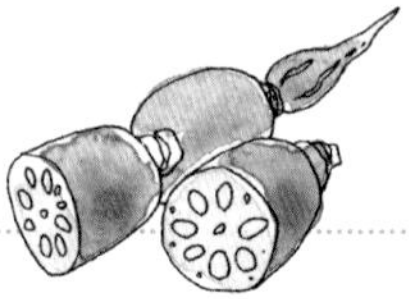

Explanation

レンコンは、薬膳では〝生の状態〟と〝加熱した状態〟で効能が違うとされるちょっとおもしろい食材です。

生のレンコンは、体の熱を取ってうるおす効能、血の熱を取ったり止血の効能があり、レンコンをすりおろした絞り汁を飲むと、咳止めや止血（鼻血や不正出血など）に効果があるとされています。

加熱したレンコンは、胃腸の働きをアップさせる効能が強くなり、消化を促進し、食欲を増進してくれます。下痢を止める効果もあるので、胃腸の調子が悪いとき、お腹がゆるいときなどにおすすめです。

レンコンは、切り方や火の入れ具合によって食感が違うのも楽しいポイント。

薄くスライスしてさっと火を通せばシャキシャキっとした食感に、繊維にそって縦に太めの棒状に切って炒めれば歯ごたえのある食感に、厚めの輪切りや半月切り、乱切りにして煮たり焼いたりすれば、ホクっとした食感になります。

すりおろしてとろみのあるスープにしたり、レンコンもちやレンコン饅頭などにしてもちもち食感を楽しむのも◎。刻んでハンバーグやそぼろに入れ、食感のアクセントにするのもおすすめです

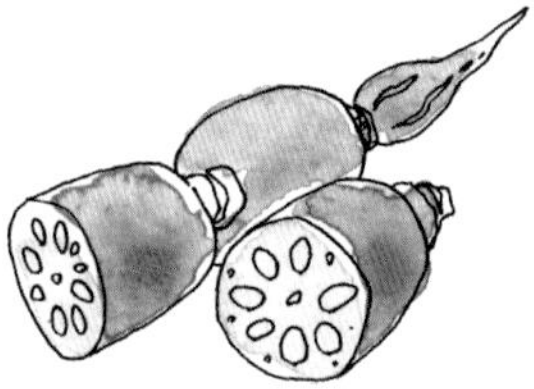

食材メモ

レンコンを生食するときは、若いうちに収穫して新鮮なものを。お腹が弱い方は火を通すことをおすすめします。

レンコンは、酢を加えたお湯でゆでると、白くシャキシャキ食感に。

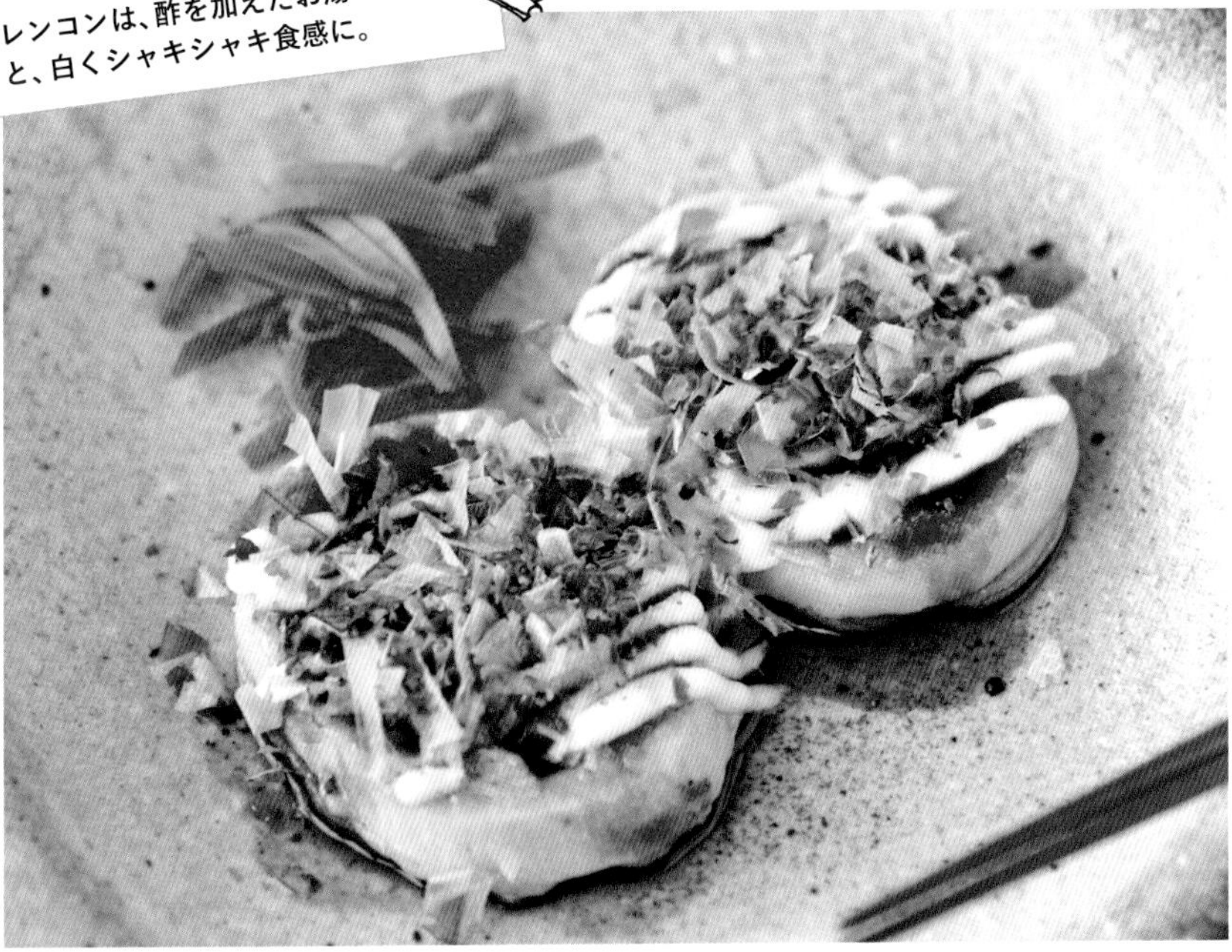

"お腹の調子がよくなる"
レンコンのお好み焼き風

材料 （8個分前後） Cooking ingredients

- レンコン…250g
- 片栗粉…大さじ1/2
- 米油（or サラダ油）…大さじ1
- ソース、マヨネーズ、青のり、かつお節…（お好みで）適量

Ⓐ
- 薄力粉…大さじ1と1/2
- 片栗粉…大さじ1と1/2
- 水…大さじ1
- 卵…1個
- 塩…小さじ1/4

作り方 How to cook!

1. 皮をむいたレンコンを6mm幅に切り、酢水にさっとつけて水気を切る。耐熱皿にのせてラップをふんわりかけて電子レンジで4分加熱し、粗熱を取る。
2. ①に片栗粉をまぶし、よく混ぜたⒶの生地を絡め、油をひいたフライパンで中火で焼く（あまったⒶはレンコンの穴に少しずつ入れる）。
3. 両面焼いたらソース・マヨネーズ・青のり、かつお節をトッピング。

Yakuzen Recipe
薬膳的
らくらくレシピ

39

春菊

ストレス、不眠、咳や痰、便秘…。日常の不快感を軽減

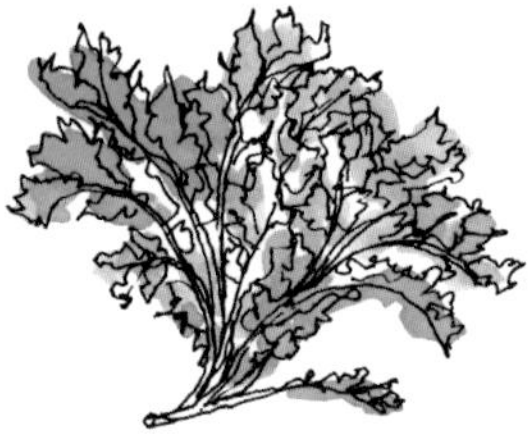

[Garland chrysanthemum]

Explanation

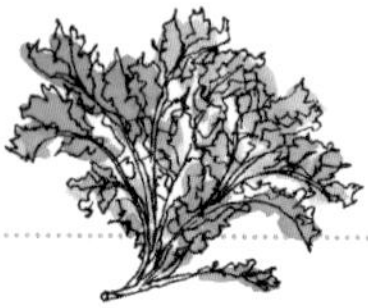

独特の香りがする春菊は、気のめぐりをよくし、肝（情緒の安定と深く関わる）に作用してイライラやストレスの解消、のぼせや不眠の改善に効果的。

また、肺（呼吸器系と深く関わる）にも作用し、痰の多い咳の緩和、風邪の予防にも役立ちます。

その薬効は、古くから「食べる風邪薬」と呼ばれているほどです。

便通をよくする効能もあるので、便秘の改善にいいですが、逆にお腹がゆるいときは控えたほうがいいでしょう。

春菊の定番の食べ方といえば、鍋やすき焼き、ナムルや和え物などが一般的ですが、あの独特の香りと苦味が苦手という方も多いものです。

そういう方には、ぜひ春菊を生で食べてみていただきたいです。生の春菊は、火を通したものほど香りも苦味も強くなく、ぐんと食べやすくなります（私もそのようにして春菊大好き人間になった一人です）。

塩気とうまみのあるしらすやベーコンなどと合わせ、お好みのドレッシングをかけるだけで十分おいしいので、一度試してみてくださいね。

食材メモ

春菊はアクも多くなく、加熱するほど苦みが強くなる（とくに葉）ので、加熱する場合はなるだけ短時間で済ませましょう。

しらすはいわしの稚魚。イライラや不眠を改善する効果があります。

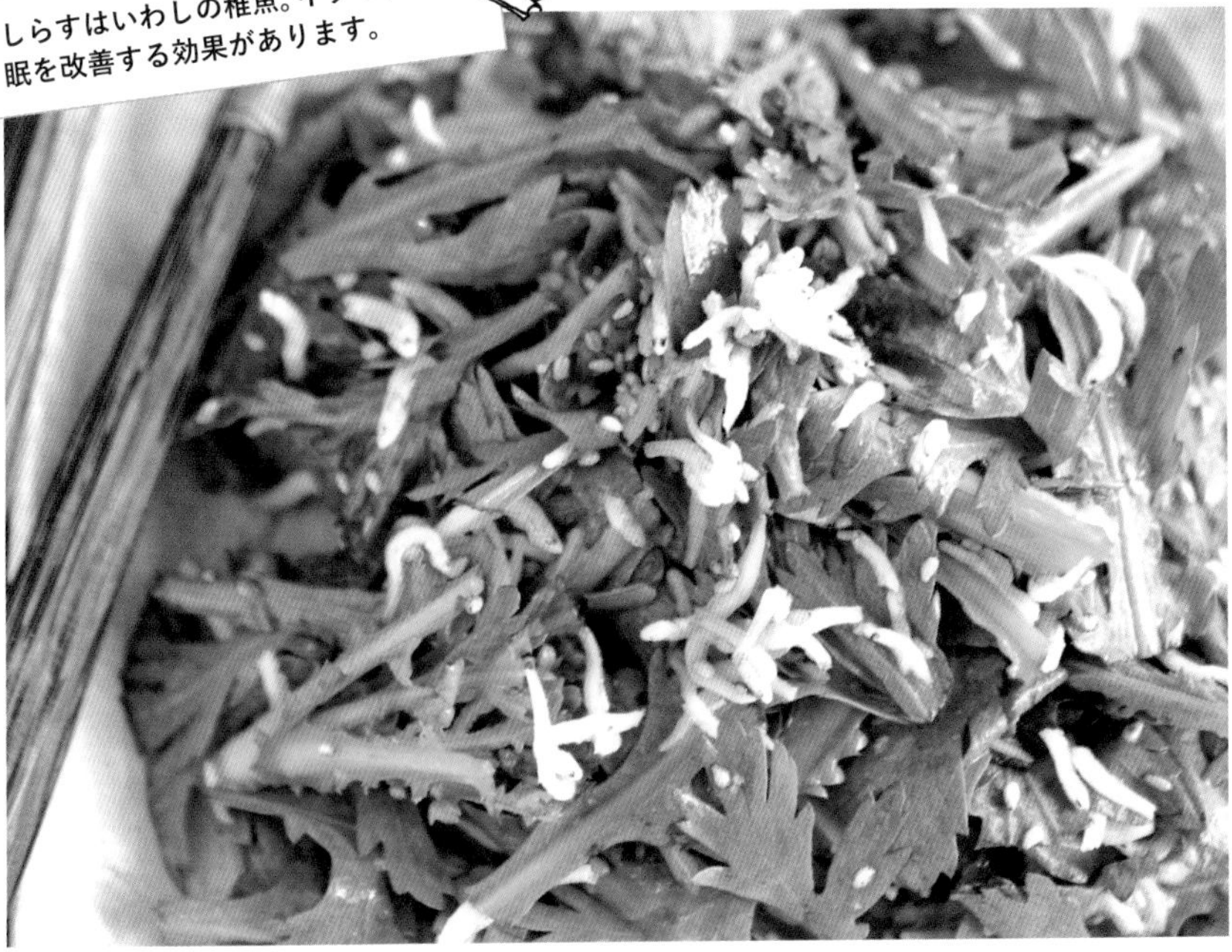

“地味だけどすごい薬効とうまみ”

生春菊としらすの塩だれサラダ

材料　（2人分）
Cooking ingredients

・春菊…80g
・しらす…ひとつかみ
（釜揚げでもしらす干しでもOK）

Ⓐ
・白ごま…大さじ1/2
・ごま油…大さじ1と1/2
・鶏ガラスープのもと…小さじ1/2
・レモン汁…小さじ1/2
・おろしにんにく…少々

作り方　How to cook!

1. 春菊を洗って水気を切り、食べやすい長さにカットしたら、よく混ぜたⒶにしらすとともに加えて混ぜる。

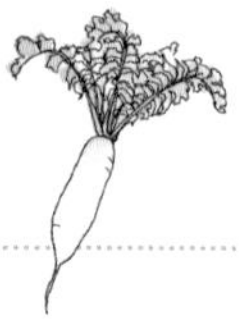

Yakuzen Recipe
薬膳的
らくらくレシピ

40

大根

胃腸の疲れやのどの不調がラクになる

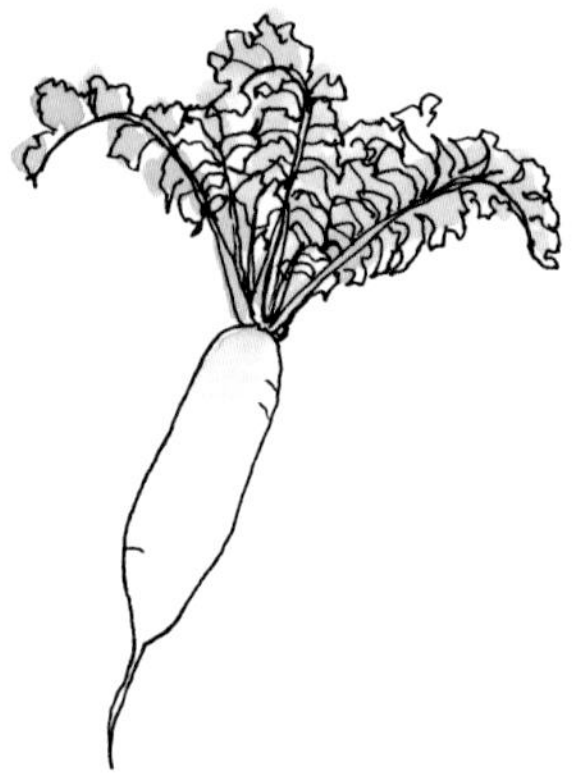

Japanese radish

Explanation

胃腸にやさしい、というイメージの大根は、薬膳でも胃腸の調子を整え、消化不良を改善する食材とされています。吐き気を抑える効果もあります。

　また、体を冷やす涼性で、呼吸器系と深く関わる肺に作用し、体の熱を取って、喉の渇きや痛み、咳や痰を改善する効能もあります。熱っぽい風邪や、喉の違和感や渇き、痛みを感じるとき、痰が出るときなどにもおすすめ。

　ただ、胃腸が弱い方や、体に冷えがあるとき、おなかがゆるいときは、生食や食べ過ぎには注意してください。大根を煮ると涼性から平性になるという説もあるので、体の冷えが気になるときは、煮物やスープにして取り入れましょう。

　大根は、千切りにしてサラダにしたり、すりおろして焼き魚に添えたり、分厚く切って煮たりというのが定番のおいしい食べ方ですが、「ちょっと飽きたなあ」という場合は、調理の仕方や切り方を変えてみましょう。

　千切りにした大根を炒めると、生とは違う食感と味わいになりますし、ピーラーでひらひらにカットして鍋に入れると、いつもと違う見た目と食感が楽しめますよ。

食材メモ

薬膳ではおなじみ、補気効果の高い「朝鮮人参」との組み合わせはNGです。高価な朝鮮人参の薬効を減らしてしまいます。

"のどに痛みや違和感があったら"

はちみつ大根

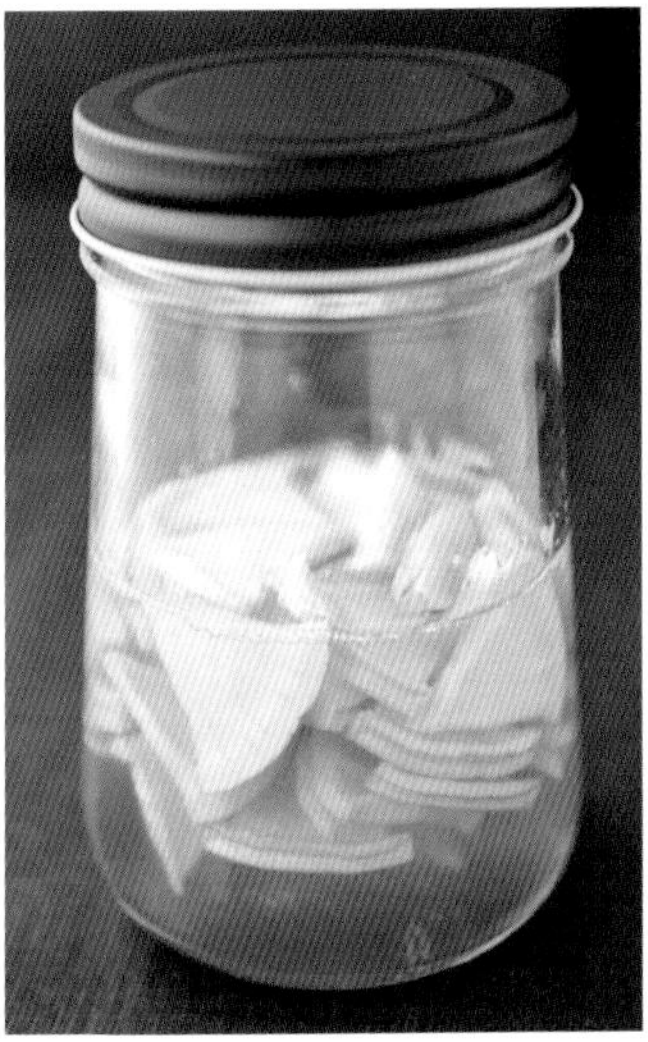

材料 （3日で飲みきる分量）
Cooking ingredients

・大根…100 g
・はちみつ…80～90 g

作り方 How to cook!

洗った大根を皮つきのまま厚さ3mmのいちょう切りにし、キッチンペーパーで水気を拭き取って保存容器に入れ、はちみつを注ぎ入れる。ふたをしてときどき容器を回しつつ4時間～1晩おく。大根をとりのぞき、冷蔵庫で保存。3日以内に飲みきる。

※大さじ1杯を、1日2～3回、のどをうるおすように飲んでください。

"「はちみつ大根」の大根でつくる"

大根と昆布の佃煮風

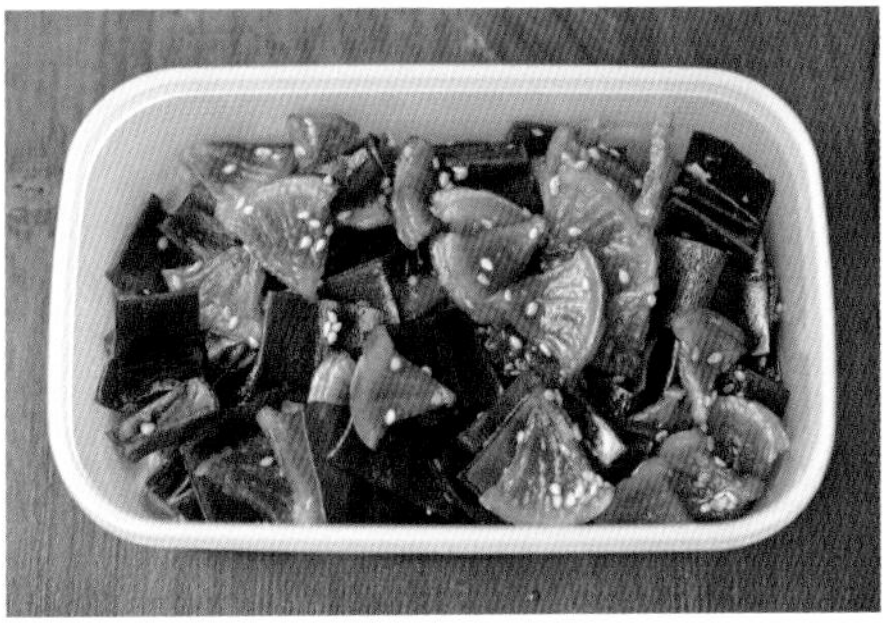

材料 （つくりやすい分量）
Cooking ingredients

・はちみつに漬けたあとの大根…全部
・だし昆布…10×10cm分くらい
・水…100cc
・白ごま…小さじ1

Ⓐ
・酢…大さじ1/2
・酒、砂糖…各大さじ1
・醤油、みりん…各大さじ2

作り方 How to cook!

小鍋に水と食べやすく切っただし昆布を入れて30分ほどおき、中火にかける。煮立ったらⒶを加え、再度煮立ったら大根を加えて、アクを取りつつ10～15分煮る。軽くとろ～んとしてきたら、火を止めて白ごまを加えて混ぜる。冷めたら汁気を切って保存容器に移し、冷蔵庫で保存。

41

ねぎ

体を温めて、寒けを伴う風邪を撃退。冷えの改善にも

[Green onion]

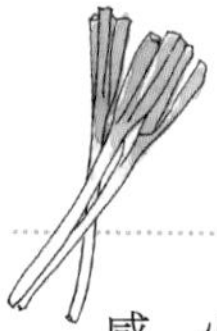

Explanation

ねぎは、呼吸器系と深く関わる肺に作用し、体を温め、発汗を促す効能があるため、寒気をともなう風邪の初期に効果的。汗とともに寒邪（冬の寒さや冷房などからくる冷え）を外に排出してくれます。冷えの改善にもよく、免疫力を上げ、風邪の予防にも効果的です。

また、胃腸の調子を整えて消化を促進し、食欲不振を改善します。

ねぎ（長ねぎ・特に白い部分）は、しっかり火を通すと甘みが増して、とろ～っとした食感になるのが魅力。

鍋やスープに入れたり、煮物にしたり、炒めたり、焼き色が付くくらいまで焼いてもおいしいです。

生のねぎは、辛みとシャキっとした食感がいいアクセントになるので、刻んで冷蔵庫に常備しておくととても便利。

お料理の色がさみしいときにパッと散らせば彩りがよくなり、ねぎの薬効をいつでも手軽に取り入れることができます。

「今日はちょっと冷えるな～」とか、「食欲があまりないな～」というときに、ぱらりと散らすといいでしょう。早めのお手当が体調を悪化させないためのポイントです。

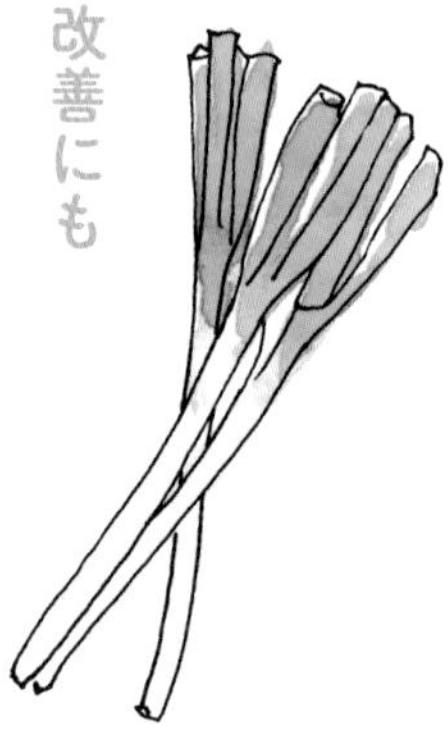

食材メモ

長ねぎは、全体的にツヤがあってみずみずしく、白い部分が引き締まって詰まっている（ふかふかしない）もの、白い部分が長く緑色の部分との境目が明確なものが新鮮です。

ねぎの甘みととろとろ食感が◎。食欲も増します。

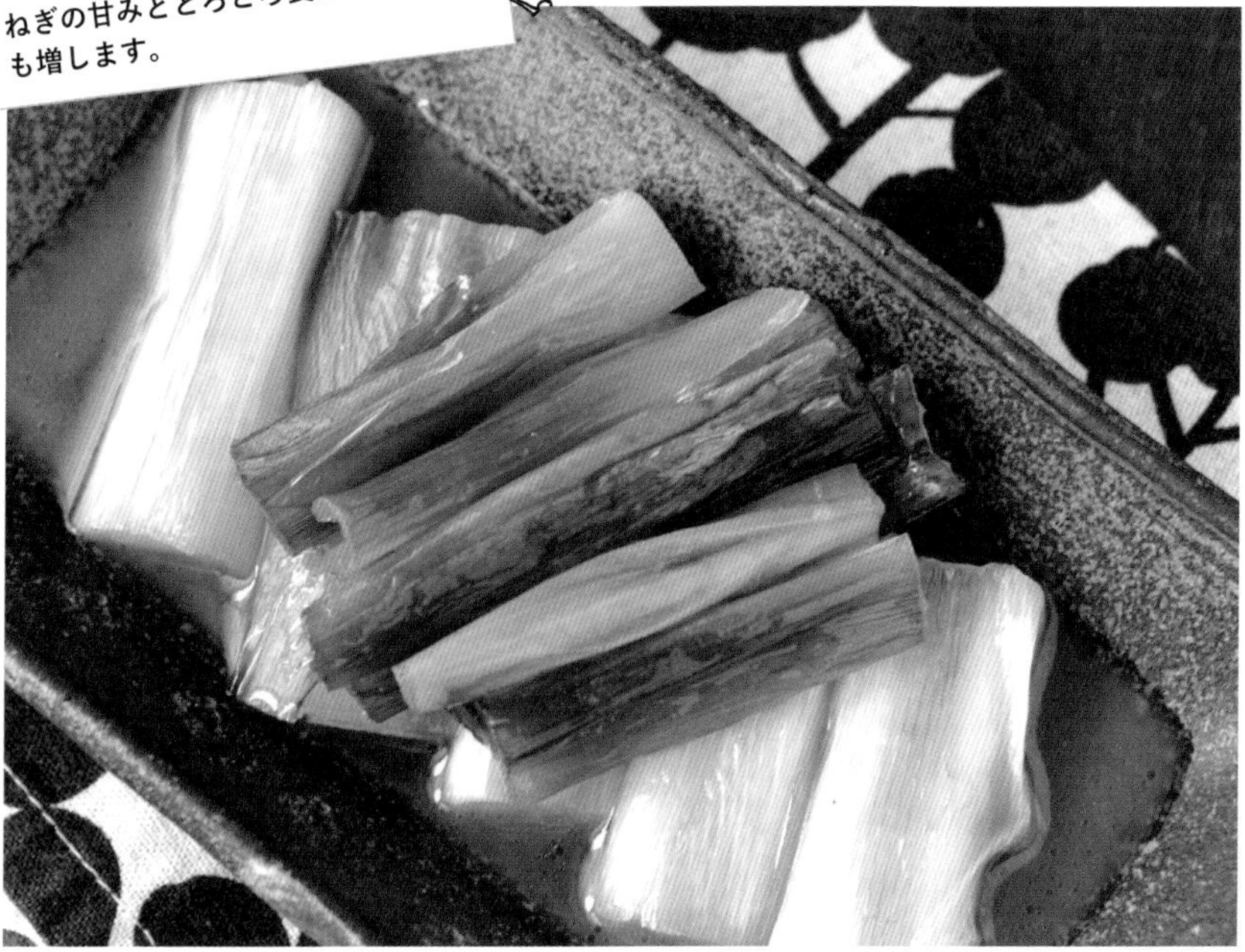

“柚子こしょう×バターが効いた甘辛味”

長ねぎの焼いてとろとろ煮

材料 （2人分）
Cooking ingredients

・長ねぎ…１本
・米油（or サラダ油）…大さじ1

Ⓐ
・酒…大さじ２
・みりん…大さじ２
・水…大さじ１

Ⓑ
・薄口醤油…小さじ１
・柚子こしょう…小さじ1/2～（好みで調整）
・バター…１０ｇ

作り方 How to cook!

1. 長ねぎを４cmに切る。フライパンに油を熱し、長ねぎの表面を焼きつける。
2. Ⓐを加えて弱めの中火で煮る。長ねぎがとろっとなったらⒷを加え、フライパンをゆすりながら、バターを溶かす。

ごはんと一緒にもりもり食べて、冷えの改善＆風邪予防！

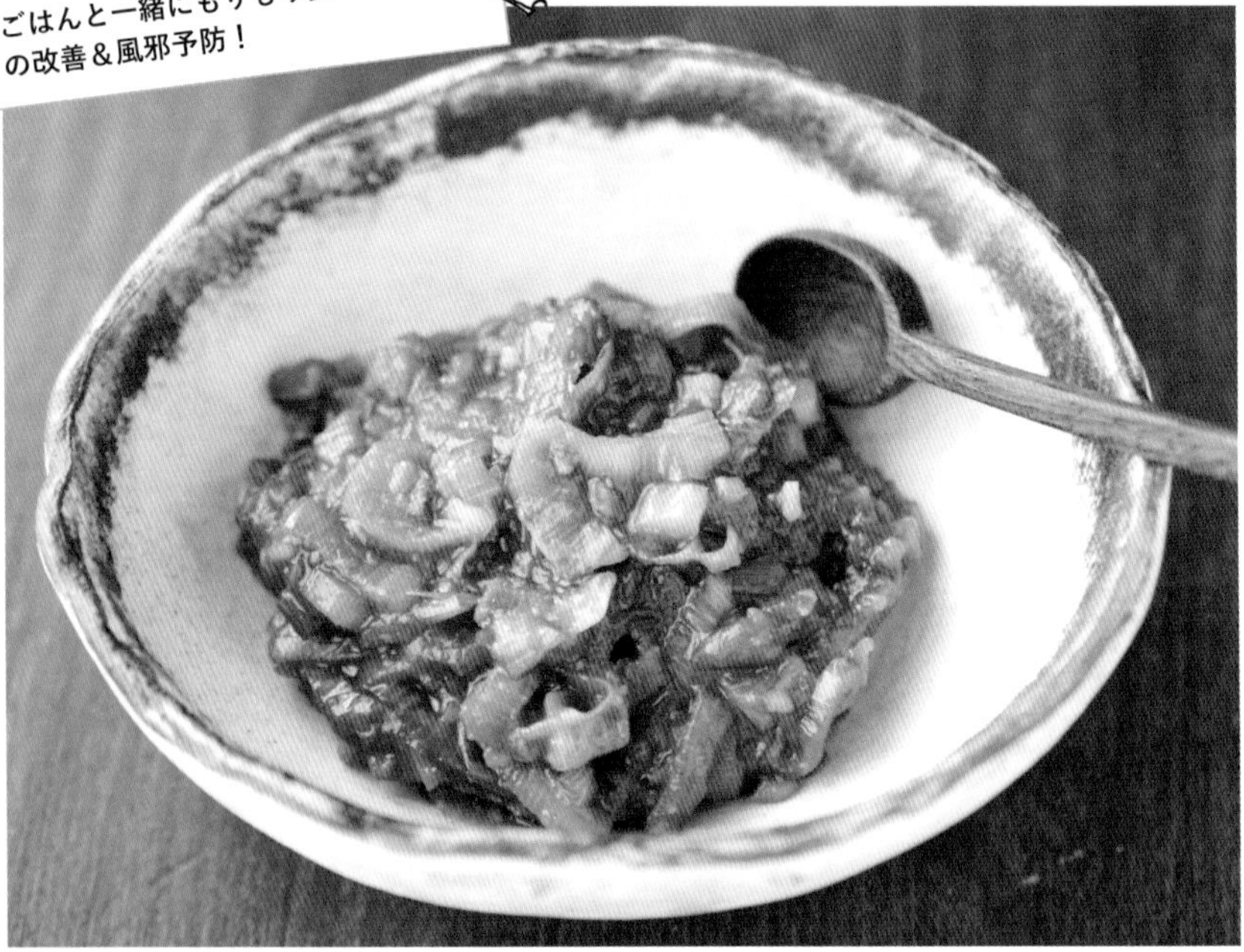

“体が温まるごはんのおとも”

長ねぎと生姜のおかず味噌

材料 （つくりやすい分量）
Cooking ingredients

・長ねぎ…1本
・生姜…1片（親指くらいの大きさ）
・ごま油…大さじ1

Ⓐ

・味噌…大さじ3
・酒…大さじ1
・砂糖…大さじ1
・みりん…大さじ1

作り方 How to cook!

1. 長ねぎを小口切りに、生姜をみじん切りにする。Ⓐをよく混ぜ合わせておく。
2. フライパンにごま油・生姜を入れて中火にかけて炒め、香りが立ったら長ねぎを加えて炒める。
3. 長ねぎがしんなりしてカサが減り、少し食べてみて甘みが出ていたら、Ⓐを加えてさっと混ぜ炒め、全体に味を馴染ませる。

Chapter

5

自分をゆるめる
フルーツレシピ

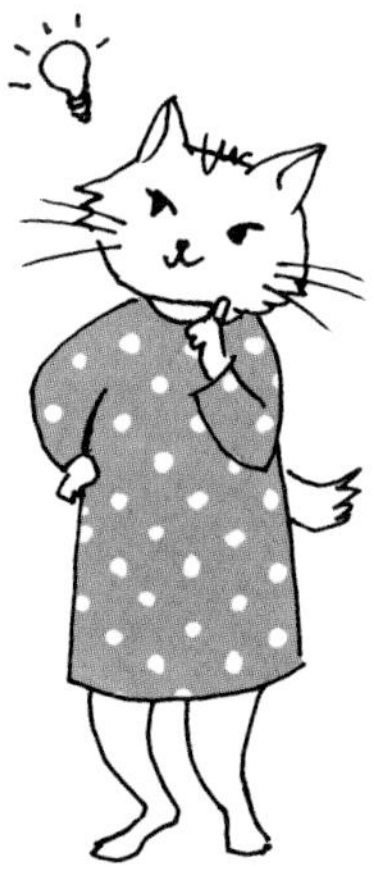

Yakuzen Recipe
薬膳的
らくらくレシピ

42 すいか

熱を取って体をうるおす夏の味方。むくみも解消します

[Watermelon]

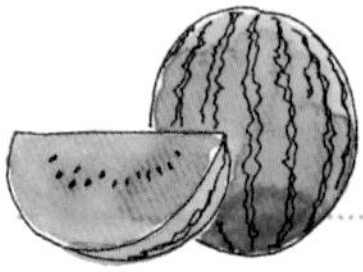

Explanation

夏の風物詩のひとつ、すいか。水分たっぷりで甘みがあって、暑い日には最高のデザートになります。

薬膳では、体の熱を取る力が強い寒性の食材で、体をうるおす効能があるとされ、夏バテの予防・解消に効果があります。夏の暑さによるイライラの解消にもお役立ち。また、利尿作用があり、むくみの解消にも効果を発揮してくれます。

すいかといえば、食べやすく切って塩をパラりとふるのが定番の食べ方ですね。そのまま食べても体の熱がすぅーっと取れ、暑さで奪われた水分をしっかりと補うことができますが、塩をふることで甘みが際立ち、熱中症予防に必要な塩分も同時にとることができるので、とても理にかなった食べ方といえます。赤い色とやさしい甘みを活用して、ドリンクやスイーツにするのもおすすめですよ。

ただ、すいかは体を冷やす力が強いので、体に冷えがある方や、お腹がゆるい方はとりすぎないように注意してください。

すいかの実の部分だけでなく、皮と実の間の白い部分も、サラダや酢の物、ぬか漬けや浅漬けにしてもおいしく食べられるので、捨てずに活用してすいかの薬効をしっかり取り入れましょう。

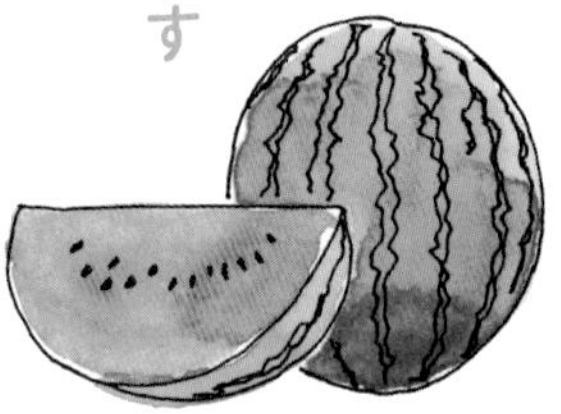

食材メモ

すいかの種は、軽く炒ってお茶にすると、便通をよくしてくれるので、白い部分と同じく捨てずに活用できます。

ドリンクにすると新鮮な味わい。ヨーグルトでうるおい効果も高まります。

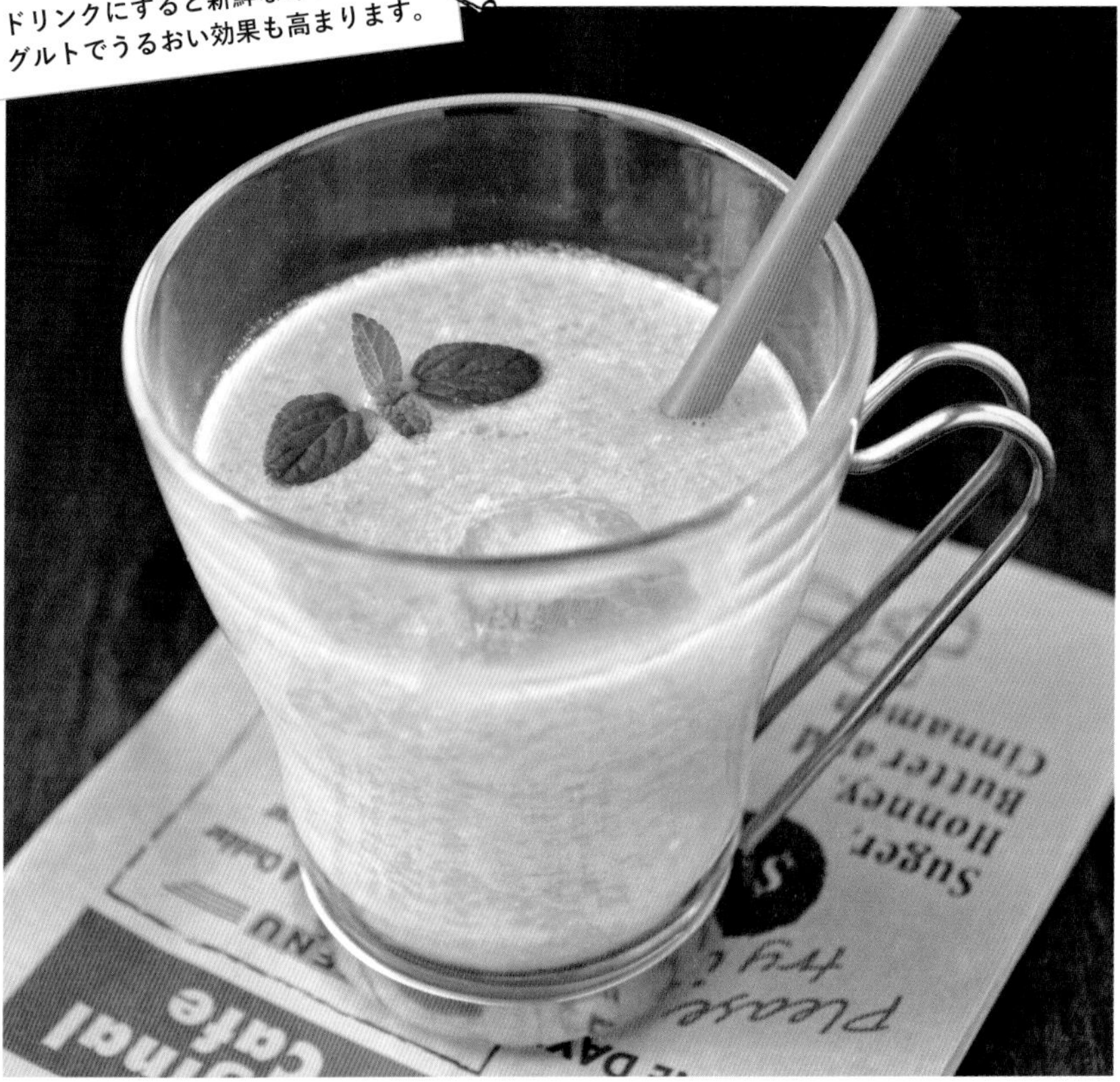

“ひんやりと甘みが体にしみわたる”

すいかのラッシー

材料 （2人分）
Cooking ingredients

・すいか…300g（皮を切り落とした状態）
・ヨーグルト…大さじ6
・牛乳…50cc
・塩…少々

作り方 How to cook!

1. すいかの種を取ってざく切りにし、ミキサー（orブレンダー）に入れる。
2. 残りの材料もすべてミキサーに入れ、なめらかになるまで回し、グラスに注ぎ入れる（お好みで氷を浮かべる）。

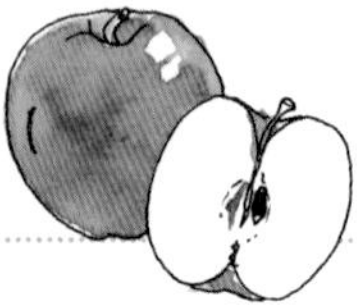

Yakuzen Recipe
薬膳的
らくらくレシピ

43

りんご

胃腸の調子を整え、渇きをうるおし、イライラを解消

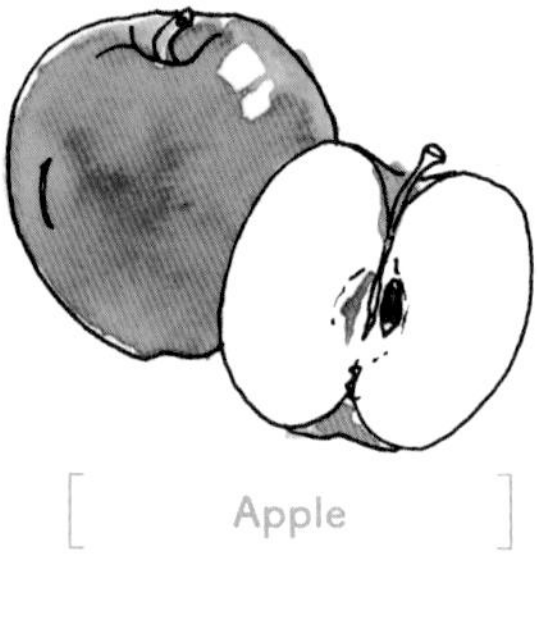

［ Apple ］

Explanation

りんごは、胃腸の調子を整える効能があり、食欲不振や消化不良、便秘や下痢などに効き目があります。

また、体をうるおしてくれるので、風邪予防にはもちろん、口や喉の渇きを感じるとき、風邪気味のときにもおすすめ。赤ちゃんの離乳食や、風邪を引いたお子さんに、すりおろしりんごを食べさせたりもしますよね。

二日酔いにもいいので、忘年会など飲み会が多い時季に食べるといいですし、イライラを解消する作用もあるので、忙しくてストレスがたまっているときにもおすすめです。

わが家では、りんごのシーズンには必ず常備していますよ。

りんごは生で食べてもいいですし、うるおい効果をアップさせたいときは、同じうるおい食材（はちみつや白ワインなど）を合わせるのもおすすめです。

また、体に冷えを感じるときは、体を温めるシナモンなどを合わせて、焼きりんごにしたり、焼き菓子にするのもいいですよ。

食材メモ

りんごはエチレンガス（他の植物の成熟を早める成熟ホルモン）を放出するため、一緒に保存する野菜や果物が早く傷みがち。ポリ袋に密封して野菜室に入れましょう。

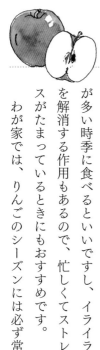

バターは、疲労やストレス、乾燥などによるダメージを回復します。

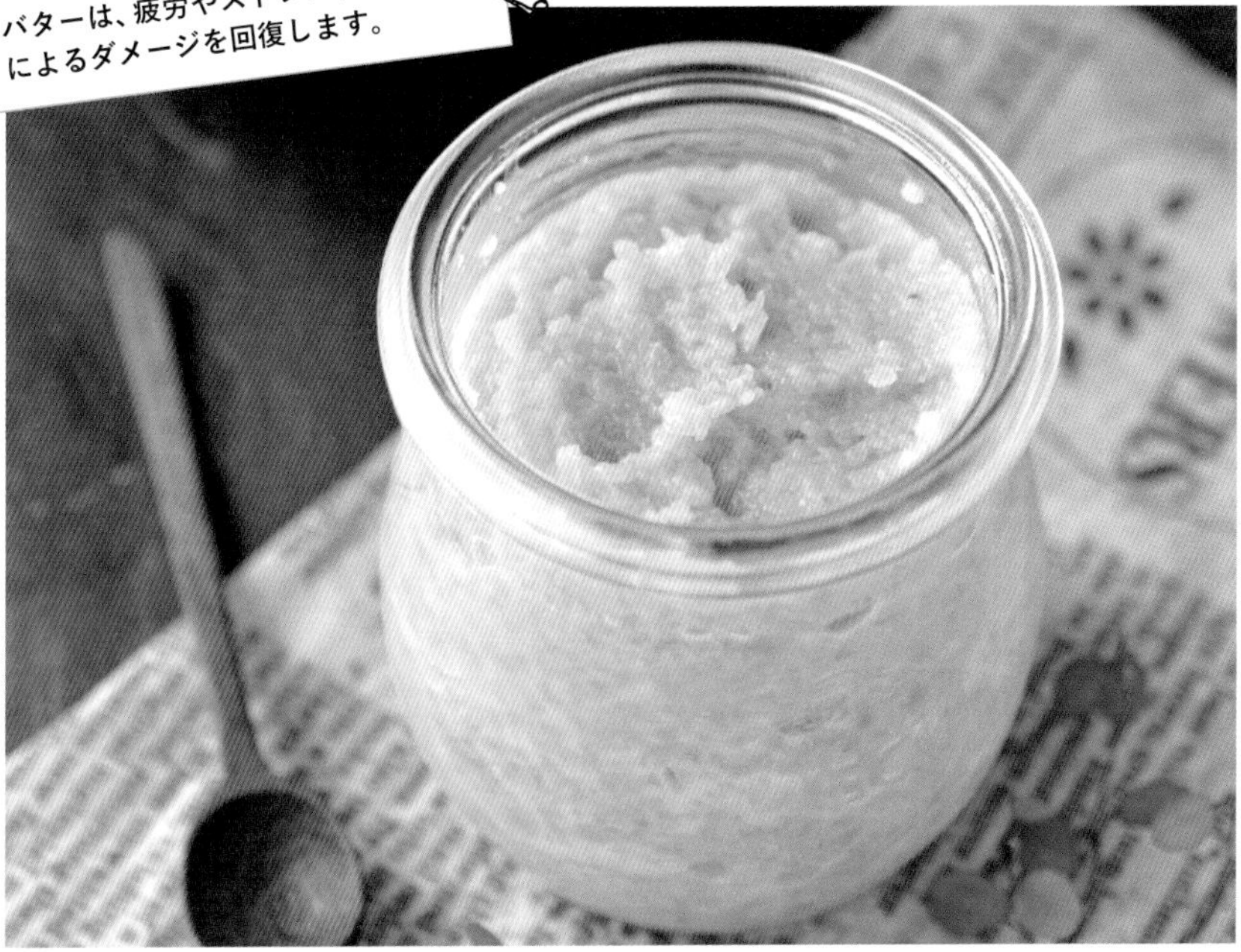

“心と体の渇きをいやしてくれる”

ピンクのりんごバター

材料（つくりやすい分量）
Cooking ingredients

・りんご（小さめ）…2個
・グラニュー糖…130 g
（りんごの重量の40%が目安）
・ラム酒（or ブランデー）…大さじ2
・レモン汁…大さじ1/2
・無塩バター…80 g

※ りんごは「秋映」を使用しています。
※ バターを入れずに、りんごジャムとして楽しんでも◎。

作り方 How to cook!

1. りんごは皮をむいていちょう切りにし、鍋にりんご、皮、グラニュー糖、ラム酒を入れて弱めの中火で蓋をして煮る。焦げ付かないようにときどき混ぜる。
2. りんごがやわらかくなったらレモン汁を加え、好みのとろみ加減になるまで煮詰めて火を止める。
3. 皮を取り除いてりんごをヘラでつぶし、バターを加えて混ぜとかす。（ブレンダーなどでなめらかなペースト状にしてもよい）。

Yakuzen Recipe
薬膳的
らくらくレシピ

44

みかん

皮も捨てない！ まるごと使ってエコ＆不調も改善

［ Mandarin ］

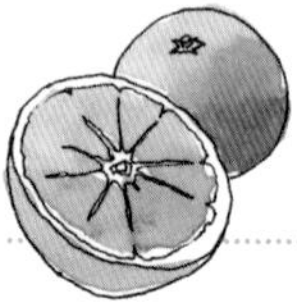

Explanation

みかんは冬の代表的な果物で、ビタミンCやクエン酸を多く含み、疲労回復や風邪予防にいいといわれます。

私たちの日常では主にみかんの果肉を食べますが、薬膳ではみかんの皮を乾燥させたもの（＝陳皮《ちんぴ》）をよく使います。

陳皮は体を温める温性で、気のめぐりをよくする作用が強く、イライラやストレスを解消したり、胃腸の調子を整えて食欲を増進したり、咳や痰などをしずめてくれます。

果肉にも、気のめぐりをよくし、食欲を増進させ、イライラやストレスを解消する効能があります。また、体をうるおし、口の渇きをいやす効能もあり、二日酔いにも効果があるんですよ。

陳皮は、漢方薬をはじめ、七味唐辛子やお屠蘇などにも入っている、じつは身近な存在ですが、スーパーなどでは手に入りにくいので、みかんの皮を天日に干して乾燥させ、自家製陳皮をつくっても◎（農薬が気になる場合はしっかり湯通しして干します）。

紅茶に入れたり、刻んでお料理に加えるとさわやかな香りが楽しめますし、お風呂に浮かべると体が温まるので、冷え性の方におすすめ。イライラやストレスもやわらぎますよ。

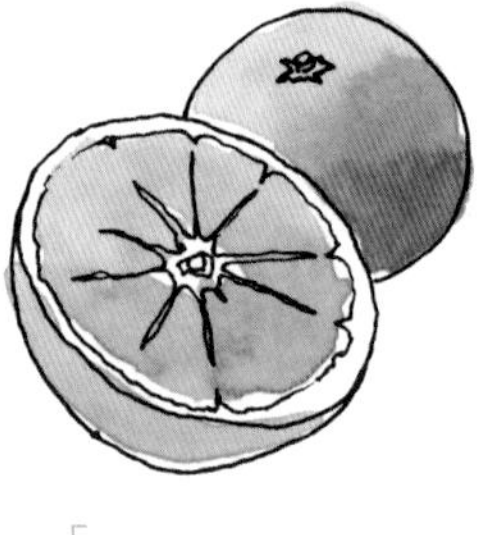

食材メモ

陳皮は古いものほど薬効が高いと言われています。

体をうるおし、イライラを解消する牛乳と合わせて、効能UP。

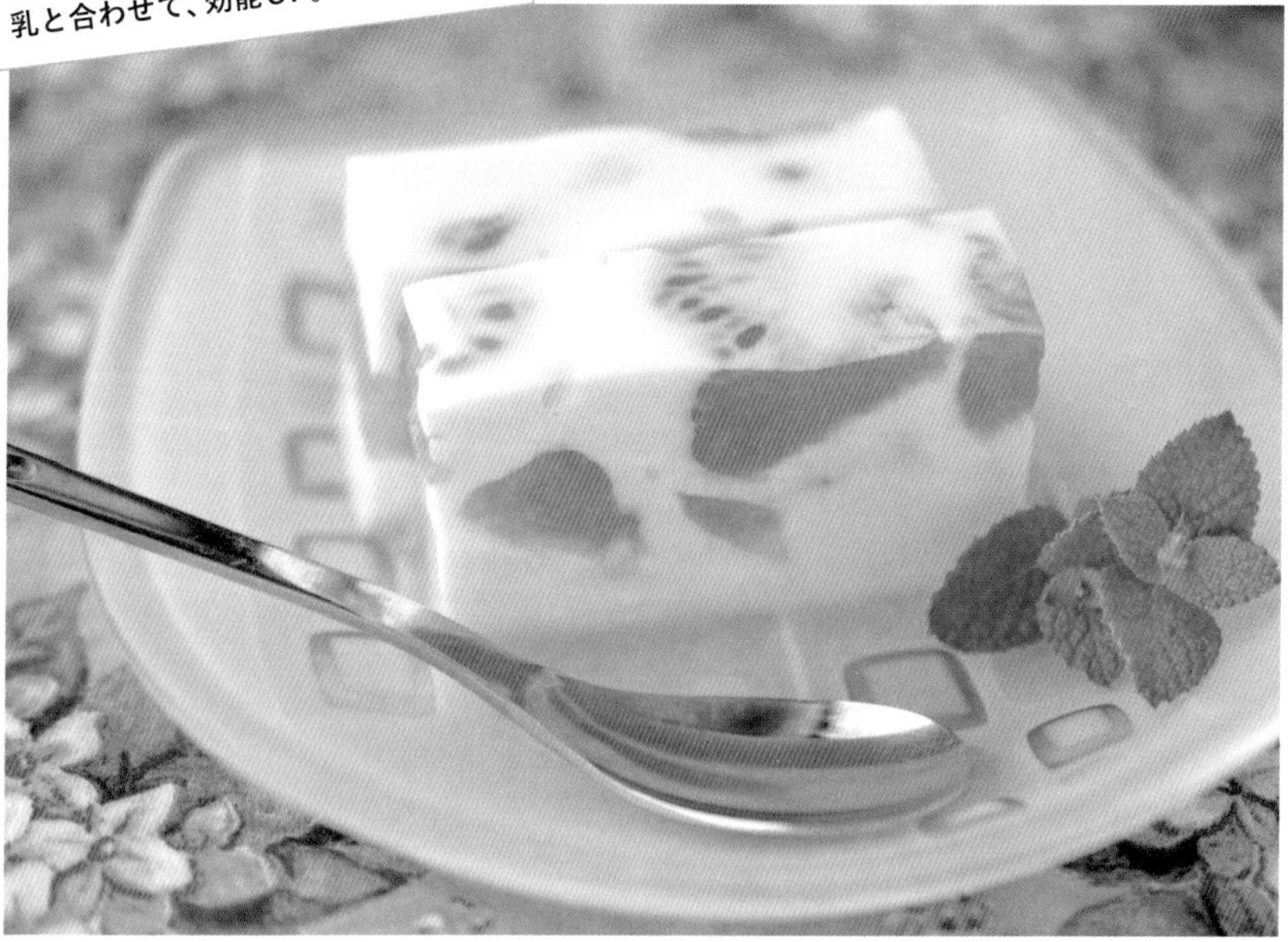

“ひんやりつるん～とうるおい補給”

練乳みかんの牛乳かん

材料（つくりやすい分量）Cooking ingredients

- 牛乳…500cc
- 練乳…50g（もしくは、砂糖40g）
- 粉寒天…4g
- みかんの缶詰め…1缶

作り方 How to cook!

1. 鍋に、牛乳・練乳・粉寒天を入れ、ゴムベラなどでよく混ぜる。
2. 中火にかけ、ゴムベラなどで混ぜながら、ふつふつとするまで加熱し、沸騰はさせずに弱火で2分ほど煮る（寒天をしっかり煮溶かす）。
3. タッパなどにみかんの果肉を並べ入れ、2を流し入れる。粗熱が取れたら冷蔵庫で冷やす。缶詰の汁はとっておいて食べるときにかけてもよい。

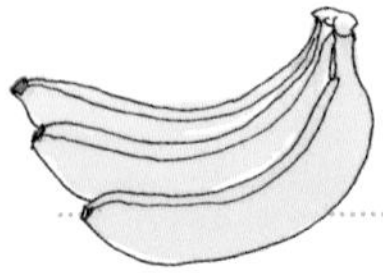

Yakuzen Recipe
薬膳的
らくらくレシピ

45 バナナ

便通をよくするだけでなく、咳止め効果も

Banana

Explanation

バナナといえば、手軽にさっと栄養補給ができて、便秘の解消にもいい食材というイメージがあります。

薬膳では、呼吸器系と関係の深い肺をうるおして咳をしずめたり、便通をよくするとされています。便通をよくするのはイメージ通りですが、咳をしずめるというのはちょっと意外かもしれません。

またバナナは、寒性の食材で、体の熱を取る効能があります。暖かい南国でとれるフルーツは体の熱を取るものが多いので、納得ですね。

さらに、お酒の毒を取る効能もあるので、二日酔いにも効きますよ。

ただ、バナナは体を冷やす力が強いので、冷えがある方やお腹がゆるいときは控えましょう。

お通じのために毎朝食べる方もいるかもしれませんが、気付かないうちにどんどん体を冷やしていることもあるので、気をつけてください。

冷えが気になる場合は、体を温めるシナモンや黒糖を合わせたり、焼きバナナや焼き菓子にするのがおすすめですよ。

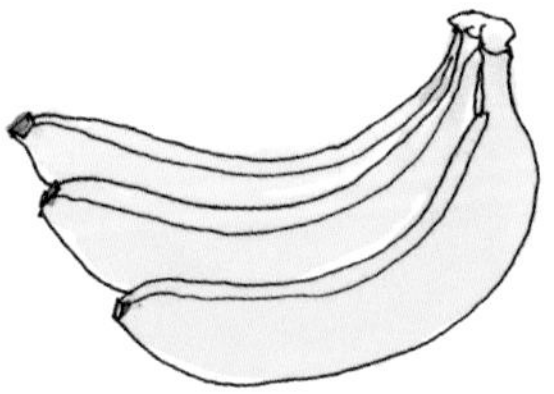

食材メモ

バナナは通常は常温で保存しますが、夏場など気温が高い季節は1本ずつポリ袋に入れ、冷蔵して熟成を遅らせるほうが長持ちします。

ナッツ＆ドライフルーツでアンチエイジング効果も。お腹もスッキリ！

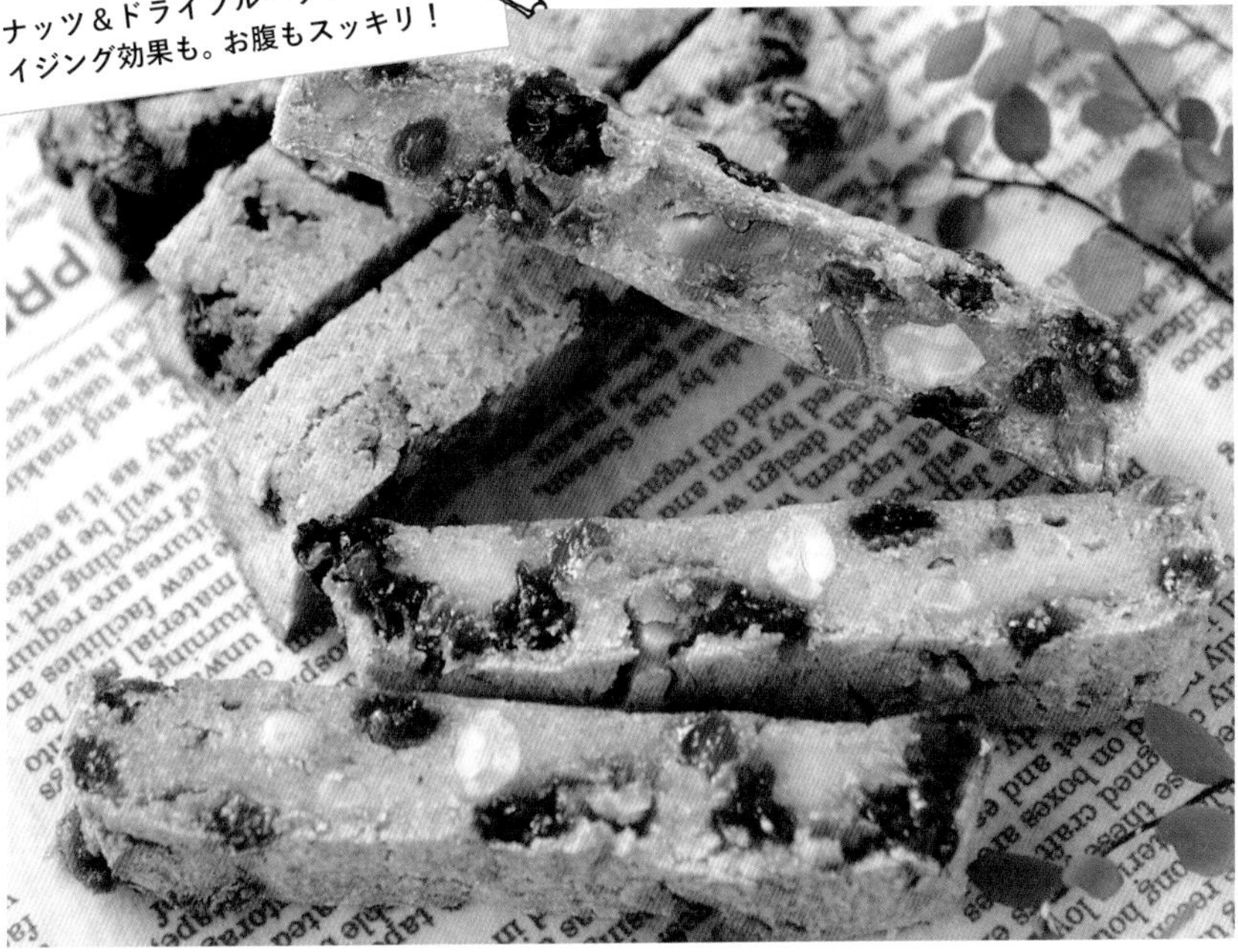

“手軽にエネルギーチャージ！”

バナナとおからのスティックバー

材料 （10本分）
Cooking ingredients

・バナナ…1本（約100g）
・レモン汁…小さじ1/2
・ナッツ（お好みのもの）…30g
・ドライフルーツ（お好みのもの）…70g

A

・おから…100g
・薄力粉（or 米粉）…100g
・オリーブオイル（or 米油）…大さじ1

作り方 How to cook!

1. バナナの身をフォークでつぶし、レモン汁をかけておく。ナッツとドライフルーツを粗く刻む。
2. よく混ぜたAにバナナを加えて握ったりしながらなじませ、さらにナッツとドライフルーツを混ぜてなまこ型に成形する。
3. クッキングシートを敷いた天板に2をのせて、1.5cmの高さになるまで伸ばし広げ、180度に余熱したオーブンで30～40分焼く。冷めてからカットする。

ご興味がある方へ

Explanation

「気《き》・血《けつ》・水《すい》」のはなし

食材の効能についてお話ししてきたなかで「気・血・水」という言葉を使ってきました。これは薬膳の用語ですが、意味は漢字からイメージできるものとだいたい同じだと思います。

「気」とは、体と心を動かすエネルギーの源
「血」とは、体中に栄養を運ぶ血液
「水」とは、体をうるおす血液以外の体液

この3つどれもがバランスよく満ち、スムーズに体の中をめぐっている、というのが「健康」な状態。逆に、過不足があったり滞ったりすると、疲労や冷え、めまい、肌荒れなどのさまざまな症状が表れやすくなります。

こうした症状は「気・血・水」のバランスが悪くなっているサインなので、しっかりごはんを食べて体調をととのえましょう。

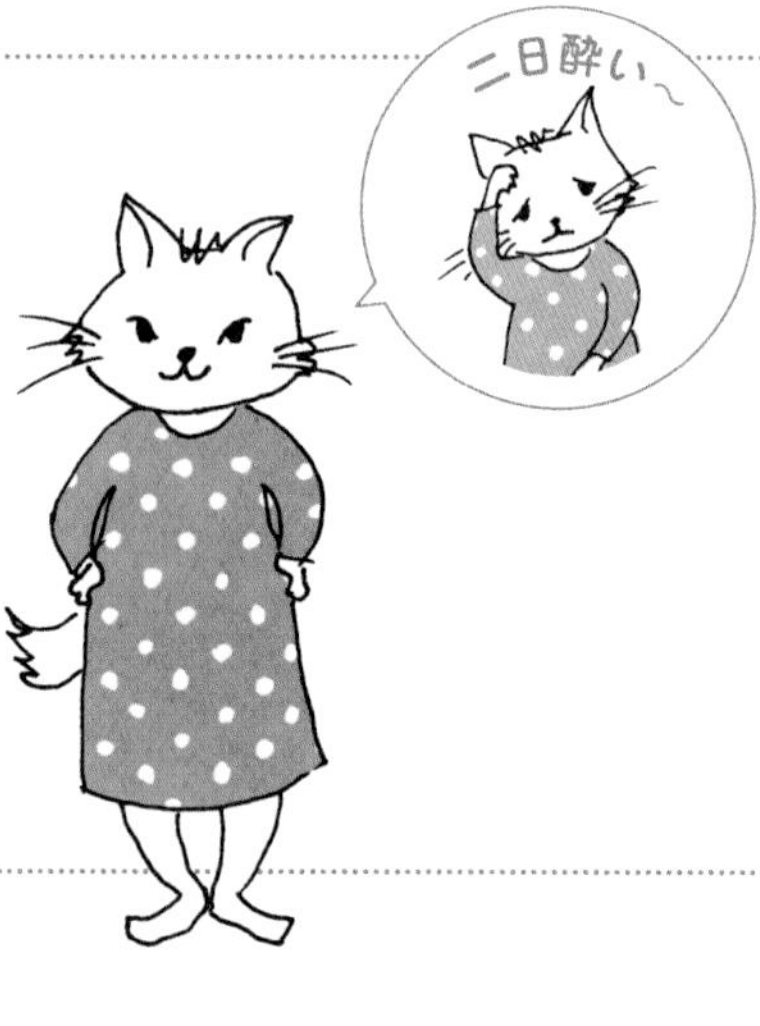

生活の乱れやストレスは気・血・水のバランスが崩れるもとです

ご興味がある方へ

Explanation

「肝《かん》・心《しん》・脾《ひ》・肺《はい》・腎《じん》」のはなし

これも食材の効能説明で触れた「肝・心・脾・肺・腎」。

一見、私たちが見慣れた、肝臓や心臓、脾臓、肺、腎臓といった臓器の名前に似ていますよね。

それもあながち間違いではないのですが、薬膳では、臓器そのものというより、その臓器と関わりのある機能や働き、周辺の部位まで含めた、広い意味でとらえます。

たとえば、ストレスを受けると、情緒と深い関わりがあると言われる肝に影響が出て、イライラしやすくなったりするわけです。

食材で言えば、肝には酸味のあるもの（柑橘類、酢など）、心には苦味のあるもの（ゴーヤ、緑茶など）、脾には自然な甘味のあるもの（米、ナスなど）、肺には辛味のあるもの（ねぎ、唐辛子など）、腎には鹹《かん》味《み》のあるもの（海藻や貝、小魚など）が、それぞれよい効果をもたらすと言われます。

※鹹味とは、海のもの、磯の風味のことです。

知っておきたい味の働き

- **酸味**…汗や尿などが出過ぎるのを抑える
- **苦味**…余分な熱を冷ます・余分な水分を出す・解毒
- **甘味**…胃腸の働きを高める・弱った体を滋養する・緊張や痛みをやわらげる
- **辛味**…気のめぐりをよくする・血行をよくする・発汗を促す
- **鹹味**…通便・しこりをやわらかくする・体をうるおす

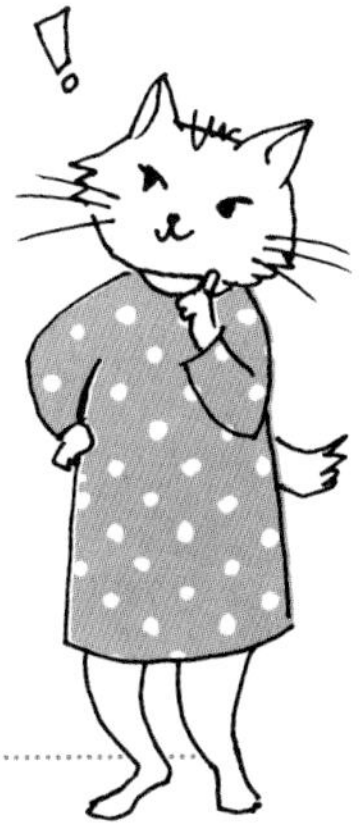

素材のさくいん

●この本で参考にした資料

『暮らしの薬膳手帖　第二版』
国際中医薬膳管理師会・編　和田暁・監修
国際中医薬膳管理師会事務局
『現代の食卓に生かす「食物性味表」〈改訂版〉』
仙頭正四郎・監修　日本中医食養学会
『毎日使える薬膳&漢方の食材事典』
阪口珠未・著　ナツメ社
『薬膳・漢方 食材&食べ合わせ手帖』
喩静／植木もも子・監修　西東社
『オールガイド食品成分表2020』
実教出版編修部・編集　実教出版

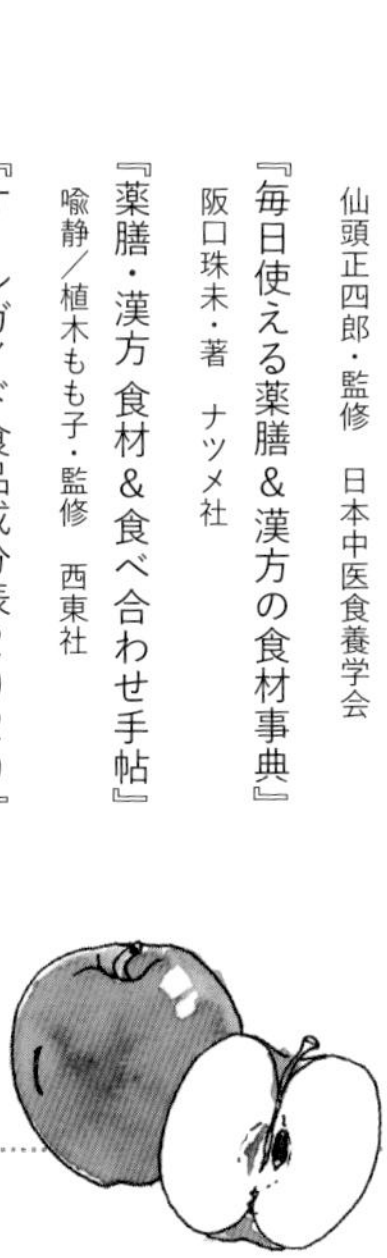

deco

1972年生まれ。大阪府出身、奈良県在住。17歳の長女、7歳の長男、夫との4人暮らし。もともとは料理に苦手意識があったが、長女の出産を機に料理に真面目に取り組むようになり、料理の楽しさに目覚める。

料理ブログをはじめた頃（30代半ば）から体の不調を感じることが多くなり、薬膳の勉強を開始。料理と薬膳にどんどんはまり、長女の小学校入学と同時に調理の仕事に就くまでに。2012年に「中医薬膳指導士」及び「フードコーディネーター（2級）」の資格を取得。その後、長男を出産。

現在も薬膳の勉強を続ける傍ら、料理ブログでコツコツと発信している「体にやさしい簡単レシピ」は800点を超え、雑誌等への掲載、各種料理コンテストでの受賞も多い。

ブログ：decoの小さな台所。http://decokitchen.blog.jp

ブックデザイン――金澤浩二
イラスト――――大野まみ

薬膳的 家ごはんレシピ

2020年8月7日　第1刷発行

著　者――――deco
発行者――――八谷智範
発行所――株式会社すばる舎リンケージ
〒170-0013　東京都豊島区東池袋3-9-7　東池袋織本ビル1階
TEL 03-6907-7827　FAX 03-6907-7877
URL http://www.subarusya-linkage.jp/
発売元――株式会社すばる舎
〒170-0013　東京都豊島区東池袋3-9-7　東池袋織本ビル
TEL 03-3981-8651（代表）
03-3981-0767（営業部直通）
振替 00140-7-116563
URL http://www.subarusya.jp/
印　刷――ベクトル印刷株式会社

ISBN978-4-7991-0914-4